치매
고칠 수 있다

치매
고칠 수 있다

우리가 몰랐던 치매에 대한 올바른 대처법!

양기화 (병리학 전문의, 의학박사) 지음

ℹ 중앙생활사

개정판 들어가는 글

필자가 《치매 바로 알면 잡는다》를 세상에 내놓은 것이 1996년이니 벌써 사반세기 전의 일이다. 지금은 치매라고 알고 있지만, 그때만 해도 도대체 손쓸 길이 없는 노망으로 알았던 시절이다. 그때 알고 있던 노망은 치매 말기에 해당하였던 것 같다.

치료할 길이 없는 노망이 생기면 그저 쉬쉬하면서 집안에 모셔 돌보는 것이 일이었다. '노망=치매'라고 생각하다보니 치매에 대한 편견이 생겼던 것이다. 당연히 치매라고 진단을 받게 되면 세상에 없는 큰일이라고 생각했던 것이다.

치매를 의심할만한 증상이 있어도 병원에 가기를 거리끼는 분위기였다. 어차피 병원에서도 해줄 것이 없지 않느냐는 생각이었던 것이다. 하지만 치매 증세를 보이는 질환 가운데 완치가 가능한 질환도 있어, 일찍 병원에 가서 정밀검사를 받아 치료가 가능한지를 알아보아야 했다. 그리고 지금은 치료가 불가능하다고 여겼던 알츠하이머병과 같은 퇴행성 신경계질환에서도 병세의 진전을 늦추는 약제가 개발되어 사용되고 있다.

통계청에서 발표한 2020년 우리나라 사람들의 기대수명은 83.50년(남성 80.50년, 여성 86.50년)이다. 기대수명이 늘어나는 만큼 치매 환자도 많아지고 있다. 주변에서 치매 환자를 쉽게 만날 수 있게 되면서 치매에 대한 관심도 커지는 것 같다.

특히 치매를 예방하는 방법을 찾는 사람들도 많아지고 있다. 그런데 누리망을 통하여 혹은 구전을 통하여 듣는 치매 예방법이 근거가 있는 것인지도 분명치 않은 경우가 많다.

《치매 바로 알면 잡는다》에서도 다루기 시작했던 치매 예방법에 관한 내용은 《치매 나도 고칠 수 있다》, 《치매 당신도 고칠 수 있다》로 이어지면서 조금씩 보완을 해왔다. 그러던 차에 사람들이 관심을 두고 있는 치매 예방법에 대하여 구체적으로 정리해보기로 했다. 꽤 오랜 준비기간을 거쳐 이번에 이 책의 후속작으로 구체적인 결실을 맺게 되었다.

차제에 출간하고서 4년이 지난 이 책의 내용을 일부 보완하기로 했다. 후속작에서 다룬 치매 예방에 관한 내용은 정리했다. 그리고 치매로 진단받으면 골방으로 향하려는 생각이 잘못되었다는 점을 분명히 했다.

사람들은 일반적으로 치매는 몹쓸 병이라는 편견을 가지고 있다. 치료가 불가능한 질병에 대한 일반적인 생각 때문이다.

문화비평가 수전 손택이 1978년에 발표한 《은유로서의 질병》은 이제 고전이라 할만하다. 그녀는 유방암으로 투병하는 과정에서 "암에 대한 평판이 암 환자들의 고통을 더 키운다"라는 사실을 알게 되었다. 그리하여 이와 같은 편견을 깨려고 노력해왔다. 암은 그저 치료의 대상일 뿐으로 암 환자의 불확실한 미래에 관하여 이러쿵저러쿵 할 이유는 없다는 것이다.

그리고 10년 뒤 손택은 《에이즈와 그 은유》를 발표했다. 에이즈를 "단지 치명적일 뿐 아니라 인간성을 파괴하는 질병으로 여기고 있다"고 비판했다. 에이즈가 치료가 불가능한 질병이고 전파경로에 대한 편견이 함께 작용하던 시절이다. 암과 마찬가지로 에이즈 역시 치료제가 개발되어 이제는 만성질환으로 치부할 정도가 되었다.

만약 손택이 살아있다면 《치매와 그 은유》를 써내지 않았을까? 사람들은 대체로 불치병 환자에 대하여 편견을 가지는 경향이 있다. 치매, 특히 가장 흔한 치매 질환인 알츠하이머병에 대하여는 더욱 그렇다. 알츠하이머병도 첫 증상이 나타나고서도 10년 이상 살게 된다. 대부분의 시기는 누군가의 도움이 없어도 독립적으로 생활할 수 있다. 그럼에도 불구하고 사람들은 말기 치매 환자에서 볼 수 있는 끔찍한 모습만 연상하게 된다.

하지만 준비를 잘하면 치매 말기에도 존엄을 지키며 생활할 수 있다. 이 책의 개정판을 통하여 이런 인식이 확산되었으면 좋겠다.

양기화

들어가는 글

건강보험심사평가원에 따르면 2014년 말 기준 우리나라 치매 환자 수는 전년보다 12.8% 늘어난 43만 974명이며, 연간 진료비는 1조 1,668억 원이 소요되었다고 한다. 이와 같은 증가세는 세계에서도 아주 빠른 편에 속한다.

알츠하이머협회에 따르면 2013년을 기준으로 4,435만 명인 세계 치매 환자 수는 2050년에는 3.1배 늘어난 1억 3,546만 명에 달할 것이라고 한다. 우리나라는 같은 기간에 4.7배가 늘어난 271만 명에 달할 것으로 추산된다. 이에 따른 사회적 비용 역시 2013년 11조 7,000억 원에서 2050년에는 43조 3,000억 원이 들 것으로 보건복지부는 추산하고 있다.

돌이켜보면 1996년 필자가 《치매 바로 알면 잡는다》를 출간할 무렵만 해도 치매는 그저 나이가 들면 어쩔 수 없는 '노망'으로 치부하는 분위기였다. 1990년대 초반 미국에서 공부하던 필자는 치매가 곧 우리나라에서도 심각한 문제가 될 것이라고 예견하고 적극적인 대책이 필요하다고 생각했다.

귀국 후 곧바로《치매 바로 알면 잡는다》를 썼고, 책이 나온 뒤 치매를 주제로 한 KBS 특집방송 제작에 참여하는 등 사회적 관심을 이끌어내려는 노력을 기울였다. 당시만 해도 치매에 관한 현황 자료가 부족했고, 치매 연구도 태부족한 상황이었다.

그 이후 국내외에서 치매를 예방하는 방법과 치료방법이 속속 개발되었다. 이런 성과들을 정리하여 2004년에는《치매 바로 알면 잡는다》의 개정판에 해당하는《치매 나도 고칠 수 있다》를 내기에 이르렀다. 제목을 좀 더 적극적으로 한 이유는 그 무렵 치매의 원인이 일부 밝혀지고 진단 방법이 개선되었으며 치료제도 나오고 있었기 때문이다.

1997년 KBS 특집방송을 준비하면서 만난 미국의 신경과 의사가 앞으로 10년 안에 치매가 정복될 것이라고 단정했던 것을 지금도 기억한다. 물론 1990년대 중반에 비하면 지금의 치매 치료 수준은 괄목할 만큼 좋아진 것도 사실이다. 하지만 여전히 풀어야 할 숙제가 산더미처럼 남아 있다.

《치매 나도 고칠 수 있다》에 최신 지견들을 두루 담아냈다고는 하지만 10년이 넘는 세월이 흐르다 보니 지금 상황과 맞지 않는 부분이 생겼고, 이런 변화를 담아낼 개정판이 필요하게 되었다. 필자 역시 치매 진료 현장에서는 떠났지만 치매에 대한 관심은 접을 수 없었으므로 꾸준히 자료를 수집해왔다.《치매 나도 고칠 수 있다》가운데 사실과 다른 내용은 수정하고, 새로운 자료를 추가하여《치매 당신도 고칠 수 있다》를 내게 되었다.

일반인을 위한 치매 관련 책으로 두 차례나 개정판을 낼 수 있게 된 것은 저자로서 큰 영광이다. 관심과 애정을 보내준 독자들과 지원을 아끼지 않는 중앙생활사 김용주 대표, 한옥수 부장 덕분이다. 감사드린다. 선친께서 생전에 보내주셨던 응원이 여전히 힘이 되고 있으니 이 책은 선친의 몫으로 하고 싶다. 치매를 앓고 있는 모든 환자, 치매를 두려워하는 모든 분에게도 이 책이 도움이 되었으면 한다.

양기화

차례

PART 1 이런 증상이 있으면 치매일까

PART 2 치매는 병이다

PART 5 ## 레비체 치매

PART 9　안전과 사고예방

PART 10　치매 환자의 학대와 무시

PART 1

이런 증상이 있으면
치매일까

치매 증상이나 치매가 발전하는 양상이 모든 환자에게 동일하게 나타나는 것은 아니다. 어떤 환자에서는 이런 증상이 나타나지만 다른 환자에게서는 나타나지 않기도 한다.

게다가 치매 증상은 어느 날 갑자기 나타나는 것이 아니라 가랑비에 옷이 젖듯 시나브로 나타나서 조금씩 발전하기 때문에 같이 생활하는 사람은 깨닫지 못하는 경우가 많다. 우리나라에서는 노인의 행동변화에 비교적 관대한 편이다. 이런 이유로 치매 증상이 뚜렷해질 때까지 미처 알아차리지 못해 병원에 갈 기회를 놓치는 경향이 있다. 오히려 어쩌다 찾아오는 친지가 보면 전과 다르다는 점을 쉽게 느낄 수 있다.

먼저 치매 환자가 보일 수 있는 증상을 전반적으로 짚어보려고 한다. 노인이 이런 증상을 보이면 일단 관심을 가져야 한다는 점을 강조하기 위해서다.

기억력이 옛날 같지 않아

기억은 크게 몇 초 정도 짧은 시간만 지속되는 즉각기억, 몇 분에서 몇 시간에 걸치는 최근기억, 몇 년 동안 지속되는 먼기억 세 가지로 나눈다.

대표적 치매질환인 알츠하이머병 환자가 초기단계에 특징적으로 보이는 기억력 장애는 비교적 최근 일을 기억하지 못하는 최근기억의 장애다. 반면에 이들은 오래된 일은 잘 기억한다.

최근기억에 장애가 오면 최근에 처음 만난 사람을 잘 알아보지 못한다. 방금 소개받은 사람의 얼굴을 기억으로 저장하지 못하기 때문에 볼 때마다 처음 만나는 얼굴이 되는 까닭이다.

어떤 사람은 잠깐 스쳐 지나가듯이 소개받은 사람을 잘 알아보기도 한다. 그렇지만 사람 얼굴을 잘 기억하지 못해서 두어 번 만나 얼굴을 익힌 다음에야 비로소 잘 알아보는 사람도 많다. 그러니까 사람의 얼굴을 기억하는 것도 사람마다 차이가 있는 것이다.

치매 환자가 오랜만에 만나는 친척이나 자녀를 마치 남 대하듯 하는 것도 이유가 있다. 못 보는 사이에 얼굴이 변하기도 하고, 파마를 했다거나 외형이 바뀌어 환자의 기억에 입력되어 있는 얼굴과 다르기 때문에 알아보지 못하는 까닭이다. 쉽게 말하면 치매에 걸린 환자의 기억 속 시

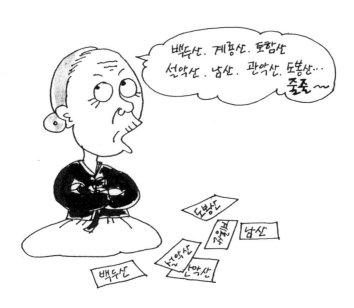

계가 지난 시간에 멈추어 있는 것과 같다.

나이 드신 분은 대부분 기억력이 떨어졌다고 호소한다. 그리고 "혹시 내게 치매가 온 것 아닐까?" 하고 걱정하는 분들이 있다. 물론 이들 중에는 치매로 기억력에 장애가 온 사람도 있다.

그러나 나이가 들면서 기억력이 떨어지는 것은 정도 차이는 있지만 생리적으로 누구에게나 올 수 있다. 이러한 것을 '양성의 노화성 건망증'이라고 한다.

양성의 노화성 건망증은 아주 사소한 것을 기억하지 못한다. 그래서 아침나절에 받은 곗돈을 서랍에 넣어두었는지 옷장에 보관했는지 기억하지 못한다거나, 열쇠를 어디에 두었는지 기억하지 못하지만 잠시 생각을 집중하면 기억해낸다.

하지만 사업상 중요한 약속이라든가 자녀가 맞선보는 날 등과 같이 중요한 일은 잘 기억한다. 양성의 노화성 건망증은 사소한 일도 수첩에 적어두는 습관만 들이면 해결할 수 있다.

그러나 치매 환자가 보이는 건망증은 최근 경험한 모든 일을 기억하지 못한다. 수첩에 무엇을 적어둔다 해도 수첩에 무엇인가를 적었다는 사실조차 기억하지 못하기 때문에 도움이 되지 않는다.

그 밖에도 갑자기 셈을 하지 못하게 된다거나 사람을 잘 알아보지 못한다거나 한 소리를 또 하고 말이 되지 않는 소리를 하는 등 인지기능 장애와 관련이 있는 여러 증상이 같이 나타나는 점에서 단순한 건망증과는 다르다.

최근에는 양성의 노화성 건망증 가운데 치매로 진행될 위험이 높은 경도인지장애를 구분하고 있어 뒤에서 설명하기로 한다.

다리에 기운이 없어

ㄱ할아버지는 요즘 들어 다리에 기운이 없어 젊었을 때처럼 씩씩하게 걷지 못한다. 그래서 자박자박 걷지만 외출도 잘하고 친구들과 만나 이야기도 하며 가끔 영화도 본다.

치매 환자들은 보폭이 좁아지거나 걸을 때 비틀거리기도 한다. 이런 증상은 대뇌에서 운동을 주관하는 부분이 손상되어 나타난다. 파킨슨병이 동반된 치매 환자에게는 파킨슨병과 관련한 운동장애 때문에 생긴다. 몸의 중심을 잘 잡지 못하는 것 역시 운동기능이 떨어지거나 근력이 떨어지기 때문이다.

따라서 치매 환자들은 잘 넘어지거나 조금 높은 곳에라도 올라가면 몸의 중심을 잡지 못하고 떨어져 다칠 수 있다.

말씀하시는 것이 이상해졌네

말을 한다는 것은 매우 복잡한 과정을 거쳐야 한다. 우선 남이 하는 말이나 외부 상황을 받아들여 느껴야 한다. 다음에는 자기 뜻을 정확하게 나타낼 수 있는 단어를 생각해낸다. 그리고 그 말을 뱉어내기 위하여 입 주위에 있는 여러 근육이 움직여 입모양이나 혀, 성대 위치가 자리 잡아야 하고 숨을 제때 필요한 만큼 내쉬어야 한다.

치매 환자가 보이는 대표적 언어장애는 말하고 싶은 단어를 제대로 찾아내지 못하는 것이다. 이러한 환자에게 시계를 보여주면서 "이것이 무엇입니까?"라고 물어보면 "비행기"라고 전혀 엉뚱한 단어를 천연덕스럽게 말한다. 또는 대답을 하지 못하고 우물거리다가 화를 벌컥 내면서 내가 그런 것도 모르는 줄 아느냐고 자존심이 상한 척하기도 한다.

의미 없이 같은 단어를 반복해 말하기도 하고(고양이, 고양이, 고양이……), 말끝만 계속 반복하기도 한다(골목길 길 길 길……). 치매가 진행되어 말기에 이르면 말하는 능력을 잃고 함구증에 빠진다.

일주일에 한두 번씩 들르는 아들, 며느리가 와서 인사하면 "어서 오너라. 밥은 먹었니?" 하고 의례적인 인사말을 한다.

그런데 자리 잡고 앉아서 그동안 지낸 이야기를 나누다가 5분 뒤 다시 "그런데 밥은 먹었니?" 하고 물어보는 일을 반복하는 환자도 있다. 자신이 아들에게 밥을 먹었느냐고 물어보았다는 사실을 까맣게 잊어버리기 때문이다. 이런 경우는 언어장애라기보다는 기억력 장애라고 보는 것이 정확할 것이다.

집에는 어느 길로 가야 하지

자기 방에 있다가 갑자기 집에 가자고 보채는 환자도 있다. 이것은 환자가 주위에 있는 사물들이 낯설게 느껴져 남의 집에 와 있는 것으로 생각하기 때문이다. 특히 가구를 새로 들여놓았다거나 해서 환자의 주변 환경이 바뀌면 이런 증상이 생길 수 있다. 따라서 환자의 주변 환경을 가급적이면 단순하게 하고 변화를 주지 말아야 한다.

자신을 둘러싸고 있는 사물을 잘 받아들이지 못하므로 길눈이 어두워진다. 따라서 외출했다가도 자기 집으로 오는 길을 찾지 못해 길에서 헤매게 된다. 문제는 이런 증상이 갑자기 생길 수도 있다는 것이다.

이렇게 되면 파출소 신세를 진다거나 심하면 실종되기도 해서 자식들의 마음을 졸이게 한다. 좁은 동네라면 이웃의 눈에 띄어 연락해줄 수 있지만 복잡한 대도시에서는 사는 동네에서 조금만 멀어져도 알아보는 사람이 없으므로 도움을 받을 수도 없다.

방향감각이 없어져 실종 우려가 있는 환자는 미리 대비하는 것이 좋다. 옷가지에 연락처를 적은 명찰을 달아두면 발견한 사람이 연락할 수 있다.

환자에 따라서는 보이는 곳에 붙여두면 뜯어내는 경우가 많다. 따라서 보이지 않는 곳에 기워두거나 상표 뒷면을 이용해도 좋다. 이름을 새긴 팔찌를 만들어 건강에 아주 좋다며 채워드리면 소중하게 하고 다니는 경우가 많다고 한다.

시도 때도 없이 집을 나가 헤맨다

배회에 대한 자세한 내용은 '안전과 사고예방' 편에서 원인과 대책을 자세히 다루었다.

ㅇ할머니는 82세인데 6년 전 뇌졸중을 앓았다. 다행히 치료되었지만 거동하기를 불편해하면서도 꼭두새벽에 집을 나가서 마을을 헤매고 다녔다. 가족이 모두 잠든 사이에 집을 나가는 까닭에 대책이 없었다. 밤에 돌아다니다 보면 대부분 길이 어둡기 때문에 무엇에 걸려 넘어진다거나 높은 데서 떨어져 크게 다칠 수도 있다.

이러한 문제행동이 있을 때는 문에 자물쇠를 채워 나가지 못하게 하기도 하지만 나가서 돌아다니지 말라고 설명하면 치매 환자가 받아들이기도 한다. 또 문 안쪽에 ×표를 해두면 나가지 못하게 하는 것으로 이해하기도 한다. 집 안에는 밤중에도 약하게 실내등을 켜두고 환자가 잘 이용하는 공간에는 발에 걸릴 만한 물건을 치우는 것이 좋다.

남원에 사는 ㅂ할머니는 79세인데 1년 전부터 기억력이 떨어지고 우울증 증세를 보이는 일이 많았다. 할머니는 밤에 깨어나서 무엇인가 하면서 중얼거리기도 해서 간병하는 사람의 고통이 심했다. 그런데 할머니를 모시고 춘향제에 가서 하루 종일 즐겁게 구경한 날은 초저녁부터 잠을 푹 주무셨다.

이러한 환자들은 대개 낮잠을 너무 많이 자서 밤낮이 바뀐 것이므로 낮잠을 줄이는 것이 좋다. 점심을 먹고 잠시 쉰 다음 서너 시경에 한 시간쯤 산책을 하거나 시장에 같이 가는 등 적당히 피곤하게 만들어주면 밤낮이 바뀐 것을 바로잡을 수 있다.

빨간불이 뭐야

〈그 아버지에 그 아들〉이라는 영화에서는 제2기에 해당하는 치매 환자가 자동차가 무섭게 질주하는 큰길을 태연히 건너가는 모습이 나온다. 큰길을 질주하는 자동차가 얼마나 위험한지 잘 이해하지 못하는 치매 환자가 드물지 않다.

이는 판단력 장애 때문에 생기는 증상이다. 환자는 자신을 둘러싸고 있는 주위 상황에 맞는 행동을 하지 못한다. 그래서 네거리 횡단보도에서 초록 신호등이 깜박이기 시작할 때, 심지어 빨간 신호등에 불이 들어와 있는데도 갑자기 길에 뛰어들어 운전자를 놀라게 한다.

그리고 젊은이가 뛰어내려도 다치기 쉬운 높이에서 겁 없이 뛰어내리거나 위험한 사다리를 올라가다 떨어지는 경우도 있다. 판단력 장애를 보이는 치매 환자는 이와 같은 안전사고를 낼 위험성이 매우 크므로 위험한 물건을 주위에 두지 말아야 하며 혼자서 외출하지 않게 하는 것이 중요하다.

셈을 잘 못하게 된다

평소에는 셈을 정확하게 하던 노인이 거스름돈을 잘 챙기지 못한다거나 물건을 사고 계산을 제대로 하지 못해 누군가 도와주어야 하는 일이 있다. 이런 환자는 잘못하면 나쁜 사람에게 금전적으로 큰 손해를 볼 수 있다. 따라서 셈이 흐려진 환자는 될 수 있으면 돈을 취급하지 못하게 해야 한다. 그러나 돈을 전혀 사용하지 못하게 되면 그것이 불만요인이 될 수 있으므로 용돈을 적당히 주어 쓸 수 있게 한다.

실제로 재일교포인 ㅂ할아버지는 일본에서 큰돈을 벌었고, 가족이 없었지만 나이가 들면 한국에서 살고 싶어 했다. 그런데 할아버지가 귀국한 뒤 가벼운 치매 증세를 보여 간병을 받게 되었다.

서울에 있는 친척집에서 머물렀는데, 지방에 있는 친척들은 혹시 할아버지가 재산상 불이익을 당하게 될까 봐 통장을 맡겨두라고 권했다. 그런데 할아버지는 화를 내면서 응하지 않았다. 치매 환자들이 주변 사람들을 믿지 못하는 경향이 있기 때문이다.

사람이 변했어

치매에 걸리면 성격이 변하기도 한다. 아주 점잖고 의젓하게 행동하던 노인이 어느 날 갑자기 성격이 포악해져 사소한 일로 친구들이나 동네 사람에게 싸움을 걸기 일쑤이고 폭력을 쓰기도 한다. 이유 없이 고함을 지르거나 거친 행동을 하기도 한다.

물론 나이가 들어가면서 완고해지는 노인도 있다. 변하는 세태에 쉽게 적응하지 못하고, 지금까지 오랜 세월을 살아오면서 자신이 정해두고 지켜왔던 생활신조를 바꾸기가 쉽지 않은 까닭이다.

과거에는 동네에서 나이가 많은 어른들의 삶의 지혜를 빌려야 해결되는 사건들이 많았기 때문에 어른들의 완고함까지도 어느 정도 받아들여졌다. 그러나 요즈음은 어른들의 도움이 필요없다고 생각하는 경향이라서 오히려 따돌림을 당하는 경우가 더 많다. 이런 사회적 분위기 때문에 자기주장을 세우다 보면 과격해질 수도 있겠다고 이해하는 것도 좋지만, 평소와 다른 행동을 보이는 노인은 일단 의심해보는 것이 좋다.

동네에서는 미쳤다고 해요

ㄱ할머니의 며느리는 하루 종일 옷장에 옷을 넣었다 꺼냈다 하는 어머니를 발견하였다. 처음에는 외출하려고 옷을 고르는 줄 알았다. 그런데 그 일을 하루 종일 반복하는 것을 보고는 이상하다고 생각하였다.

이처럼 무슨 일이든 끊임없이 반복하는 환자는 그 일에 빠져 있는 동안에는 주위에서 어떤 일이 일어나도 관심이 없다. 다만 하고 있는 일을 방해받게 되면 무섭게 화를 낸다. 조심스럽게 관심을 다른 곳으로 옮기도록 권유하는 것이 좋다. 때로는 이러한 습관을 이용하여 작업치료를 하기도 한다.

ㄴ할머니는 2~3년 전부터 옷도 제대로 갖춰 입지 않고 동네를 쏘다니면서 콜라 뚜껑, 깨진 그릇조각과 같이 필요 없는 물건을 주워 들고 집에 왔다. 동네에서는 미쳤다며 할머니를 상대도 하지 않았다.

할머니는 이렇게 주워 들인 물건들을 장롱 깊숙이 감춰두었는데, 가족이 물건을 내다버리면 화를 내기 때문에 어떻게 하지 못하였다. 이런 버릇이 있는 환자들에게는 부드러운 말로 "제게도 조금 나눠주세요" 하고 부탁하면 주기도 한다. 그러면 눈에 띄지 않는 곳에 버린다.

성폭행을 한다고?

ㅊ할아버지는 평소에 기억력이 약간 떨어진 것 이외에 큰 문제가 없는 점잖은 신사였다. 그런데 비가 오는 어느 날 옷을 모두 벗어버리고 마을을 쏘다니는 것을 동네 사람이 발견했다.

1970년대 말 이른바 스트리킹이라고 해서 옷을 벗고 뛰는 행위가 유행한 적이 있었지만 ㅊ할아버지가 스트리킹을 하려고 뛰어다닌 것은 아니었을 터다.

아마도 갈아입은 옷이 조금 거친 느낌을 주었거나 평소에 입던 옷이 아닌 까닭도 있었을 것이다. 혹은 창밖에 비가 내리는 것을 바라보다 어렸을 적 개울에서 멱 감던 생각이 갑자기 떠올랐을 수도 있다.

이러한 일이 벌어지면 간병하는 자녀나 손자들은 창피하다 못해 분노가 치밀 수도 있다. 특히 치매라는 질환을 제대로 이해하지 못하는 손자들은 더할 것이다. 그러므로 평소 손자들에게 할아버지 상태를 설명해주고 이해를 구해야 한다.

혼자 사는 ㅎ할아버지는 간이정신상태검사에서 치매 가능성이 있는 것으로 나타났다. 이 할아버지는 평소 급식하는 여성 자원봉사자를 껴안으려 한다고 해서 병원에 왔다. 성추행이라는 문제행동에 대한 대책을 마련하겠다는 생각이 있을 것이다. 할아버지는 자신에게 잘해주는 봉사자들에게 감사의 뜻을 전하고 싶었을지도 모른다.

치매 환자는 보통 성적 욕구가 현저하게 떨어진다. 따라서 성폭행과 같은 과격한 행동은 하지 않는다. 그 밖에 성기를 내놓는다거나 자위행위를 하는 모습을 보이기도 하는데, 이와 같은 이상행동은 뇌경색이나 뇌출혈 또는 뇌종양으로 뇌에 손상이 있을 때 성적 욕구가 비정상적으로 높아져 나타난다. 따라서 뇌손상 여부를 면밀하게 검사해야 한다.

10년 전 일을 마치 어제 일처럼 이야기한다

시간감각이 없어진다고 하는 것은 기억력 장애와 관련이 있다. 다시 말하면 먼기억은 비교적 잘 유지되지만 즉각기억과 최근기억에는 장애가 있기 때문에 최근 있었던 일과 아주 오래전 있었던 일을 혼동하여 뒤범벅된 말을 만드는 것이다.

오래전 일을 마치 어제 겪은 것처럼 말하기도 한다. 예를 들면 사실은 어제는 비가 조금밖에 오지 않았는데 "글쎄 어제 비가 얼마나 많이 왔는지 앞개울이 넘치고 돼지가 둥둥 떠내려왔다는군"이라고 하는 환자도 있다. 정말 그런 일은 4년 전에 있었는데 말이다.

과거에 있었던 여러 일을 혼동해 뒤섞어 말하기도 한다. 지난주 앞집 사람이 교통사고를 당한 이야기를 10년 전 물에 빠져 죽은 뒷집 사람의 일과 혼동해 "앞집 사람이 물에 빠져서 죽었다지?"라고 말하는 식이다.

없는 말을 꾸며낸다

치매 환자가 거짓말을 하는 것은 크게 두 가지 이유 때문이다. TV 연속극을 보고 자기 일로 착각하거나 뒷집 할머니 이야기를 듣고 자기 일이라고 생각하는 것이다.

시어머니가 하는 말에 꼬박꼬박 말대꾸하고 시어머니를 구박하는 며느리가 나오는 연속극을 본 할머니는 자기 며느리가 자신에게 그렇게 한다고 착각하고 며느리를 야단치는 경우도 있다. 동네 사람들에게 며느리가 못됐다고 말하고 다니기도 한다.

할머니가 치매를 앓고 있다는 것을 모르는 동네 사람이 보면 며느리는 천하에 없는 불효자가 되는 것이다. 그러므로 평소 할머니 상태를 주변에 잘 설명하고 도움을 구하는 것이 좋다.

기억력 장애와 관련된 경우도 있다. "우리 며느리는 때가 지났는데 밥도 안 주고, 지금 몇 끼나 굶고 있는지 모르겠다"라고 말하는 것이 대표적인 예다. 하지만 실제로는 밥상을 물린 지 1시간도 되지 않았는데 "때가 지났는데 밥 안 주니?"라고 보채는 것이다. 환자가 밥을 먹었다는 사실을 기억하지 못하기 때문이다.

치매 환자는 대부분 '과식'하는 경향이 있다. 심지어 전혀 식사를 하지 않다가 소나기밥을 먹는다. 그런데 묘하게도 배탈 나는 일은 별로 없다고 한다.

많이 먹으니 대변의 양도 많다. 환자가 변을 가리지 못하기 때문에 일

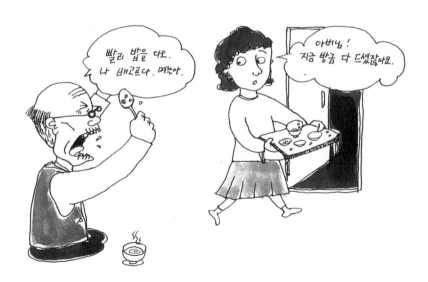

부러 식사량을 줄이는 간병인도 있다고 한다. 환자가 식탐하는 까닭은 얼마쯤 먹으면 배가 부르고 그만 먹어야 하는지 판단하지 못하기 때문일 수도 있다. 따라서 식사량을 줄여서 자주 드리는 것이 좋다. 그래도 계속 밥을 달라고 고집을 부리면 "그만 드시고 과일을 잡수세요" 또는 "이제 차 마실 차례입니다"라고 하며 관심을 다른 곳으로 돌리는 것도 좋다.

이상한 물건을 먹는다

치매 환자는 때로 담배꽁초, 비누, 크레용, 흙처럼 먹을 수 없는 것을 먹기도 한다. 이러한 현상은 어린이가 보이는 이미증(異味症)과 같은데, 어린이는 회충이 있거나 하면 이러한 증상을 보인다. 세제나 소독약같이 위험한 것을 먹을 수도 있으므로 치매 환자 주위에서 이러한 물건들을 치워서 중독을 일으키는 등의 사고를 막아야 한다.

사람을 잘 알아보지 못한다

ㅇ 할아버지는 젊어서는 친구들 사이에 의리가 있고 친구들에게 도움도 많이 주었다고 한다. 그런데 언제부터인가 고집이 세지고 자기 물건을 챙기기 시작했다. 언젠가는 동네에서 어렸을 때부터 같이 자란 친구

가 집에 왔는데 친구를 알아보지 못하는 것은 물론이고 도둑이 들어왔다고 소리를 지르면서 경찰을 부르라고 하였다.

ㄱ할머니는 아들을 모두 여섯 명 두었는데 평소에 자주 오지 않던 아들이 방학이 되자 손자와 함께 집에 왔다. 할머니는 자기 아들과 손자를 남 보듯이 하여 주위 사람들을 놀라게 했다.

이처럼 사람을 잘 알아보지 못하는 증상 역시 일종의 기억력 장애 때문이다. 실제로 환자의 기억에 입력되어 있는 얼굴과 지금 보는 얼굴이 달라졌다면 낯선 사람을 만나는 것과 같게 된다. 그래서 아들이나 손자를 손님으로 대하고 인사를 깍듯하게 하는 것이다.

무엇이든 내 물건이다

치매 환자는 동네 가게에서 물건을 집어다가 집 안에 쌓아두기도 한다. 대개 한 가지 물건을 집중적으로 집어온다. 물론 값을 치르지 않는다. 이러한 증상이 나타나는 것은 물건을 가지고 올 때는 그에 맞는 돈을 지불해야 한다는 사실을 잊어버렸기 때문이다.

이런 환자에게 무조건 물건을 집어오면 안 된다고 말하는 것만으로는 효과가 없다. 가게 주인과 상의하여 집어온 물건을 돌려주고, 가게 주인 역시 환자를 도둑으로 몰아서 소란을 피워도 별 소용이 없다는 것을 알아야 한다.

죽은 사람을 본다

ㅂ할머니는 74세인데 최근 기억력에 문제가 생겼다. 하지만 전반적인 일상생활이라든가 상황판단에는 문제가 없어 정상의 노화성 건망증으로 생각했다. 그런데 몇 주 전 심야에 괴기영화에서 저승사자를 보고 나서부터는 때로 마당에 저승사자가 와 있다면서 무서워하였다.

우리는 흔히 나이 드신 분들이 죽은 사람의 목소리를 듣거나 모습을 보게 되면 "아, 이제 돌아가실 때가 되었나 보다" 하고 생각한다. 그리고 치매 환자들 중 일부는 무엇이 꼼지락거리면서 기어간다고 잡아 죽이는 행동을 하는 것도 가끔 본다.

이와 같은 현상을 환각, 환청 또는 환시라고 하는데 이러한 증상을 보이는 이유는 심리적으로 불안정하기 때문일 수 있다. 그리고 파킨슨병과 관련한 치매 환자에서도 간혹 이러한 증상이 나타난다.

불을 낼 뻔하였다

1997년 3월 서울에서는 85세인 ㅈ할머니가, 지방에서는 87세인 ㅂ할아버지가 집 안에 있다가 불에 타 숨졌다는 보도가 있었다.

치매 환자가 화기를 제대로 관리하지 못하는 이유는 크게 두 가지다.

첫째, 조리를 하려고 냄비에 음식을 담아 가스불 위에 올려놓은 것을 잊어버리는 경우다. 결국 음식이 냄비에서 졸아들다 불이 붙는 것이다. 정상인 노인들이나 가정주부들도 간혹 경험하는 일이다. 따라서 불 위에 무엇인가 올려놓았으면 내려놓을 때까지 지켜 서 있는 등 관심을 기울여야 한다.

둘째, 담뱃불 같은 불씨가 이불에 떨어져 연기가 모락모락 피어오르는데도 감각기계의 이상으로 냄새를 맡지 못해 알아차리지 못하거나 화재가 나서 연기냄새가 나는데도 알아차리지 못해 희생되는 것이다.

대소변을 실수하고 대변을 뭉갠다

요실금과 변실금은 적당하지 않은 시간이나 장소에서 무의식중 소변이나 대변이 나오는 것이다. 요실금은 의식이 명료한 알츠하이머병 초기에도 많이 나타나기 때문에 환자를 당황하게 만든다. 경우에 따라서는 이를 병으로 인정하지 않고 단순한 실수 정도로 치부해 환자 스스로 세탁하거나 숨기는 바람에 간병인이나 주위 사람들이 알아차리지 못하는 일이 많다.

간병인이 이러한 사실을 알게 되더라도 당황하여 환자에게 말하기를 주저하고, 환자 역시 이러한 사실을 고백하기를 두려워하기 때문에 적절한 의학적 자문을 구하려 하지 않고 덮어두려는 경향이 있다.

초기 알츠하이머병 환자의 요실금은 다양한 원인으로 생길 수 있다.

요실금은 대부분 알츠하이머병 자체와는 무관하며 쉽게 치료할 수 있다. 따라서 요실금 증상이 나타나면 의료진이나 간병인에게 숨기려 하지 말고 환자 증상이나 상태를 소상히 알리고 원인을 찾아내 적극적으로 대처하는 것이 바람직하다.

변실금은 대개 말기의 중증 환자에게서 나타난다. 대변을 먹는다거나 손으로 만지고 이부자리나 벽에 바르는 황당한 일도 있기 때문에 어느 증상보다도 간병하기가 힘들다.

환자 자신은 문제의 심각성을 거의 인식하지 못한다. 대변을 뭉개고 여기저기 바르는 것은 대변을 보고 이를 처리하는 과정에서 몸이 마음먹은 대로 움직이지 않기 때문일 수도 있다.

대변이 무르면 움직일 때마다 가랑이 사이로 흘러내려 불편해지므로 자꾸만 손으로 만지게 된다. 또 대변을 닦아내려고 벽이나 이불에 문지르는 것일 수도 있다. 따라서 대변이 무르지 않도록 섬유질 섭취에 신경 써야 한다. 반대로 굳은 대변을 보고 나서는 집어먹을 수도 있으니 수시로 점검하여 제때 치워주어야 한다.

치매는 병이다

우리가 이른바 노망(망령)이라고 하는 노인성 치매는 어제오늘 갑자기 생긴 병이 아니다. 노망이라는 말은 로마시대 기록에도 나온다. 로마시대 정치가이자 철학자인 키케로는《수상록》에 이렇게 기록하였다.

변덕과 방탕이 노인들보다는 젊은이들에게서 흔히 보이는 결점이라고는 하지만 모든 젊은이가 아니고 일부 타락한 부류에서 보이는 것처럼, 노망이라고 부르는 노인들의 어리석음 역시 모든 노인에게서 보이는 것이 아니고 극히 일부의 일이다.

물론 당시에는 지금처럼 60세 이상 노인이 많지 않았기 때문에 노인성 치매가 흔치 않았을 것이다. 판단의 어리석음을 노망이라 칭하였다고 하는 것으로 보아 노망을 질병으로 인식하지는 않았지만 노인성 치매가 그 당시에도 분명 있었음을 보여주는 것이다.

프랑스 의사 피넬이 처음 사용한 용어

치매(癡呆)라는 용어는 19세기 후반 일본 개화기의 정신과의사 쿠레 슈우조(吳 秀三)가 dementia라는 라틴어 의학용어를 한자로 옮긴데서 유래했다. dementia라는 단어는 서기 600년 무렵 스페인 세비야의 성 이시도르(St. Isidore) 대주교가 쓴《어원학(Etymologies)》에 처음 등장했다. '박탈, 상실'을 의미하는 접두사 'de'와 정신을 의미하는 'ment', 그리고 '상태'를 의미하는 접미사 'ia'를 합친 단어이다. 치매(démence)를 의학용어로 처음 사용한 사람은 프랑스인 의사 필리프 피넬이다. 그는 저서《정신병에 관한 의학적 고찰》에서 '특수한 종류의 치매'라는 말을 썼으며 그 증상을 다음과 같이 기술하였다.

현실과 격리된 사고가 반복되고 감정표현이 두절된다. 행동이 점점 과장되고 무엇이든 이전의 것은 완전히 잊어버린다. 표현력이 떨어지고 판단력을 잃으며 신체를 끊임없이 반복해서 움직인다.

피넬은 그때까지 노화과정에서 오는 일반적인 노쇠현상으로 생각한 증상들에서 치매를 따로 떼어냈다. 하지만 이런 환자의 뇌에서 아무런 이상을 찾을 수 없었다. 그래서 이러한 광기가 단순히 소화기 장애로 뇌 기능에 이상이 온 것이라고 생각하였다. 당시만 해도 뇌를 검사하는 기술이 발달하지 못하였기 때문일 것이다.

피넬의 제자인 장 도미니크 에스퀴롤은《정신병》(1838)에서 치매를 급성, 만성, 노인성으로 구별하였다. 그는 노인성 치매를 비교적 자세하게 관찰하였다. 다음은 그가 기술한 치매 증상의 일부다.

그들에게는 특별히 좋아하는 것도 싫어하는 것도 없다. 미움과 증오 역시 마찬가지다. 발병 전에 열렬히 사랑했던 대상에게조차 철저히 무관심하다. 친척과 친지를 봐도 기쁨을 느끼지 못하고 그들과 헤어질 때도 섭섭한 감정이 없다. 주변에서 무슨 일이 일어나든 그들에겐 흥미나 관심이 없다. 기억이나 희망을 둘 수 없는 까닭에 삶의 변화 역시 중요하지 않다. 모든 것에 철저하게 무관심한 그들에게 어떤 것도 영향을 미칠 수 없다. 별것도 아닌 일에 화를 내며 지적인 면에서도 제한된 기능만 보인다. 분노를 쉽게 나타내며 또 그만큼 쉽게 가라앉는다.

치매는 점차 빈도가 높아가는 성인병으로, 의학적·사회적 문제를 일으키는 중요한 질환이다(미국에서는 치매가 사망원인 중 4위에 올라 있다). 치매는 모든 연령에서 발생할 수 있다. 하지만 성인에게 나타나는 치매는 유아기에 지능저하를 보이는 정신발육지연(精神發育遲延)이 동반되는 치매와는 확실히 구별해야 한다.

특히 다운증후군(몽고증) 환자는 태어날 때부터 정신발육이 지연되다가 30대 후반에 이르면 치매 증상을 보인다. 이러한 환자를 부검하여 뇌를 조사해보면 알츠하이머병의 특징적 병리소견을 볼 수 있다. 또 일부 정신병 환자에게서 치매 증상을 볼 수 있으나 치매는 정신병이 아니다. 정신분열증 환자나 우울증 환자에게 간이정신상태검사 등을 포함하는 치매진단을 위한 신경심리검사를 해보면 때로 치매 환자의 범위에 들어가는 결과를 보이기도 한다. 이는 환자가 치매를 진단하는 검사를 진행하는 사람의 질문에 제대로 답을 하지 못해 점수를 얻지 못한 까닭이다.

치매 환자의 비인지기능장애로 인한 증상들, 예를 들면 포악한 행동,

환청, 환시, 환각과 같은 증상이나 쓸모없는 물건을 모으는 행위, 거짓말 하는 등의 증상을 정신병이라고 판단하게 만들 수 있다. 하지만 정신병 환자들은 대체로 인지기능(기억력, 방향감각, 계산 또는 판단력 등)이 잘 유지되는 것이 특징이다. 다만 이러한 증상들이 정신병과 유사한 까닭에 혼동하게 되는 것이다.

성인형 치매는 언어, 기억, 시각·공간 기능, 정서 또는 개인의 성격, 인식(추상적인 개념, 계산, 판단, 실행기능 등)과 같은 중요한 정신활동이 후천적으로 손상되며 생기는 상태라고 정의할 수 있다. 즉, 치매라는 용어 자체가 질환을 의미하는 것은 아니며 다양한 원인 질환으로 나타나는 복합적 증상이라고 보는 것이 맞다.

치매 환자가 보이는 특징은 다음과 같다.

먼저 먼기억과 최근기억의 뚜렷한 손상을 들 수 있다. 최근기억의 손상(새로운 정보를 습득할 수 없음)은 5분 전에 보여준 세 가지 물건을 기억하는가로, 먼기억의 손상(과거에 습득했던 정보를 기억하지 못함)은 개인의 신상에 관한 것(어제 일어난 일, 출생지, 직업 등) 또는 일반적으로 알려진 사실(전임 대통령의 이름이나 광복절 등과 같이 잘 알려진 날) 등을 기억하는가로 확인할 수 있다.

둘째, 다음 네 가지 사항 중 최소 한 가지 이상에 해당하는 경우다.

❶ 추상적 사고의 장애를 보이는 경우: 이때는 연관이 있는 단어의 같은 점과 다른 점을 발견하지 못하거나 단어 또는 개념을 정의하지 못한다. 예를 들면 말꼬리 이어 나가기(원숭이 엉덩이는 빨개, 빨가면

사과, 사과는 맛있어……)를 제대로 하지 못하고 기차와 비행기라는 단어의 공통점과 다른 점을 말하지 못한다.

❷ 판단장애를 보이는 경우: 개인 간에 혹은 가족 또는 직업과 관련된 문제를 다루는 데 합리적인 계획을 수립하지 못한다. 따라서 전에 없이 남의 의견에 의존하는 경향을 보여 우유부단해졌다는 인상을 주기도 한다.

❸ 기타 고위 대뇌피질기능의 장애로 실어증(aphasia: 언어장애), 실행증 (apraxia: 운동기능이 완전하고 명령을 잘 이해하는 데도 운동을 수행하지 못함), 실인증(agnosia: 감각기능이 완전한데도 사물을 알아보거나 인지 하지 못함), 3차 구조장애(3차원 그림을 베끼지 못하거나, 모형조립이나 조각그림을 맞추지 못함) 등을 보이기도 한다.

❹ 성격이 변하여 발병 전의 특성이 바뀌거나 더 심해지는 경우: ❶과 ❷의 장애로 사회생활이나 대인관계에 뚜렷하게 지장을 초래한다.

대뇌 침범 부위에 따라 종류 다양

인간의 대뇌는 지각(知覺), 사고(思考), 의식(意識) 있는 행동 등을 통합하여 인간이 주위 환경에 적응하며 살아가도록 한다. 치매는 바로 이런 기능을 하는 대뇌의 기본 기능에 이상이 생겼을 때 특징적으로 나타나는 병적 증상이다. 물론 이러한 현상을 가져오는 질환이나 조건은 무수히 많다.

치매는 원인이나 조건이 대뇌를 침범하는 부위에 따라 세 가지 유형으로 나눌 수 있다. 즉, 대뇌피질(신경세포들이 모여 정보를 교환하고 저장하는 기능을 한다)을 침범하는 군(群), 대뇌피질아래(대뇌피질을 제외한 부분으로 신체 각 부위에서 올라오는 정보를 전달하는 신경섬유 부분과 정보를 중계하는 세포들이 모여 있는 핵 부분이 여기에 속한다) 부위를 침범하는 군, 그리고 두 곳을 동시에 침범하는 질환군이다.

대뇌피질을 침범하는 질환으로는 알츠하이머병과 전두측두엽 치매(전두측두 치매)가 대표적이며, 대뇌피질아래 부위를 침범하는 대표적 질환으로는 파킨슨병, 헌팅톤 무도병, 진행형 상핵마비(上核痲痺), 수두증, 다발성 경화증, 뇌졸중 후에 생기는 혈관성 치매가 있다.

양측을 모두 침범하는 병변으로는 프리온 감염을 포함하는 감염성 치매, 매독 감염 이후에 생기는 전신마비, 알코올과 마약 중독에 의한 독성 치매 또는 대사성 뇌병증(腦病症), 내분비병증, 각종 결핍상태, 약물·중금속 중독, 외상이나 무산소증 이후 나타나는 치매, 그리고 전이성 암이나 림프종 등으로 인한 종양성 치매가 있다.

치매 위험이 높은 경도인지장애

나이를 먹게 되면 몸을 움직이는 것이나 기억력 등 모든 일이 젊었을 때와 달라지는 것을 느끼게 된다. 하지만 일상생활을 하는 데 심각할 정도로 불편하지 않기 때문에 그럭저럭 참고 지내는 경향이 있다. 기억력이 예전 같지 않다면서 치매가 오는 것 아니냐는 농담을 하는 경우도 많아졌다. 지금까지는 나이가 들어가면서 나타나는 노화성 건망증이라 해서 크게 걱정하지 않아도 된다고 생각해왔다.

하지만 기억력 이외에 언어능력이나 주의력, 시공간능력 등에도 문제가 있는 경우 치매를 앓게 될 가능성이 높다는 사실이 밝혀지면서 정상적인 노화과정과 치매의 중간 단계에 해당하는 경도인지장애(mild cognitive impairment)라고 구분하게 되었다.

경도인지장애는 기억력 감퇴가 특징적인 기억상실형 경도인지장애와 기억력은 비교적 유지되면서도 언어능력, 주의집중력/집행력, 시공간능력 등의 인지기능이 떨어지는 비기억상실형 경도인지장애로 구분한다. 기억상실형 인지기능장애는 알츠하이머병이, 비기억상실형 인지기능장애는 전두측두엽 치매나 레비체 치매가 생기는 경향이 있다.

65세 이상에서 경도인지장애를 보이는 사람은 10~20%로 나타나는데, 경도인지장애가 없는 사람에서는 1~2%가 치매 증상이 생기는 데 비하여 경도인지장애가 있는 사람의 10~15%가 치매 증상이 나타난다. 따라서 나이가 들어가면서 생리적으로 생기는 일이라고 무시할 일이 아니라 적극적으로 진단에 나설 필요가 있다.

경도인지장애가 있다고 하려면 주관적 인지장애가 있어야 하며, 인지장애가 신경심리검사에서 확인되지만 장애 정도가 심하지 않아 일상생

활에 문제가 없어야 한다. 주관적 인지장애는 기억력, 언어능력, 주의집
중력/집행력, 시공간능력 등의 인지기능에 문제가 있다는 것을 환자 스
스로 깨닫고 있어야 한다.

하지만 환자가 인지기능이 떨어져 있음을 제대로 인식하지 못하는
경우 환자와 같이 생활하는 보호자와 면담하여 도움을 구하도록 한다.

경도인지장애 환자는 간이 정신상태 검사에서는 이상소견을 보이지
않을 수 있기 때문에 정밀한 신경심리 검사가 필요하다. 최근에는 MRI
검사로 대뇌의 해마와 측두엽의 용적 감소 정도를 측정하거나, 기능 신
경영상검사에서 측두엽과 두정엽에서 포도당 대사 감소를 확인하거나,
혈액에서 아포지질 단백질 유전자형을 검사하거나, 뇌척수액에서 베타
아밀로이드(beta-amyloid)와 타우(Tau) 단백질의 양을 측정하여 치매로
이행할 가능성을 판단할 수 있다.

경도인지장애를 치매와 구분하는 중요한 소견은 환자가 일상생활을
독립적으로 유지할 수 있어야 한다는 것이다. 일상생활이라 함은 옷 입
기, 식사하기, 대소변 가리기와 같은 신체활동은 물론 청소하기, 음식 준
비하기, 장보기 등을 포함하는 외출하기와 같은 도구적 일상생활까지
포함한다.

그런데 나이가 들면 자녀나 가사도우미가 청소하기, 장보기, 음식준
비와 같은 도구적 일상생활을 도와주기 때문에 문제를 발견하기 어려
울 수 있다.

경도인지장애로 진단받더라도 현재는 특별하게 치료할 방법이 없다.

특히 경도인지장애가 치매로 진행하는 것을 막을 효과적 약물이 없다. 다만 인지훈련이나 인지재활치료와 같은 비약물 치료가 효과적이라는 보고가 있고, 알츠하이머병 치료제로 사용되는 아세틸콜린에스테라아제 억제제, 항산화제, 소염제 등으로 임상시험이 진행 중이다.

정기적으로 검사해보면 경도인지장애 환자의 절반 이상이 1년 뒤에도 경도인지장애로 진단되지만 10~30%에서는 1년 뒤 인지기능이 정상으로 회복되기도 한다. 최근에는 경도인지장애가 있는 환자나 그렇지 않은 사람이 치매로 발전할 위험성이 별 차이가 없다는 보고가 많아지면서 치매를 미리 진단해보려는 의욕이 지나쳤던 것은 아닌가 하는 생각이 든다. 하지만 경도인지장애의 진단적 정확도를 높이는 노력을 기울일 필요는 있다.

주부건망증이란 병은 없다

남편과 친지를 병문안한 주부가 병원 현관에서 차를 가지러 간 남편을 기다리고 있었다. 그런데 마침 자기 앞에서 멈춘 택시에서 손님이 내리는 것을 본 순간 아무 생각 없이 그 택시를 잡아타고 집으로 돌아왔다. 남편과 동행했다는 사실을 깜빡 잊어버린 것이다. 뒤늦게 집에 돌아온 남편이 어떠했으리란 것은 쉽게 짐작이 갈 것이다.

주부들 모임에서 양념처럼 빠지지 않는 화제가 바로 건망증에 관한 것이라고 한다. 우리나라에 치매가 소개될 무렵 인기를 끌었던 드라마 〈목욕탕집 남자들〉에서 주부건망증으로 고생하는 맏며느리가 치매가 아닌가 하여 고민하는 장면이 있었다. 그때 고스톱을 하면 예방이 된다느니 하면서 요란을 떨었다. 결국 고스톱이 치매 예방에 특효라 하여 오랫동안 화제가 되었다.

"계단에서 넘어진 주부가 울고 있었다. 왜 우느냐고 물으니까 계단을 올라가던 길이었는지 내려가던 길이었는지 잊어버려 어느 쪽으로 갈지 몰라서라고 말했다." "남편이 차를 갖고 와달라고 전화했다. 가겠다고 약속했지만 그만 돌아서자마자 잊어버렸다. 화가 머리끝까지 난 남편이 귀가하자마자 대판 싸웠다." "아들이 김치볶음밥을 해달라기에 밥을 볶다가 내가 왜 밥을 볶고 있는지 잊어버려서 그냥 먹었다." "무선전화기를 찾아 온 집안을 헤매다 냉장고 안에서 찾았다." "다림질을 하던 중 전화벨이 울리기에 수화기를 든다는 것이 다리미를 귀에 대 화상을 입었다." "손에 들고 있는 주걱을 찾겠다고 온 주방을 헤매기 일쑤다." "차를 백화점 지하에 주차했는데 어디에다 뒀는지 생각이 안 나 두 시간을 헤맸다."

남들이 들으면 설마 하고 웃어넘길 일이지만 정작 당사자에겐 고민이 아닐 수 없다. 딸 결혼식 날 아침에 미장원에 간 어느 나이 든 분은 그저 머리만 손질할 생각이었는데 파마를 하는 것이 좋겠다는 미용사의 말대로 파마를 하고 말았다. 파마가 끝났을 무렵에야 딸 결혼식이 떠올라 부랴부랴 식장으로 갔지만 결혼식은 이미 끝나 있더라는 것이다.

이 사건은 조금 과장되었거나 어머니가 도착하지 않았는데도 그냥 결혼식을 치른 집안에 문제가 있다고 생각한다. 신부 어머니가 없어졌는데 찾아보지도 않았을까? 그렇지만 실제로 그러한 일이 있었다면 그분은 치매 초기일 확률이 높다.

주부건망증이 생기는 이유를 이렇게 설명한다. 첫째는 나이가 들면서 자연스럽게 주의력이 떨어지는데 요즘 주부들은 집안 대소사에서 공과금 내기까지 기억해야 할 일이 엄청나게 많다.

그렇지만 이것들은 대부분 단순하고 귀찮은 것이라서 기억에 남지 않아 최근기억장애로 이어질 수 있다. 특히 일상생활에 권태를 보이는 주부들일수록 건망증이 심할 수 있다.

초등학생 시절 우산을 잃어버린 경험이 있을 것이다. 등교할 때는 비가 와서 우산을 들고 갔는데, 날씨가 갠 하교시간에 잊고 집에 돌아왔다가 어머니에게 야단맞은 일 말이다. 결국 잃어버렸기 때문에 야단을 맞게 된 것이다.

요즘 학교에서는 잃어버린 물건을 모아두어도 찾아가는 학생들이 없다니 한심한 일이다. 아이가 물건을 잃어버리면 부모가 금방 새로 사주기 때문은 아닐까?

어찌되었거나 '하교'라는 단어만 떠올려도 얼마나 흥분되는가? 수업만 끝나면 쏜살같이 뛰어나가 운동장에서 친구들과 어울려 신나게 놀다 집에 갈 생각이 머리에 가득 차서 우산 챙기는 일은 언제나 뒷전이게 마련이었다.

젊은 주부들에게 건망증이 나타나는 둘째 이유는 요즘 젊은 주부들은 대부분 시부모를 모시지 않고 독립된 생활을 하므로 집안일을 하는 데 긴장이 풀려 있을 수도 있기 때문이다. 또는 집안일보다는 여가활동에 관심이 더 많은 사람도 있는 듯하다.

그렇다면 항상 어디서 전화가 올까봐 신경 쓰게 마련일 터이니 다리미를 들어 귀에 대는 어처구니없는 일도 일어날 법하다. 주부건망증은 늘 긴장한 상태에서 생활하면 나타나지 않을 수 있다.

주부건망증, 해답은 무엇인가

❶ 사소한 것도 반드시 메모하는 습관을 들이고 메모장을 자주 확인한다. 현관문에는 '가스, 전기는 껐나?'라고 커다랗게 써둔다. 외출할 때마다 저절로 눈에 들어올 것이다.

❷ 나이가 들어가면서 기억력이 떨어지는 것은 생리적 현상이므로 심각하게 생각할 필요는 없다. 그러나 젊은 주부가 건망증을 보이는 것은 대부분 주의집중이 되지 않은 까닭이다. 중요한 약속 등은 자주 생각해보는 습관을 들이면 해결된다.

❸ 운동을 규칙적으로 한다. 운동은 건망증의 원인, 스트레스를 풀어주고 기억력 저하를 막아준다.

❹ 기억력은 훈련으로 향상할 수 있다. 아침에 일어나 눈을 뜨면 오늘이 며칠인가 먼저 생각하자. 그리고 오늘 할 일이 무엇인지 생각해본다. 매일 새로운 영어 단어를 열 개씩 외우고 저녁에 잠자리에 들 때 영어 단어를 반복하여 떠올려본다.

❺ 비타민, 미네랄, 섬유질이 풍부한 채소나 과일을 많이 먹는다. 산화억제효과가 있는 성분이 많이 함유된 식품은 신경세포의 손상을 막아준다.

❻ 취미활동을 꾸준히 하거나 새로운 일에 관심을 가지면 뇌 작용이 활발해진다.

❼ 화가 나거나 스트레스가 쌓이면 부신피질호르몬이 많이 분비된다. 부신피질호르몬이 많아지면 신경세포가 쉽게 죽는다. 따라서 스트레스는 빨리 풀어버리는 것이 좋다. 눈물 짜는 영화를 보거나 배꼽을 쥐게 하는 코미디라도 보자. 실컷 울어버리거나 허파에 바람이 들어갈 정도로 웃고 나면 스트레스가 풀린다. 그래도 풀리지 않으면 전문가와 상의한다.

❽ 가족에게 지나친 기대를 하지 말자. 자녀가 속을 썩이거나 남편이 집안일을 도와주지 않는다고 속을 끓이면 건망증이 더 심해진다.

❾ 잠을 충분히 잔다. 잠은 미인을 만들어줄 뿐 아니라 뇌의 에너지를 보충해주기 때문에 기억력 향상에 도움을 준다.

조기에 발견하면 완치도 가능하다

치매는 일반적으로 아무리 해도 나을 수 없고, 계속 진행되어 마지막을 비참하게 마치는 것으로 알려져 있다. 물론 알츠하이머병이 치매의 가장 흔한 원인질환이지만, 이와 같은 중추신경계의 퇴행성질환을 제외한 나머지 범주의 질환은 조기에 발견하여 적절하게 치료하면 치명적인 치매상태에 이르지 않을 뿐만 아니라 경우에 따라서는 완치도 가능하다.

알츠하이머병과 같은 중추신경계의 퇴행성질환도 발병 초기에 진단하여 약물이나 다른 방법으로 적극적으로 치료하면 완치되거나 증상의 진행을 멈추게 하거나 서서히 진행하게 할 수 있다는 사실이 중요하다. 따라서 세밀한 이학적 검사, 검사실 검사, 그리고 환자의 병력에 따라 진단하고 그 원인을 제거하면 병증 진행을 막을 뿐 아니라 증상을 호전시킬 수도 있다.

초기단계의 알츠하이머병 환자 중에서 치료제에 반응하는 부분까지 포함하면 치료가 가능한 치매는 전체의 20~30%에 달한다는 주장도 있는 만큼 조기진단의 중요성이 강조되고 있다.

치매는 매우 다양한 양상을 보이면서 진행한다. 발병 초기에는 대체로 증상이 서서히 시작되면서 나타나는 양상이 모두 다르다. 가벼운 건망증을 보이기도 하고 안절부절못하기도 한다.

어떠한 상황에도 감정을 드러내지 않거나 물건을 잘못 놓아두는 등의 변화를 환자 자신도 느끼고 가족도 알아차릴 수 있다. 그러므로 치매의 초기증상을 잘 이해하고, 그러한 증상을 보이면 즉시 치매전문가에게 자세히 진찰을 받아보는 것이 중요하다.

브레스드 치매 자가진단표

〈표 1〉의 브레스드 치매 자가진단표는 영국의 브레스드 교수가 1968년에 만든 치매진단 도구로 정확도가 높다. 1항과 2항의 점수 합 17점 중 8점 이상이면 전문가와 즉시 상의해야 한다.

치매 환자를 진단하는 방법

치매 환자를 진찰하는 의사는 인지기능 평가, 일상생활능력 평가, 이상행동 및 심리증상 평가, 치매의 원인질환 평가 등 네 가지 관점에서 진단에 접근해야 한다. 네 항목을 일상생활수행(Activity of daily living, ADL), 이상행동(Behavioral change), 인지기능장애(Cognitive impairment), 감별진단(Differential diagnosis)의 순서로 정리하고 첫 글자를 따서 치매진단의 ABCD라고 한다.

치매 환자의 인지능력은 ❶ 기억력(언어적 기억력과 시각적 기억력), ❷ 언어능력과 이와 관련된 기능, ❸ 시공간 능력, ❹ 주의집중, ❺ 전두엽 집

〈표 1〉 브레스드 치매 자가진단표

	그렇다	간혹 의심된다	아니다
일상생활 수행능력의 변화			
1) 가사를 돌보지 못한다.	1	½	0
2) 잔돈 계산도 못한다.	1	½	0
3) 시장에서 사야 할 물건 몇 가지를 기억하지 못한다.	1	½	0
4) 집에서 방향을 잃어버리는 일이 있다: 화장실, 자기방, 부엌	1	½	0
5) 매일 다니던 친숙한 곳에서 길을 못 찾는다.	1	½	0
6) 주변 상황과 환경에 대한 파악과 이해를 하지 못한다: 자신이 어디 있는지 잘 모르거나, 주위 사람을 잘 몰라본다.	1	½	0
7) 최근에 발생한 일을 잘 기억하지 못한다: 어제, 그저께, 수일 전, 친척이나 친구가 찾아온 일 등	1	½	0
8) 옛날 일이나 젊었을 때의 일들을 많이 이야기한다: 과거 상황에만 몰두하고 현실과 맞지 않는다.	1	½	0
습관의 변화			
9) 식사	수저를 사용하여 깨끗하게 먹는다.		0
	수저만으로 지저분하게 먹는다.		1
	수저 사용을 못한다.		2
	옆에서 먹여주어야 한다.		3
10) 옷입기	혼자 잘 입는다.		0
	종종 단추를 잘못 끼운다.		1
	옷 입는 순서를 틀린다.		2
	혼자서 옷을 못 입는다.		3
11) 대소변 가리기	대소변을 잘 가린다.		0
	때때로 잠자리가 (대소변) 젖는다.		1
	자주 잠자리가 (대소변) 젖는다.		2
	대소변을 전혀 가릴 수 없다.		3

행기능 다섯 가지로 구분하여 평가한다. 환자가 자신의 병을 제대로 인식하지 못하는 경우가 많기 때문에 환자와 같이 생활하는 보호자도 함께 불러 필요한 병력을 물어야 한다.

기억장애는 구체적인 내용을 묻고 언제 어떻게 생겼는지, 기억이 계속 나빠지는지는 물론 현재 기억장애 정도를 파악한다. 기억장애 정도는 다음과 같은 단계로 구분한다.

첫 번째 단계는 건망증 수준의 기억장애다. 몇 주 전에 있었던 사건들 가운데 사소한 것들은 기억하지 못한다. 중요한 사건도 큰 틀은 기억하지만 자세한 내용은 기억하지 못할 수 있다. 다만 힌트를 주면 기억해낼 수 있다.

두 번째 단계는 치매의 초기단계로 몇 주 전에 있었던 중요한 사건도 기억하지 못하며, 힌트를 주어도 기억해내지 못한다.

세 번째 단계는 치매의 중기 단계에 해당하는데 오전에 있었던 일을 오후에 기억해내지 못하는 정도다.

네 번째 단계는 치매 말기로 볼 수 있는데 몇 분 전 일도 기억하지 못할 뿐 아니라 오래된 일도 거의 기억하지 못한다.

치매 초기에 나타나는 언어장애는 환자가 주로 적당한 단어를 찾아내지 못하여 말을 끊는 것으로 나타나며, 증상이 심해지면 아예 대화를 하지 않으려 들게 된다. 따라서 평소와 달리 말수가 줄어들면 치매를 의심해볼 필요가 있다.

시공간능력은 지금이 몇 시인지 시간을 가늠하고 자신이 어디에 있는지 방향을 가늠하는 능력이다. 흔히 길눈이 어둡다고 하는 것은 시공간 능력이 뛰어나지 못한 것을 의미한다. 시공간능력에 장애가 생긴 치매 환자는 평소에 잘 찾아가던 길마저 잃어버리기도 한다.

주의력은 셈하는 것을 보면 알 수 있다. 잔돈을 제대로 챙기지 못하면 일단 의심해야 한다. 전두엽 기능은 주로 성격의 변화로 짐작할 수 있다. 평소와 달리 고집이 세진다거나 화를 잘 낸다거나 우유부단해졌다는 등에서 의심하게 된다. 인지기능장애는 신경심리검사를 해서 객관적으로 평가할 수 있다.

환자가 보이는 이상행동은 가족이나 간병인을 힘들게 만들므로 상세히 조사해야 한다. 망상, 환각, 초조함, 공격적 행동, 반복적 행동, 우울과 불안감, 무감동, 쉽게 화내기, 밤낮이 바뀌는 등 수면장애, 식습관 변화 등을 확인해야 한다.

치매 환자는 학습장애나 기억력 장애를 보이므로 일상생활 혹은 직장생활에서 활동이 위축된다. 평소와 다른 행동을 보일 수 있으므로 사회적·직업적 활동의 정도를 듣는 것이 치매를 판정하는 데 중요한 요소가 된다. 일상생활을 평가하는 도구로는 양치질하기, 식사하기, 화장실 사용하기 같은 기본 기능을 알아보는 바텔 지수가 있고 시장보기, 교통수단 이용, 집안일하기 등과 같이 복잡한 기능을 측정하는 데는 도구적 일상생활수행평가를 이용한다.

치매 환자를 진단하는 과정은 다음과 같다.

❶ 상세한 신경정신과적 병력청취: 앞서 말한 것처럼 치매를 일으키는

병은 알츠하이머병 말고도 많다. 따라서 환자가 앓고 있거나 과거에 앓았던 질병에 대한 상세한 정보를 알아야 한다. 특히 신경계통질환과 증상은 매우 중요하다. 환자가 현재 호소하는 인지기능과 관련된 갖가지 증상은 물론 일상생활능력의 변화 여부, 그리고 평소와 다른 이상행동 유무 등도 확인한다. 알츠하이머병을 포함하는 여러 질환은 가족적으로 발병하는 빈도가 높다. 집안에 알츠하이머병을 앓은 사람이 있다면 그렇지 않은 경우에 비해 알츠하이머병에 걸릴 확률이 2~3배나 된다. 따라서 집안에 치매를 앓은 환자가 있었는지 확인해야 한다.

❷ 신경학적 검사에서는 보행과 자세, 뇌신경 검사, 운동 감각계와 반사운동을 검사하여 국소신경학적 장애가 없는지 확인한다.

❸ 신경심리검사는 초기단계 치매를 진단하는 데 매우 중요한 수단이다. 신경정신학적 검사는 대부분 기억, 언어, 감각과 같은 특별한 인식능력을 측정한다. 인지검사 결과를 가장 정확하게 해석하는 방법은 대개 이전에 시행한 검사결과와 비교하여 상태가 나빠졌는지 확인하는 것이다. 따라서 몇 달 간격을 두고 시행한 두 번의 검사결과를 비교하여 판단하는 것이 좋다.

시간과 장소에 대한 지남력, 세 단어 기억등록, 집중력과 계산, 세 단어 기억회상, 언어 및 공간구성으로 이루어지는 간이정신상태검사(Mini-Mental State Examination, MMSE)는 가장 보편적으로 사용되는 치매선별검사다. 우리나라에서는 삼성서울병원 나덕렬 교수팀이 우리나라 실정에 맞게 표준화한 K-MMSE를 개발하여 진단에 이용하고 있다.

K-MMSE 이외에도 하세가와 치매척도, 7분 치매선별검사 등이 있고, 경도인지장애를 선별하기 위하여 몬트리올 인지기능평가가 사용된다. 또 치매 환자가 작성하는 치매선별 설문지와 일상생활능력을 평가하는 설문지 등이 환자 진단에 도움이 된다.

다양한 영역의 인지기능을 평가하는 검사들을 모은 포괄적검사총집을 사용하면 치매를 좀 더 정확하게 진단할 수 있다. 우리나라에서는 서울신경심리검사, ADAS-cog, CERAD 등의 포괄적검사총집을 치매 환자 진단에 사용한다.

치매의 심한 정도는 임상치매척도(Clinical Dementia Rating, CDR)와 치매단계평가척도(Global Deterioration Scale, GDS)를 사용하여 평가한다. 특히 약물치료를 하는 경우 반드시 검사해야 한다. CDR는 기억력, 지남력, 판단력 및 문제해결능력, 사회활동, 집안생활과 취미, 위생 및 몸치장 등 여섯 항목을 평가하여 나온 점수를 종합하여 0(정상), 0.5(의심), 1(경도), 2(중등도), 3(중증)으로 구분한다.

❹ 검사실 검사는 치매 원인이 되는 다양한 질환을 감별하려고 시행한다. 혈액학 검사, 전해질 검사, 대사성질환 검사, 갑상선 기능 검사, 비타민 B₁·비타민 B₂와 엽산농도 검사, 매독·혈청 검사, 소변 검사, 심전도 검사, 흉부 X선 검사 등이 있다. 그 밖에 요추천자검사는 특히 중추신경계의 감염이 의심될 때 하는 중요한 감별진단법이다. 또 뇌파검사는 비특이적이기는 하지만 알츠하이머병에서 변화를 보이며, 크로이츠펠트-야콥병에서 특징을 나타낸다. 뇌의 유발전위검사 역시 도움이 된다.

최근에는 뇌척수액에서 베타 아밀로이드와 타우 단백의 농도를 측정하는 것이 알츠하이머병을 진단하는 데 도움이 된다고 알려졌다. 즉, 알츠하이머병 환자는 정상인에 비하여 베타 아밀로이드가 낮고 타우 단백은 높아져 있다.

❺ 대표적인 뇌영상검사로는 전산화단층촬영(CT)과 자기공명영상(MRI)이 있다. 전산화단층촬영에서는 치매를 유발할 수 있는 국소적인 뇌질환, 예를 들면 종양, 농양, 경색, 출혈, 그리고 탈수초질환 등을 진단할 수 있다. 그러나 알츠하이머병은 전산화단층촬영만으로 진단이 불가능하다. 자기공명영상은 알츠하이머병 진단에 전산화단층촬영보다 효과적이어서 뇌이랑이 위축됐거나 뇌고랑·측뇌실이 확장된 상태를 잘 보여준다.

그 밖에도 방사성 동위원소를 이용하여 뇌척수액의 역동적인 움직임, 국소적인 대뇌의 대사량, 국소적인 뇌혈류의 흐름, 신경전달물질을 검사하는 등 치매 환자를 감별·진단하는 데 필요한 연구가 진행되고 있다.

이상과 같은 과정을 거쳐 치매 환자를 진단하는데, 사망한 뒤 시행하는 부검에 의한 최종진단과는 대체로 80~90% 일치한다. 임상소견을 종합하여 치매를 일으키는 질환의 빈도를 살펴보면 학자들에 따라 매우 다양한 결과를 보인다.

물론 알츠하이머병이 치매의 가장 큰 원인임을 알 수 있으나 연구에 따라 많은 차이를 보이는 것은 연구자들마다 환자 선택이나 진단에 적용하는 기준이 다르기 때문이다. 우리나라에서도 오랜 시간에 걸쳐 치매 환자를 치료하는 전문가들이 모여 우리나라의 문화적 환경을 고려한 진단기준을 정하고 눈높이를 맞추는 일을 해왔기 때문에 진단의 정확도가 높은 편이다.

한국판 간이정신상태검사

〈표 2〉의 한국판 간이정신상태검사(K-MMSE)는 시간과 장소에 대한 지남력, 세 단어 기억등록, 집중력과 계산, 세 단어 기억회상, 언어 및 공간구성으로 이루어지는 간이정신상태검사를 참고로 하여 삼성서울병원 나덕렬 교수팀이 우리나라 실정에 맞게 표준화한 것이다.

1989년에 처음 개발한 K-MMSE의 경우는 검사결과값이 19점 이하이면 '확정적 치매'로, 20~23점이면 '치매 의심'으로 진단하고, 24점 이상이면 '확정적 정상'으로 판정하도록 제안하였다. 당시 교육수준이 떨어지고 문맹이 많은 우리나라의 실정을 감안한 것이었다. 1998년에 다시 보완하여 K-MMSE로 확정하여 사용하게 되었다.

간이정신상태검사는 교육과 나이에 따라 차이를 보이므로 치매를 진단하는 하나의 점수기준을 제시하는 것이 옳지 않다고 해서 연령대별, 교육수준에 따른 정상값을 기준으로 하여 표준편차보다 1.5배 낮으면 치매를 의심한다.

〈표 2〉 한국판 간이정신상태검사(K-MMSE)

항목	내용	점수
지남력(시간)	년 / 월 / 일 / 요일 / 계절	각 1점씩
지남력(장소)	나라 / 시도 / 무엇하는 곳? / 현재 장소 이름 / 몇 층	각 1점씩
기억등록	비행기, 연필, 소나무	각 1점씩
주의집중 및 계산	100 − 7 / −7 / −7 / −7 / −7	각 1점씩
기억회상	비행기, 연필, 소나무	각 1점씩
언어 및 시공간 구성	이름대기(예: 시계, 볼펜)	각 1점씩
	명령시행 (종이를 뒤집고 / 반으로 접은 다음 / 저에게 주세요)	각 1점씩
	따라 말하기(백문이불여일견)	1점
	오각형 그리기	1점
	읽기	1점
	쓰기	1점
총 점		30점

PART
3

알츠하이머병

독일 의사 알츠하이머가 처음 발견

우리가 흔히 노망이라고 하는 알츠하이머병은 어느 날 갑자기 생긴 것이 아니고 1906년 독일의 정신과 의사 알츠하이머가 '대뇌피질의 묘한 질환에 대하여'라는 제목의 논문을 발표한 것이 계기가 되어 정해진 병명이다.

그의 환자(Auguste Deter)는 당시 51세로 중년에 시작된 치매 증상 때문에 정신병원에 입원 중이었다. 이 환자의 중추신경계를 검사한 알츠하이머는 환자의 증세가 그때까지 알려진 어떤 신경계의 병과도 일치하지 않음에 주목하였다. 다음은 알츠하이머의 임상소견 기록이다.

51세 된 여자 환자가 처음 보인 특이한 증상은 의부증(擬夫症)이었다. 곧 이어서 기억상실증이 빠르게 진행되었다. 자신이 살고 있는 집에 대한 방향감각이 없어졌고 물건을 이리저리 끌고 다녔다. 때로는 사람들이 자신을 죽이려고 한다며 비명을 지르기도 하였다. 이 때문에 정신병원에 입원하게 된 것이다.

입원 후, 그녀는 시간과 장소에 대한 개념이 사라졌다. 때로는 그녀 자신이 아무것도 이해할 수 없다고 말하였다. 그녀는 자신의 방에 들른 의사를 마치 방문객처럼 반겼으며, 자기가 해야 할 일을 마치지 못했다고 사과하기도 하였다.

때로는 의사가 자신을 찌르려 한다고 비명을 지르기도 하고, 그를 보고 싶다고 했다가 화를 내는 등 다양한 감정을 나타냈다. 그녀가 정신착란상태에 빠졌을 때는 침구로 몸을 감싸고 남편과 딸을 부르는 등 환청을 듣는 것 같았다.

그녀는 사물을 인지하고 기억하는 능력이 심하게 손상되어 있었다. 어떤 물건을 보여주면 그 이름을 정확하게 말하지만 잠시 후에는 그 사실을 잊어버렸다.

글을 읽을 때 줄을 혼동하거나, 자모로 읽는다거나, 상식 밖의 억양으로 읽기도 하였고 쓸 때에는 한 음절을 여러 번 반복하거나 빼먹기 일쑤이고 어떤 때는 한꺼번에 뭉뚱그려 쓰기도 하였다.

말을 할 때에도 사람을 당황하게 하는 말을 자주 하였고 얼토당토않은 문장을 구사하기도 하였다. 그녀는 컵이라는 단어 대신 우유귀때(귀때는 주전자 같은 그릇에서 따로 주둥이를 내어 그 구멍으로 물을 붓는 부리를 말한다)라는 단어를 쓰는 등 적당한 단어를 발견하지 못하였고, 질문을 제대로 파악하지 못하였다.

그녀는 걸음걸이가 정상이었고 팔도 잘 사용하는 등 신체적으로 특별한 이상은 없었다. 일부 증상은 다소 기복을 보였으나 치매 증상은 지속적으로 나빠졌다. 환자는 4년 반 만에 사망하였다. 사망 당시 침상에 있었고 누워서 무릎을 굽힌 태아와 같은 자세를 하고 있었으며 실금(失禁)과 욕창(褥瘡)을 보였다.

부검 소견으로는 뇌가 특별히 눈에 띄는 병변 없이 위축되어 있었으며, 대뇌의 동맥들이 경화성 변화를 보였다. 빌숍스키의 은(銀) 염색을 해보았더니 신경원섬유(神經原纖維)가 특이하게 변화되어 있었다.

신경세포 내에 신경원섬유가 하나 이상 발견되었는데 많은 경우에는 서로 뭉쳐 다발을 이루었고, 결국에는 핵과 세포가 사라지고 섬유농축체(纖維濃縮體: 여러 개 신경원섬유가 뭉친 모양)만 남아 신경세포가 있던 자리임을 나타내고 있었다. 대뇌피질의 4분의 1에서 4분의 3에 해당하는 세포가 이러한 변화를 일으켰으며, 특히 피질 상부의 신경세포들이 사라지고 없었다.

알츠하이머가 치료한 환자는 당시 65세 이상의 노인에게서나 볼 수 있는 병리소견을 보이는 치매 증상이 특징이었다. 따라서 그는 노인성 치매와는 다른 병이라고 생각했다. 1910년 알츠하이머의 은사 크레펠린은 알츠하이머가 기술한 치매병에 제자 이름을 붙여 알츠하이머병(Alzheimers disease)이라고 명명하였다. 정신과학의 린네(스웨덴의 식물학자로 식물과 동물 분류법의 창안자)라고 불리는 크레펠린은 정신질환을 분류하는 일에 평생을 바쳤다.

그는 알츠하이머병이 중년에 발병하는 질환이라고는 확신하지 않았지만, 알츠하이머병을 초로성(初老性) 치매의 한 형태로 분류하였다. 초로성 치매는 대체로 65세 이전에 발병하며 실어증(언어장애), 실행증(운동장애), 실인증(사물을 알아차리지 못함)의 세 가지 증상이 특징이라고 생각하였다.

그는 65세 이후 발병하는 노화성 치매를 알츠하이머형 노화성 치매라고 구분하였으나 최근에는 초로성 치매와 노화성 치매를 묶어서 알츠하이머병이라 한다.

심신기능이 점차 떨어져

알츠하이머병 환자가 나타내는 증상은 매우 다양하기 때문에 때로는 진단을 어렵게 한다. 초기증상 또한 환자마다 달라 무심히 지나치기 쉽고 병이 진행된 후에야 알아차리는 경우가 많다.

알츠하이머병 환자가 보이는 대표적 증상은 기억력 감퇴, 학습장애, 언어장애, 시공간 기능장애와 실행증, 판단력 저하, 무관심, 그리고 행동장애 등이다. 이들 각각의 증상을 자세히 살펴본다.

기억력 장애: 먹고 또 먹어도 끝이 없다

사람의 기억력은 크게 세 가지로 나뉘는데 몇 초 정도 짧은 시간만 지속되는 즉각기억, 몇 분에서 몇 시간에 걸쳐 지속되는 최근기억, 몇 년 동안 지속되는 먼기억이 있다. 알츠하이머병 초기에 특징적인 증상은 최근기억장애다. 그렇지만 먼기억은 대체로 잘 보존되는 경향을 보인다. 때로는 즉각기억이 손상되기도 하는데, 이는 주의집중이 되지 않아서 생기는 2차적 현상이다.

알츠하이머병 환자의 초기증상 중에서 가장 흔한 것이 최근기억 손상이다. 예를 들면 열쇠, 장갑, 연필 등 일상생활에서 자주 사용하는 물건을 보여주면서 "잘 기억하세요"라고 말하고 5분 뒤 다시 물어보면 잘 기억하지 못한다. 이처럼 최근기억이 형성되지 않기 때문에 컴퓨터를 배우거나 새로운 정보를 습득하는 등 학습이 제대로 되지 않는다.

먼기억이 손상되면 과거에 습득했던 정보를 기억하지 못하게 되는데, 예를 들면 어제 일어난 일, 출생지, 본인의 직업 등과 같이 개인의 신상에 관한 것뿐 아니라 전임 대통령의 이름이나 국경일 등과 같이 일반적으로 널리 알려진 사실을 기억하지 못한다.

지금까지 양성의 노화성 건망증이라고 해서 나이가 들어가면서 기억력이 감퇴하는 것을 생리적 현상으로 생각하는 경향이 있었지만, 최근에는 기억력 감퇴가 다른 인지기능장애와 동반되는 경우를 경도인지장애로 분류하고 알츠하이머병으로 발전할 확률이 높아 주의를 기울일 필요가 있다.

물론 경미한 기억력 감퇴를 심각하게 받아들이는 것도 문제가 되겠지만, 인지기능이 손상된 것까지 무시하는 것은 옳지 않다. 따라서 정밀한 검사를 받아보는 것이 좋겠다.

먼기억 손상을 보이는 환자의 특징 중 하나는 자신이 기억하는 나이까지의 사실만 기억한다는 것이다. 나이를 물어보면 실제로는 여든 살이면서 마흔 살이라고 대답하는 환자가 많다.

오래전부터 떨어져 지낸 자녀들을 알아보지 못하는 경우가 있는데, 이

것은 환자에게 입력된 기억 속에 자녀의 변한 모습이 없기 때문이다. 쉽게 말하면 모습이 변한 자녀는 환자에게 남인 셈이다.

또 한 가지 특징은 과거에 경험했던 일과 현실을 구별하지 못하는 것이다. 예를 들면 옛날에 마을에서 말에 채여서 피를 토하고 죽은 사람이 있었는데, 환자의 기억에 너무 강하게 입력되어 있어 최근에 죽은 자기 아내가 그렇게 죽었다고 믿는 경우다. 그러면서도 아내가 죽기 전 찍은 사진에서 아내를 알아보지 못한다.

알츠하이머병 초기에 기억력 장애가 오면 주위에서 미처 알아차리지 못하는 사이에 심각한 문제가 발생할 수 있다. 환자가 전문 직업인일 경우, 특히 다른 사람의 생명과 관련된 직업에 종사하는 사람일 경우 자신이 취해야 할 중요한 행동양식을 잊어버리고 엉뚱한 행동을 한다면 심각한 상황이 발생할 수 있다.

예를 들면 경력이 오래된 약사가 어느 날 갑자기 약 이름을 기억하지 못하거나 투약해야 하는 적정 용량을 잊어버림으로써 엉뚱한 약을 주거나 과량을 투여하여 예기치 않은 불상사를 일으킬 수 있다.

초기 알츠하이머병 환자들은 대부분 자신의 건망증을 인식할 수 있으므로, 중요한 일들은 기록하는 등 노력을 기울이기도 하지만 낙담하거나 우울증에 빠지기도 한다.

그러나 병이 좀 더 진행되면 환자는 자신에게 기억력 장애가 있다는 사실마저 인식하지 못하게 된다. 이러한 단계에 이르면 각종 안전사고의 위험이 커지므로 환자를 보호하는 노력을 해야 한다.

중요한 것은 기억력 장애를 보이는 초기 알츠하이머병 환자라도 기억력 훈련을 해서 기억력을 향상할 수 있다는 점이다. 환자가 기억력 훈련을 하면 자신감을 가지고 적극적인 생활태도를 되찾을 수 있다.

학습장애: 컴맹 탈출도 좋은 치료법 중 하나

알츠하이머병 초기증상의 하나로 새로운 정보를 기억했다가 자신이 가지고 있는 다른 기억과 종합하는 능력이 없어지는 것을 들 수 있다. 이는 부분적으로는 최근기억장애에 기인한다.

필자 역시 같은 처지인데 간혹 연배가 있는 간부급 중에서 새로 도입된 사무실 자동화 장비 조작법을 자꾸 잊어버려 고민하기도 한다. 하지만 시간을 투자하여 꾸준히 배우고 익히면 충분히 할 수 있으므로 치매가 아닌가 하는 성급한 판단을 내릴 필요는 없다.

알츠하이머병 환자는 각종 최신 기술이나 정보를 배우거나 기억하는 데 어려움이 있기 때문에 토론이나 회의 같은 직장 내 주요 행사에서 큰 실수를 저지르기도 한다. 예를 들면 중요한 회의석상에서 자신이 알고 있는 수치를 발표하였지만 곧 다른 사람이 잘못된 수치라고 지적하는 경우다.

이때 발표한 사람은 회의에 참석한 다른 사람들이 자신을 시원치 않은 사람이라고 생각할 거라고 지레짐작하고 자신을 질책하게 된다. 환자는 점점 일에 자신을 잃게 되고 직장에서도 소외된다.

요즈음 우리가 흔히 말하는 '컴맹'을 예로 들어보자. 실제로 컴퓨터를 사용하는 것 자체는 아주 간단한데도 환자는 그러한 간단한 조작마저도 익힐 수 없을 거라고 생각하고는 시도해보지도 않는다. 그래서 퇴물 취급을 받고 은퇴를 고려하거나 아니면 한직으로 쫓겨나는 설움을 당하게 된다.

그러나 급격한 환경 변화는 환자에게 심한 정신적 혼란을 가져와 시간이나 장소에 대한 지남력(指南力: 이미 기억되어 있는 개념)을 떨어뜨려 이상행동을 보이게 한다. 때로는 밤중에 일어나 서성이고 자신이 현재 있는 곳에 어떻게 왔는지 모르는 등의 증상을 보일 수 있다.

알츠하이머병 초기에 보일 수 있는 이와 같은 증상은 오래 지속되지 않는다. 환자에게 지금 처한 상황을 자세히 설명해주고 무엇이든 잘할 수 있다는 확신을 갖도록 도와주면 어느 정도까지는 회복할 수 있다.

따라서 이러한 일을 예방하는 차원에서라도 새로운 지식이나 기술을 적극적으로 배우고 이해하려는 노력을 기울여 자신에게 끊임없이 자극을 주는 것이 좋다.

요즈음에는 노인들을 위한 복지시설이나 지방자치단체에서도 할머니·할아버지들에게 컴퓨터를 가르쳐주는 컴퓨터교실이 개설되어 있어 쉽게 컴퓨터를 배울 수 있다. 전자메일을 손자들에게 보내 놀라게 만드는 등 손자들과 거리도 좁힐 수 있고, 통신 방법을 배워 직접 얼굴을 보지 않고도 다른 사람과 대화를 해서 삶에 변화를 줄 수 있으니 일석이조라 할 수 있다.

이뿐만 아니라 복고바람이 불고 있어 옛날 주고받던 손으로 쓴 편지가 각광을 받기도 한다. 컴퓨터로 작업하여 죽어 있는 느낌의 편지글보다는 생생하게 살아 있는 느낌을 주는 손편지를 보내보자. 적극적인 생활태도가 삶에 활력을 넣어준다.

언어장애: 아들딸을 남 보듯 한다

명칭실어증과 실인증은 알츠하이머병의 특징적 증상이다. 명칭실어증의 예를 들면, 열쇠를 보여주면서 이름을 물어보면 칼이라고 하는 등 널리 알려진 사물의 이름을 정확하게 대지 못하는 것을 말한다. 실인증은 어떤 물건을 보여주면 무엇인지 알아보기는 하는데 그 용도를 정확하게 설명하지 못하는 것이다.

초기단계 환자는 자신에게 이러한 문제가 있다는 사실을 알고 있으므로 자신이 댈 수 없는 사물의 이름을 장황하게 말로 설명하려고 하는데, 이를 착어증이라고 한다.

이러한 환자와 대화하다 보면 마치 지금은 종영된 예능프로그램 〈가족오락관〉을 보는 것 같다. 출연자 중 한 사람이 사회자가 보여주는 단어를 보고 그 단어의 뜻을 설명하면 듣는 사람이 그 단어를 알아맞히는 게임을 하는 것 같다.

알츠하이머병 환자는 '손목시계'라는 이름이 생각나지 않기 때문에 "손목에 차는데 동그랗게 생겼고, 그 위에 숫자가 쓰여 있어. 그리고 바늘이 두 개 있잖아" 하는 식으로 설명하는데 듣는 사람이 "시계 말하는 거야?" 하면 "그래 맞아. 시계 말이야"라고 그때야 이름을 대는 식이다. 그래서 이러한 증상이 있는 환자와 대화를 하다 보면 재미있다. 그러나 환자는 단지 명칭실어증과 실인증을 극복하려고 노력하는 것이다.

특이한 점은 환자가 실인증으로 아들딸은 알아보지 못하면서 간병하는 사람은 잘 알아본다는 것이다. 이러한 모습을 소설 《은빛 황홀》에서는 "어린아이가 되었다기보다는 동물에 가까운 것 같다. 왜냐하면 개나 고양이도 주인은 알아보니까. 자기에게 가장 필요한 사람이니까 본능적으로 알아보는 것이 아닐까?"라고 표현했다. 그렇지만 실인증이 있다 해도 경미해서 주위에서 쉽게 알아채지 못하기도 한다.

병이 진행되면 실인증이 광범위해지고 사물과 사람을 인식하는 데 필요한 감각기관의 정보를 이용할 수 없게 된다. 따라서 사람을 잘 알아보지 못하고 심지어 몇십 년을 같이 살아온 아내나 남편을 남 보듯 하거나 침입자라고 오해하기도 한다.

명칭실어증이 심화되고 착어증도 심해지면 점차 올바른 단어에서 멀어져 전혀 관련이 없는 단어를 대고는 한다. 이러한 단계에 이르면 환자와 대화하는 것 자체가 어렵게 된다. 환자의 관심이 지속적으로 유지되지 않거나 환자가 상대방의 말을 이해하지 못하기 때문이다.

언어능력장애인 실어증에 걸린 환자는 자신이 들은 것을 이해하지 못하며, 화장실에 가고 싶다거나 아프다거나 하는 기본적인 의사표현조차 못하게 된다. 이러한 상태에 이르면 간병이 어렵게 되므로 간병인은 환자와 서로 통할 수 있는 신호를 약속해두는 것이 필요하다.

환자가 보일 수 있는 다른 언어장애의 형태로는 물어보는 말에 대답은 하지 않고 물어보는 말을 거꾸로 물어보는 반향언어증(反響言語症), 같은 단어만 반복하는 동어반복증(同語反復症), 단어의 끝 음만 계속해서 반복하는 어미반복증(語尾反復症) 등이 있다. 병이 심해지면 말의 앞뒤가 맞지 않고 횡설수설하다가 결국 함구증(緘口症)을 보이게 된다.

시공간기능장애와 실행증으로 양말도 못 신는다

의미 있는 움직임 또는 행동을 하지 못하는 실행증(失行症)은 초기 알츠하이머병에서 운동계나 감각계가 정상일 때도 나타날 수 있다. 환자 자신이나 친지들은 이러한 행동이 알츠하이머병과 관련이 있으리라고 미처 생각하지 못한다. 예를 들면 일반 넥타이는 잘 매면서 나비넥타이는 맬 줄 모르는 경우가 있다. 환자는 연습을 하지 않아서 그렇다고 둘러대지만 이것은 알츠하이머병 초기의 실행증일 수 있다.

실행증은 때로는 환자가 늘 해오던 사소한 일조차 어렵게 만든다. 환자는 자신에게 무슨 일이 일어났는지 이해할 수 없고 왜 자기 주변의 일이 마음먹은 대로 되지 않는지 화가 치밀게 된다. 이러한 증상은 어느 날 갑자기 나타날 수 있기 때문에 가족 역시 이해하지 못해 환자와 갈등을 빚게 된다.

예를 들면 환자와 같이 외출하기로 했는데, 출발시간이 다 됐는데도 환자가 양말도 신지 않은 채 자기 방에서 화만 내고 있다. 환자 상태를 파악하지 못한 가족은 평소와 다른 환자에게 아직까지 양말도 안 신고 뭐 하느냐고 화를 낼 수도 있다. 하지만 환자는 자신이 양말을 신지 못한다는 사실을 알리고 싶지 않아 역시 화를 내며 외출하지 않겠다고 고집을 부리게 된다.

노인이 갑자기 고집이 세지고 성격이 거칠어졌다는 말을 들을 경우 그냥 지나치면 안 된다. 이러한 변화가 실행증에 따른 반응일 수도 있고, 변한 주변 환경이 익숙하지 않아 심사가 고약해져 고집을 부리거나 거친 행동으로 나타난 것일 수도 있기 때문이다.

일반적으로 먹는 것, 옷을 입고 벗는 것, 걷는 것 등과 같은 관성적 행동은 대개 늦게까지 잘한다. 그러나 조금 복잡하고 기술이 필요한 행동은 거의 하지 못한다. 관성적 행동은 기저핵(대뇌피질 아래 있으며 뇌의 주요 부분과 연락을 담당한다)의 통제를 받아 일어나는 데 반하여 복잡한 행동은 대뇌피질의 통제를 받기 때문에 대뇌피질이 심하게 손상되면서 이러한 증상이 나타나는 것이다.

시공간기능에 장애가 생긴 환자는 익숙한 환경에서도 배회하거나 심지어 실종되기도 한다. 운전할 때에도 새로운 상황을 전혀 인식하지 못하고 자의적 판단에 따라 행동함으로써 큰 사고를 일으킬 수 있다. 치매 환자와 교통기관에 관한 문제는 '안전과 사고예방' 편에서 자세하게 살펴본다.

판단력 저하: 인심이 좋아진다

알츠하이머병이 다소 진행되면 판단력이 떨어진다. 간단한 예를 들면, 갚은 외상값을 또 갚는다거나 돈을 아무 데나 두는 등 돈관리가 허술해지기도 한다.

가족이나 친지들은 이러한 증상을 보여야 환자가 단순한 건망증 정도가 아닌 병에 걸렸다는 사실을 알게 된다. 최근에는 치매를 앓던 환자가 병이 생기기 전과 다른 내용으로 유언장을 변경하여 소송으로 비화되는 경우가 늘고 있다고 한다.

환자는 판단력에 장애가 있기 때문에 신문이나 방송에 보도되는 성금 모금 행사 등에 거금을 희사하거나 사이비 봉사단체의 설득에 쉽게 넘어가 금전적 손실을 입을 수도 있다.

물론 이 글은 환자와 관련된 문제를 지적하는 것이고, 평생 고생하면서 모은 재산을 보람 있게 쓰고자 하는 분들의 고귀한 진심을 왜곡하고자 하는 의도가 없으니 오해하지 말기 바란다. 환자가 간혹 보이는 이상 행동에는 필요하지 않은 물건을 사거나 사치스러운 선물을 하기도 하는 것이 있다.

무관심: 속옷이 나오거나 말거나

병세가 어느 정도 진행되면 기억력과 판단력 장애에 더하여 무관심한 행동이 나타난다. 특히 자신에 대해 무관심하여 자신을 돌보지 않게 된다. 환자는 자기 외모에 전혀 무관심해진다. 머리를 빗지 않는다거나 옷이 얼룩지거나 찢어져도 그대로 둔다.

병원이나 요양원에서 환자의 무관심을 쉽게 발견하는 비교적 간단한 검사법이 있다. 의자에 앉아 있는 환자에게 일어나서 몇 걸음 걸어 나오라고 한다. 걸음을 떼기 전에 옷을 여미는 환자는 자기 몸을 간수해야 한다는 의식이 남아 있어서 자신이 여러 사람 앞에 노출된다는 인식이 있는 것이다.

그러나 무관심한 상태에 있는 알츠하이머병 환자는 옷이 벌어져 속옷이 노출되거나 말거나 수치심조차 느끼지 못하고 걸어 다닌다.

행동장애: 미친 사람 취급받기 십상

환자가 보이는 이상한 행동양태는 환자뿐만 아니라 간병인마저 당황하게 한다. 그러한 행동장애의 형태로는 완고함, 간병에 대한 저항, 타인에 대한 의심, 상스러운 말, 망상을 하거나 환각상태의 행동, 남의 방 뒤지기, 물건 훔치기 또는 숨기기, 사소한 일에 분노 폭발, 아무 데서나 대소변 보기 등을 들 수 있다. 잘 모르는 사람은 이런 증상을 보이는 환자를 미친 사람 취급하기 쉽다.

이쯤 되면 가족도 환자를 적절한 요양기관에 보냈으면 한다. 그러나 이러한 이상행동을 보이는 환자는 다른 환자들의 평온을 깬다는 이유로 입소가 거절된다. 요양기관에서는 이러한 행동을 보이는 환자에게 진정제를 처방하거나 몸을 묶어두기도 한다.

안절부절못하거나 목적 없이 왔다 갔다 하거나 밤낮이 바뀌는 현상도 올 수 있고, 이러한 증상 때문에 환자가 상처를 입는 상황이 벌어지기도 한다.

드물게는 사람들 앞에서 자위를 한다거나 성기를 노출하는 비정상적인 성적 행동을 하기도 한다. 그러나 알츠하이머병 환자는 대체로 타인에게 성적 욕망을 나타내지 않으므로 성범죄를 일으키지는 않는다.

체력 악화

알츠하이머병 말기에 접어들면 환자는 체력이 떨어지고 근육이 뻣뻣해져 침상에 누워서 지내게 된다. 환자가 움직이려 하지 않기 때문에 체중이 쏠리는 부위의 피부가 압박을 받아 욕창이 생긴다. 이런 즈음에는 요실금이나 변실금이 생긴다. 환자는 어머니 뱃속에 있을 때와 같은 웅크린 자세를 취한다.

이상에서 설명한 임상증상이 반드시 순서대로 진행되는 것은 아니며 어느 시기에도 다양하게 나타날 수 있다. 그러나 이러한 임상증상과 여러 가지 검사 소견은 대체로 〈표 3〉에서 보는 것처럼 각 단계에 따라 나타나므로 병의 진행을 알 수 있다.

〈표 3〉알츠하이머병의 단계별 주요 임상소견

제1기(발병 후 1~3년)

기억: 새로운 학습의 장애, 최근기억에 약간의 손상이 있음
시·공간기능: 일부 지남력장애, 복잡하게 구성하는 능력이 떨어짐
언어: 단어 나열 능력이 떨어짐, 건망성 실어증
성격: 무관심하나 때로는 자극과민성을 보임
정신적 양태: 간혹 슬퍼하거나 과대망상을 보임
운동계: 정상

제2기(발병 후 2~10년)

기억: 최근의 일이나 오래된 기억이 비교적 심하게 손상됨
시·공간기능: 복잡한 구성능력이 떨어짐, 공간지남력장애
언어: 유동성 실어증
계산: 계산불능증을 보임
습관: 관념운동성 실행증
성격: 무관심하거나 자극과민성을 보임
정신적 양태: 간혹 과대망상을 보임
운동계: 불안해하고 신경질적으로 왔다 갔다 함

제3기(발병 후 8~12년)

운동계: 불안해하고 신경질적으로 왔다 갔다 함
운동: 사지가 뻣뻣해지고 구부린 자세를 유지함
괄약근 기능: 소변·대변 실금을 보임

나이가 많을수록, 남자보다는 여자가 잘 걸려

알츠하이머병의 원인규명을 위하여 환자-대조군 조사방법을 사용한다. 이는 환자 집단과 동일한 조건인 비환자 집단 사이의 각종 자료를 분석하여 어떠한 요소가 질환 발생에 영향을 주는지 판단하는 조사방

법이다.

지금까지 알려진 바에 따르면 알츠하이머병에 걸릴 가장 확실한 위험 요소는 나이다. 남녀 모두 나이가 많아질수록 알츠하이머병이 올 확률이 높아진다.

알츠하이머병은 60세 노인의 1~2%를 차지하지만 65세에서 85세까지에서는 나이가 5세 많아질 때마다 발병률이 2배씩 높아진다. 알츠하이머병이 나이가 들어가는 것과 관련하여 생기는 질환이라는 사실을 보여주는 자료다. 그렇지만 고령이면서도 이 끔찍한 병에 걸리지 않는 노인들이 많은 것을 보면 반드시 그런 것도 아니다.

남녀 차이를 보면 여자가 남자보다 알츠하이머병에 걸릴 위험이 두 배 정도 높은데, 그 이유를 확실하게 설명하지는 못하고 있다. 다만 어느 나라에서든 여자가 남자보다 평균수명이 높아 오래 살기 때문에 나이가 많아질수록 많이 발병하는 알츠하이머병 환자가 남자보다 여자에게서 많다고 하는 학자들도 있다.

뇌영역의 활성도 차이 때문이라는 설명도 있다. 충동조절, 불안, 기분과 관련된 뇌영역 등 많은 뇌영역이 남성보다 여성에서 높은 활성도를 보이는 것이 알츠하이머병과 연관이 있을 수 있다는 주장이다.

여성호르몬의 변화 때문이라는 설명도 있다. 남자는 일생 동안 에스트로겐(난소에서 나오는 여성호르몬의 일종)이 낮은 농도로 유지된다. 반면 여자는 폐경기까지는 에스트로겐 농도가 높이 유지되다가 폐경기를 고비로 하여 급속하게 낮아진다. 기억력과 연관이 깊은 대뇌의 해마에 있는 신경세포들은 에스트로겐에 대한 수용체가 풍부하기 때문에 에스트로겐 농도가 낮아지면 그만큼 기억력이 떨어지고 알츠하이머병의 발병이 뒤따르는 것으로 추측하기도 한다.

이 질환이 어떤 원인으로 어떤 경로를 거쳐 생기는지 아직까지 분명하게 밝혀진 것은 없다. 현재 가능한 한 모든 원인을 연구하고 있을 뿐이다. 유전적 요인, 면역학적 요인, 바이러스 감염·독 물질을 포함하는 여러 가지 환경적 요인, 그리고 머리의 외상 등이 알츠하이머병을 일으키는 원인으로 검토되고 있다.

현재까지 알려진 바로는 베타 아밀로이드가 환자의 뇌에 축적되어 알츠하이머병을 일으킨다는 설명이 가장 유력하며, 베타 아밀로이드가 뇌에 축적되는 과정을 규명하기 위한 연구가 활발하게 진행되고 있다.

유전적 가설

가족 중 두 명 이상이 알츠하이머병을 앓기도 한다. 심지어 다수 가족이 한꺼번에 이 병에 걸려 고통을 당하기도 한다. 이런 경우 알츠하이머병은 상염색체(신체 각 부분의 특징을 결정하는 염색체로 사람은 22쌍 44개가 있다) 우성으로 유전되는 것으로 확인되었다. 그러므로 유전적 요인이 알츠하이머병의 중요한 원인으로 고려되고 있다.

하지만 유전자에 생긴 돌연변이를 물려받는 가족성 알츠하이머병은 전체 알츠하이머병의 5% 미만에 불과하다.

알츠하이머병 환자의 약 45%는 가족력 없이 단독으로 발병하므로 유전적 가설만으로는 알츠하이머병의 원인을 완전히 설명할 수 없다. 그래도 가족이나 친지 중 알츠하이머병에 걸린 환자가 있거나 특히 직계 가족 중 환자가 있으면 알츠하이머병에 걸릴 확률은 그렇지 않을 때보다 확실히 높다. 또 가족 중 파킨슨병이나 다운증후군 환자가 있으면 발병할 확률이 그렇지 않은 때보다 높다.

다운증후군 환자, 특히 조기에 치매 증상을 보이는 환자의 뇌를 조사해보면 알츠하이머병 환자의 병리 소견과 일치한다. 미국 미네소타대학교 헤스톤 교수팀의 조사에 따르면 알츠하이머병 환자가 있는 가족에서 다운증후군 발병률이 높은데, 21번 염색체가 하나 많아 생기는 것으로 알려진 다운증후군처럼 알츠하이머병 역시 유전적 요인으로 발병하는 것으로 보인다.

유전적 결합을 이용한 연구에서 알츠하이머병 환자의 뇌에서 관찰되는 베타 아밀로이드를 결정하는 유전자가 21번 염색체에 있다는 사실이 밝혀졌다.

현재까지는 알츠하이머병 환자의 뇌에서 발견되는 노화성 플라크나 아밀로이드성 혈관변화에서 발견되는 베타 아밀로이드가 발병의 주범으로 지목되고 있다. 그러나 최근 조사에서 병적인 상태뿐 아니라 정상의 노화과정에서도 뇌 척수액에서 베타 아밀로이드가 소량 발견되면서 이 가설에 이의가 제기되기도 한다.

미국 듀크대학교 신경과 앨런 로시스 박사가 아포리포단백 E4를 결정하는 유전자가 고령(70세 이상)에 발병하는 알츠하이머병과 관련되어 있다는 사실을 처음 발견하였다. 아포리포단백 E4를 결정하는 유전자가 바로 19번 염색체에 있다. 아포리포단백은 혈액 내에 있는 여러 종류의 리포단백을 청소하는 역할을 한다.

아포리포단백은 여러 종류가 있는데 그중에서 아포리포단백 E가 알츠하이머병과 관련이 있다는 것이다. 아포리포단백 E에는 E2, E3, E4 세 가지 형이 있다.

아포리포단백 E4를 가지는 군은 E2 또는 E3를 가지는 군에 비해 알츠하이머병 발병률이 높다. E4유전자를 가진 사람들의 50%에서 70세 이전에 알츠하이머병이 나타났고, 90세에 달하면 99%가 치매 증상을 보였다고 한다. 그렇지만 E4가 없고, E2나 E3를 가진 사람은 90세가 되어도 약 50%에서만 치매 증상을 보였다고 한다.

아포 E2나 E3는 타우 단백을 보호하여 신경세포의 세포질에 있는 미세관(세포의 형태를 유지해주는 뼈대 역할을 하는 미세구조물)을 안정시키는데, 반대로 E4는 타우 단백과 결합하면 미세관이 쪼그라들어 신경세포가 형태를 유지할 수 없다는 것이다.

하지만 아포리포단백이 알츠하이머병 진단에 보조수단으로 이용될 수는 있어도 증상 없이 E4를 가지고 있는 사람의 향후 발병률이 어느 정도 되는지는 단언할 수 없다.

최근 하버드대학교 유전학자들은 알츠하이머병이 가족적으로 조기 발생한 가계에 대해 유전학적 연구를 하였는데, 70~80% 환자에게서 14

번 염색체에 있는 유전자의 변이가 관찰되었다.

알츠하이머병 가족력이 있는 볼가 게르만 가계의 어린이들을 조사해 본 결과 1번 염색체에 있는 유전자가 관여하고 있음이 밝혀졌다. 14번 염색체에 있는 유전자는 프리세닐린 1(presenilin 1, PSEN 1) 단백을 만들어내며 1번 염색체에 있는 유전자는 프리세닐린 2(presenilin 2, PSEN 2) 단백을 만들어낸다.

가족적으로 발병하는 알츠하이머병 환자의 80% 정도는 PSEN 1단백을 만드는 유전자에 돌연변이가 나타나고 5~10%는 PSEN 2단백을 만드는 유전자에 돌연변이가 나타나 이들 두 유전자에 돌연변이가 일어난 단백을 과다하게 만드는 특성이 있는 형질변환 마우스를 가지고 실험해보면 알츠하이머병에서 보는 베타 아밀로이드가 정상보다 많이 생성된다.

따라서 PS 1 유전인자의 이상이 베타 아밀로이드 생성에 직접 영향을 미치는 것으로 보인다. 그러나 PSEN 2단백의 작용기전은 아직 밝혀지지 않았다.

또 한 가지 알츠하이머병과 관련이 있을 것으로 의심되는 유전적 요인으로는 알파 2-마크로 글로불린이라는 물질에 나타나는 유전인자의 결손에 따른 유전적 다형성이다. 이 단백질은 혈청 내에 존재하는 범단백 분해효소 저해제로 베타 아밀로이드가 세포 밖에서 축적되는 것을 막아주는 역할을 하는 것으로 보이는데, 알츠하이머병의 위험 요소로 고려되는 대상물질이다.

이처럼 알츠하이머병에는 유전적 소인이 중요하게 작용하며, 유전이 아니라 산발적으로 발병하는 알츠하이머병의 원인을 규명하기 위한 노력도 지속되고 있다.

또 알츠하이머병 소인을 가지고 있으면서 증상이 나타난 경우와 소인은 가지고 있지만 정상인 경우에도 관심이 모이고 있다.

면역학설

아밀로이드는 골수암의 일종인 다발성 골수종에서 다량으로 발견되며 면역체계와 관련되는 세포의 산물로 생각하게 되었다.

알츠하이머병 환자의 뇌를 살펴보면 노화성 플라크 중심에서 아밀로이드가 다량 보이며, 대개 세포성 면역(림프구에서 이루어지는 면역현상)과 체액성 면역(항체를 매개체로 하여 이루어지는 면역현상)기능이 떨어져 있다. 또 이들 환자의 뇌조직에 대한 항체값이 증가된 예도 있다. 알츠하이머병 환자의 뇌를 조사해보면 혈관 벽에서 여러 가지 면역 글로불린이 발견된다.

헤스톤 교수팀의 조사에 따르면 알츠하이머병은 림프종, 림프육종 또는 호지킨병 같은 면역계 이상을 보이는 가족에게서 흔히 나타난다. 그렇지만 알츠하이머병이 알레르기, 관절염, 천식 등 면역계 이상을 보이는 여타 질환과 관련이 있는지는 확인되지 않았다.

결론적으로 알츠하이머병 환자에게 나타나는 여러 가지 면역학적 이상소견은 질환이 진행되면서 생기는 2차적 변화이며, 알츠하이머병이

면역학적 원인에 따른 것이라는 주장은 아직 가설에 불과하다.

바이러스설

크로이츠펠트-야콥병이나 쿠루(kuru)병 등과 같은 프리온 감염이 원인이 되는 뇌질환을 앓고 있는 환자들이 흔히 치매 증상을 보인다. 피곤할 때 입가에 물집이 잡히는 피부병의 원인이 되는 단순성 포진(泡疹) 바이러스는 흔히 증상 없이 뇌에 잠복하는 경우가 많다. 이런 이유로 일부학자들은 단순성 포진 바이러스가 다시 활성화되어 알츠하이머병이 온다는 가설도 제기했으나 인정받지 못하였다.

알츠하이머병 환자의 뇌를 원숭이 같은 영장류의 뇌에 이식하는 실험을 해본 결과 알츠하이머병이 발생하지 않았다. 또 태아 신경세포를 배양하는 과정에 알츠하이머병 환자 뇌에서 나온 추출물을 투여하였더니 신경섬유농축체가 생겼다는 연구도 있다.

영국 경제를 휘청거리게 한 광우병과 비슷한 크로이츠펠트-야콥병이나 쿠루병의 원인으로 생각되던 프리온(prion)에 감염되면 노화성 플라크를 형성한다는 사실이 알려지면서, 프리온 감염을 이용한 알츠하이머병 연구에 많은 관심이 쏟아지고 있다. 프리온에 대한 가설을 세운 프루시너 박사는 1997년 노벨의학상을 수상하였다. 프리온 감염에 대해서는 뒤에서 자세히 설명한다.

독 물질설

알루미늄 같은 금속물질, 유기용제(有機溶劑), 페나세틴 같은 진통제 등이 알츠하이머병을 유발할 수 있다는 주장이 있다. 특히 알루미늄을 알츠하이머병의 원인으로 생각하는데, 이는 알츠하이머병 환자의 뇌에서 알루미늄이 나이가 같은 정상인에 비해 많이 검출되었기 때문이다.

또 노화성 플라크의 중심에 침착하여 알루미늄실리카 복합제를 이루고 있고, 알루미늄염을 투여한 동물에게서 신경섬유농축체를 실험적으로 만들어낼 수 있기 때문이다.

그렇지만 이렇게 해서 만들어낸 신경섬유농축체는 알츠하이머병 환자에게서 볼 수 있는 이중 나선구조와 다른 형태라는 사실이 밝혀졌다. 그뿐만 아니라 신장질환을 치료하려고 투석을 오래 한 환자에게서 드물게 발생하는 투석형 치매에서 혈중 알루미늄 농도가 증가되었는데도 신경섬유농축체는 발견되지 않았다. 따라서 알루미늄과 알츠하이머병의 관계는 아직 불명확하다고 할 수 있다.

머리 외상

머리 외상이 알츠하이머병의 원인으로 추정되기도 한다. 머리에 손상을 입은 환자나 권투선수에게서 보이는 펀치드렁크증후군 환자가 2차성 치매를 보일 수 있다. 이때도 신경섬유농축체가 신경세포 내에서 발견된다. 특히 권투선수에게서 흔히 발생하는 권투선수 치매는 권투선수 경력이 있는 50대 남녀의 1~6%에서 나타난다.

환자대조군 조사에 따르면 알츠하이머병 환자 중에서 과거에 머리 손상이 있었던 경우가 그렇지 않은 경우보다 발병률이 높았다. 그러나 이런 환자에서 보는 신경섬유농축체 역시 알츠하이머병 환자의 것과는 다르다.

그 밖에도 알츠하이머병의 원인에 대한 학설은 매우 다양하다. 갑상선 기능 저하증 환자나 출생 시 어머니 나이가 많았던 경우에도 알츠하이머병의 발병 확률이 높다는 설도 있다.

그러나 그중에서도 아직까지는 유전적인 요인에 대한 연구가 지배적이다. 특히 최근에는 세포 형태를 유지하는 전자현미경적 미세구조인 미세관의 기능이 신경섬유농축체 형성과 연관성을 보인다는 이유로 미세관에 대한 연구가 매우 활발하다.

지능이 낮거나 가난한 사람에게 흔해

알츠하이머병 환자에 대한 환자대조군 조사자료를 분석해보면 교육 정도, 직업, 인종과 같은 사회학적 요인과 지적 능력이나 개성, 스트레스 같은 심리학적 요인이 알츠하이머병과 관련이 있음을 알 수 있다.

지적 능력이 낮을수록, 스트레스를 받을수록

알츠하이머병 진단에는 생리학적 소견뿐 아니라 여러 가지 심리학적 검사결과를 종합하기 때문에 경우에 따라서는 지적 능력이 낮은 사람들이 마치 알츠하이머병에 걸리는 것으로 진단하기 쉽다. 일부에서는 가벼운 치매 증세를 보이는 알츠하이머병 환자를 몇 년 동안 추적·관찰했더니 병이 더는 진행되지 않았다고 한다.

그와 달리 아주 장기간 추적·관찰한 결과 지적 능력이 낮은 사람들에게서 급격하게 지적 능력이 감소되는 것을 볼 수 있다는 주장도 있다. 따라서 발병 전의 낮은 지적 능력이 알츠하이머병을 재촉하는지는 검토해볼 만하다.

한편 발병 전 개인의 성격은 크게 연관성이 없다고 보이나 정신적 압박감(스트레스)이나 감각기관 손상 등은 무관하지 않은 것으로 보인다. 보고 듣는 감각기관이 손상되면 외부 자극이 감소되면서 인지능력이 떨어지게 되므로 발병 확률이 높아진다는 것이다.

정신적 스트레스가 쌓이면 신체는 이에 대한 반응으로 부신피질호르몬(코르티코스테로이드)의 분비가 왕성해진다. 부신피질호르몬은 신체 각 기관에 작용하여 긴장상태를 유지하게 하는 것이다. 부신피질호르몬이 높은 상태로 유지되면 대뇌의 신경세포들에 작용하여 대사상태를 변하게 하므로 쉽게 손상을 입힌다. 따라서 정신적 스트레스가 치매 원인이 될 수 있을 것으로 추측한다.

사회경제적으로 어려울수록

사회경제적 상태가 어려운 사람이 상대적으로 발병률이 높다고 알려져 있다. 인지능력을 감소시키는 조건으로는 결핵과 각종 기생충 질환이 있는데, 이들 질환 역시 사회경제적 상태가 좋은 사람들과 비교하여 어려운 사람에서 발생 빈도가 높고 사망률 또한 높다.

그 밖의 만성질환으로 암, 뇌졸중, 신장질환, 빈혈, 만성 폐쇄성 폐질환 등이 있다. 그리고 이들 질환을 악화시키는 위험요소로 고혈압, 비만 또는 나쁜 영양상태, 흡연과 과음 등을 들 수 있다. 마찬가지로 낮은 사회경제적 상태에서 치매와 유사한 증상을 일으킬 수 있기 때문에 알츠하이머병의 빈도가 높게 나타난다.

지금까지의 많은 연구는 가볍든 심하든 간에 고령에 발병하는 알츠하이머병과 교육의 정도는 관계가 밀접하다는 사실을 보여준다. 즉, 교육수준이 높을수록 알츠하이머병의 빈도가 낮다. 물론 교육수준이 높은 사람이 알츠하이머병을 진단하는 각종 검사에서 주어지는 질문에 답변을 잘하기 때문일 수도 있다.

실제로 인지능력이 약간 감소하는 경향을 보이는 고학력자들이 특별한 뇌기능장애가 없는 저학력자들에 비하여 지능검사 결과가 우수하다. 따라서 알츠하이머병을 진단할 때는 두 차례 이상 검사를 반복하여 과거의 인지능력과 비교해보는 것이 바람직하다.

그렇지만 교육이 단지 문제를 푸는 기술적 능력만 제공하는 것은 아니다. 이와 같은 관점에서 본다면 교육은 일생에 걸쳐 계속되어야 하며, 인간의 '정신적 운동'을 극대화할 수 있어야 한다.

직업의 종류에 따라

직업과 알츠하이머병의 관계는 확실하게 규명된 것은 없으나 교육 정도와 마찬가지로 진취적인 직업에 종사하는 사람일수록 알츠하이머병 발병률이 낮다. 그것은 직업 자체에서 오는 지적 자극 때문에 정신운동이 활발해져 뇌의 성장과 발달이 일생 지속될 수 있기 때문이다.

여기서 주목할 것은 직업에 따라 접촉할 가능성이 있는 독 물질이나 위험요소가 뇌에 손상을 주어 알츠하이머병을 유발할 수 있느냐는 것이다. 특별히 영향을 미치는 요소들은 아직 발견되지 않았으나, 미켈슨의 연구에 따르면 유기용매를 장기간 흡입하면 노년 초기에 치매발병 확률이 높다.

젊은이들 사이에 간혹 본드나 시너를 흡입하고 환각상태를 즐기는 일이 있어 사회적으로 걱정하는 소리가 높다. 지금까지는 본드나 시너를 흡입하는 청소년의 정신상태가 황폐해진다거나 환각상태에서 범죄를 저지른다거나 하는 정신학적·사회심리학적 측면의 부작용만이 걱정거리였다.

미국 국립환경보건연구소 존 홍 박사에 따르면 이러한 물질을 흡입한 사람이나 동물의 뇌를 조사해보면 대뇌의 신경세포들이 많이 죽어 있기 때문에 치매로까지 번질 가능성이 있다는 것이다. 순간적인 쾌감을 위해 인생 후반부를 비참한 지경에 빠뜨릴 수 있으니 본드나 시너를 흡입하고 싶은 욕망을 참아야 한다.

중국인은 발병률이 낮다는데

알츠하이머병은 종족이나 문화, 언어와 관계가 없는 것으로 알려져 있다. 다만 대만이나 중국은 알츠하이머병 발병률이 낮은 것으로 보고되고 있다. 중국인은 전통적으로 노인이 보이는 특이행동 가운데 사소한 것에 관대하다.

따라서 가벼운 치매 증세에 따른 노인들의 이상행동을 병으로 받아들이지 않는다는 점을 고려해야 한다.

또 알츠하이머병 진단에 사용되는 간이정신상태검사를 미국에서 만들었기 때문에 엄밀하게 말하면 동양권에서 이를 사용하는 데 한계가 있을 수 있고, 피검사자들의 교육 정도가 검사결과에 영향을 미칠 수 있다는 점도 염두에 두어야 한다. 우리나라 환경에 맞는 K-MMSE를 개발한 이유가 여기에 있다.

일반적으로 동양권에서는 서구 여러 나라에 비하여 알츠하이머병보다 다발성 뇌경색 등 혈관성 치매의 발생 빈도가 높다고 믿어오다가 최근에는 알츠하이머병이 많은 것으로 수정되고 있다. 이것은 동양권에는 아직까지 부검이 활발하게 실시되는 나라가 없기 때문에 통계가 대부분 임상에 의존한다는 것을 감안해야 한다.

필자가 미국 미네소타대학교에서 수행한 연구결과에 따르면 미국에서 치매로 사망한 사람을 부검하여 뇌를 조사해보면 동양권에서 주장하는 정도의 뇌경색이 발생하였음을 알 수 있다.

그렇지만 그들 상당수가 알츠하이머병의 진단 기준에 이르는 병리학적 변화를 보이기 때문에 대부분 알츠하이머병과 다발성 뇌경색이 복합되었다고 보아야 한다.

따라서 순전히 다발성 뇌경색에 따른 치매 빈도는 떨어진다. 동양권에서도 부검이 뒷받침된 연구를 하면 순수한 형태의 다발성 뇌경색에 의한 치매 빈도는 떨어질 가능성이 있다.

알츠하이머병의 원인과 발병에 영향을 주는 여러 요소를 고려해보면, 과연 알츠하이머병이 독립된 하나의 요인으로 생기는지 아니면 기질적으로 또는 유전적으로 알츠하이머병에 걸릴 소인이 있는 사람에게 어떤 유발인자가 후천적으로 작용하여 발병하는지 여전히 정확하지 않은 실정이다.

물론 발병 과정이 밝혀지면 이에 대한 치료법도 개발되겠지만, 현재 가장 최선의 방법은 다양한 사회계층을 대상으로 장기간 추적하면서 알츠하이머병 진단과정을 반복하고 사망 후 부검을 실시하여 진단을 검증하는 것이다.

나이를 먹는다는 것

이 책에서 다루는 치매 원인이 되는 많은 신경계 질환은 노화가 일어나는 과정과 관련이 있는 것으로 알려지고 있다.

따라서 사람이 왜 늙게 되고, 신경계의 퇴행성질환이 노화와 어떤 관계가 있는지를 알아본다.

인간은 얼마나 살 수 있는가

중국의 옛날이야기에 삼천갑자를 살았다는 동방삭 이야기가 있다. 삼천갑자면 무려 18만 년에 해당하는 오랜 기간이다. 동방삭을 잡으려고 저승에서 사자를 파견하였지만 번번이 실패하는 바람에 저승사자들만 곤욕을 치렀다고 전해온다.

물론 동박삭이 삼천갑자를 살았다는 이야기만 전해지고 어떻게 살았는지는 전해지지 않지만, 동방삭이 저승사자를 피할 수 있었다는 이야기를 종합해보면 비교적 건강하게 살았던 것으로 짐작할 수 있다.

그런데 서양에서는 조금 다른 이야기가 전해진다. 《그리스 신화》에서 오디세우스가 들려주는 〈어떤 사랑 이야기〉에는 여명(黎明)의 여신 오로라와 티토노스라는 인간 사이의 사랑 이야기가 나온다.

여명의 여신 오로라가 어느 날 티토노스라는 인간을 사랑하게 되었다. 오로라 여신은 티토노스에게 자신과 결혼하면 '불멸'을 주겠다고 약속

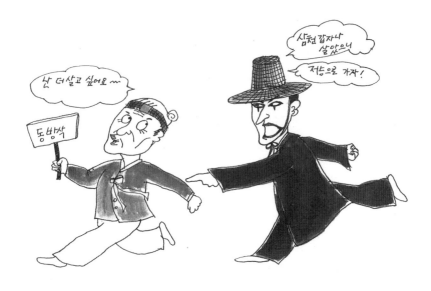

하였다. 이에 만족하여 오로라와 결혼한 티토노스는 몇 년이 지난 다음 문득 자신이 늙어가고 있음을 알게 되었다.

티토노스가 오로라에게 자신이 왜 늙어야 하느냐고 불만을 터뜨리자 오로라는 이렇게 말하였다. "불멸을 준다고는 했지만 영원한 젊음을 준다고 약속한 적은 없어요. 당신은 신이 아니기 때문에 늙어가는 것을 막을 수는 없어요." 오로라 여신 역시 생각이 짧았던 모양이다.

결국 늙을 대로 늙어서 마침내 오관(五官)을 잃은 티토노스가 오로라에게 제발 죽게 해달라고 애원하자 오로라는 그를 귀뚜라미로 만들었다고 한다. 티토노스가 몇 살에 죽었는지는 알려지지 않았지만, 고대 그리스 사람들은 '삶은 사람에 따라서 연장될 수 있지만 늙는 것만큼은 막을 수 없다'고 하는 '노화의 운명론'을 믿었다.

사마천의《사기》에 기록되어 있는 진시황의 '불로초 구하기'는 너무나 유명하다. 자신이 언젠가는 늙고 병들게 될 것이라는 사실을 깨달은 진시황은 불로장생할 수 있는 묘약을 찾아내라고 전국에 영을 내렸지만 구하지 못하였다.

그러던 중 동쪽의 봉래국에 그러한 약이 있다는 말을 듣고 서복이라는 신하를 보냈지만 서복은 끝내 돌아오지 않았고, 진시황은 그만 50세에 죽고 말았다고 한다. 2,300년 전 이야기다.

고대 그리스인의 평균수명은 19세, 16세기 유럽인의 평균수명은 21세였다. 식량문제가 해결되고 의학이 발전하면서 인류의 수명은 계속 늘어났다. 20세기 첫해 미국인의 평균수명은 47세였지만 1999년엔 76세로 늘었다.

세계보건기구(WHO)가 193개 회원국을 대상으로 집계한 세계보건통계 2009에 따르면, 세계인의 평균수명은 67.5세, 최장수 노인은 114세였다. 우리나라의 평균수명도 비약적으로 늘어나서 2000년에 74.9세였던 것이 2020년 기준으로 83.5세로 OECD 평균을 넘어섰다. 우리나라도 최장수 국가 대열에 동참하게 될 것이다.

21세기엔 노화의 수수께끼가 풀려 인간의 수명이 획기적으로 늘어날 것이라고 말하는 과학자도 많다. 영국의 미래재단은 2010년에 태어나는 사람의 평균수명을 120세로, 미국의 과학저널《사이언티픽 아메리카》는 2050년 인류의 평균수명을 150세로 예언했다. 서울대학교 노화고령사회연구소 박상철 소장 역시 최빈 사망연령이 꾸준하게 상승하는 것을 근거로 하여 2100년이 오기 전에 평균수명이 150세에 도달할 것이라는 예측을 내놓았다.

인간의 불로장생을 꿈꾸는 노화학자들이 뜬구름 잡는 식으로 예언하는 것은 아니다. 지금까지 인간의 몸에 나타나는 퇴행성질환들이 정상적인 노화과정이 빠르게 진행되는 사람에게서 나타나는 현상이라고 믿어왔다. 그런데 노화학자들은 노화마저도 자연현상이 아니라 치료하고 예방할 수 있는 병이라고 주장한다. 따라서 노화의 기전을 확인하게 되면 사람이 늙는 것을 예방할 수 있다는 것이다.

생물체는 왜 늙어가는가

나이가 들어감에 따라서 생물체의 기능이 떨어지는 것을 한마디로 설명할 수는 없다. 생물체가 늙어가는 이유만 밝혀진다면 그야말로 진시황이 꿈꾸던 영생불사도 얻을 수 있을 것이다.

그렇기 때문에 노화학자들은 생물체가 왜 늙는지 밝히려고 노력한다. 물론 노화연구 가운데는 괄목할 만한 결론을 내는 것도 있지만, 아직도 더 밝혀야 할 내용이 많다. 역시 생물체가 늙는 과정은 여러 요소가 복잡하게 얽혀서 일어나는 현상이 아닌가 생각한다. 그와 같은 학설들을 간단하게 살펴보겠다.

일종의 숙명설에 해당하겠지만, 생물체가 수정되어 성체로 분화되어가는 과정과 마찬가지로 늙어가는 것 역시 이미 유전자에 입력되어 있는 프로그램에 따라 진행하는 것이라는 프로그램학설이 있다.

생물체의 세포를 실험하기 위하여 시험관에서 배양하는 기술이 발달되어왔다. 그런 과정에서 태아세포를 이용하면 세포분열이 50회 일어나서 50번 배양이 가능하지만 어른의 세포는 세포분열이 20회밖에 일어나지 않는다는 사실을 알게 되었다. 어른의 세포는 태어나서 어른이 될 때까지 여러 차례 분열이 일어났기 때문에 그만큼 세포분열 횟수가 적다고 판단하게 된 것이다.

물론 어른의 세포 가운데에서도 혈액에 있는 혈구세포를 만드는 골수세포나 피부를 덮고 있는 세포처럼 지속적으로 분열하는 것도 있다. 그렇지만 일반 신체의 세포들은 유전적으로 분열할 기회가 정해져 있기 때문에 손상된 부분을 채우는 데 한계가 있다는 내용으로, 세포단위에서 이미 노화가 정해져 있다는 설이다.

인간은 태어나는 순간부터 외부 자극을 받아들이게 된다. 자외선, 적외선, 방사선, 유해 화학물질 등의 자극은 인간의 몸을 구성하는 개개 세포들에 손상을 입힌다. 그뿐만 아니라 생리적 반응이 일어나는 과정에서도 항상 정상적 반응만 일어나는 것이 아니라 비정상적 반응이 일어날 수도 있다. 그렇지만 유해자극으로부터 몸을 보호하는 방어기능이 다양하다. 유전자에서 다양한 유전정보를 읽어서 몸을 정상적으로 유지하는 데 필요한 단백질을 생산해낸다.

단백질을 만들어내는 과정을 보면 세포핵에 있는 염색체로부터 DNA 복제가 일어나고 복제된 DNA의 판에 따라서 RNA를 만들게 된다. RNA

는 세포질에 있는 단백질을 만드는 공장으로 이동하여 필요한 단백질을 만들어낸다.

DNA를 복제하는 과정이나 RNA를 만드는 과정, 단백질을 만드는 과정에 이르기까지 다양한 단계에서 여러 가지 이유로 문제가 발생하고, 이렇게 발생한 문제점이 축적되어 신체에 이상 현상이 나타나는 것이 노화라는 주장이 있다.

외부로부터 사람의 몸에 가해지는 위해인자들 가운데는 방사선이나 자외선같이 핵의 염색체에 있는 유전인자에서 돌연변이가 일어나도록 하는 것이 있다. 보통은 이러한 요인들로 손상을 입은 유전자를 복구하는 기능이 있지만, 이러한 현상이 반복되면 복구가 따라가지 못하기 때문에 손상이 쌓여 노화가 일어난다는 것이다.

생물체가 활동할 때 사용하는 에너지는 ATP라고 하는 물질이다. ATP는 세포질에 있는 미토콘드리아라고 하는 미세구조가 외부에서 얻은 탄수화물, 단백질, 지방질 같은 에너지원을 분해하여 얻는다. 이 과정에 대기에서 흡수한 산소가 세포 내로 전달되어 사용된다. 자동차로 치면 미토콘드리아는 에너지를 공급하는 배터리 역할을 한다.

문제는 세포가 영양소를 에너지인 ATP로 바꾸는 과정에서 활성산소라는 유해산소가 만들어진다는 것이다. 슈퍼옥사이드(superoxide), 과산화수소가 포함되는 활성산소는 산화작용을 일으키는 산화력이 매우 강해서 미토콘드리아를 비롯하여 세포막과 같은 세포 내에 있는 미세구조를 파괴한다. 물론 활성산소에 따라 나타나는 손상은 이를 수복하는 기능이 마련되어 있다.

미토콘드리아가 손상을 입으면 옆에 있는 미토콘드리아가 분열해 빈자리를 채워주는데, 이 과정에서 변이가 일어나고 변이된 미토콘드리아가 많아지면 세포가 죽게 되는 것이 노화과정이라고 미국 에모리대학교 두 왈라스 박사가 설명했다.

사람이 들이마시는 산소 가운데 1~4%는 인체에 유해한 활성산소가 되는데, 이것이 세포막에 있는 지방질과 결합해 기능을 파괴하면 사망에 이르는 것이 노화이다. 하지만 비타민 C와 E 같은 항산화제를 먹어 활성산소를 없애면 노화를 방지할 수도 있다.

면역학이 발전하면서 생명현상을 면역학의 시각으로 해석하던 시절이 있었다. 면역학적 개념에서 보면 인간의 몸에는 외부의 세균이나 단백질과 같은 위해요소에서 스스로를 보호하는 기전 가운데 항체를 만들어 대응하는 B세포계통과 세포체를 공격하여 위해요소를 제거하는 T세포계통으로 이루어진 면역감시체계가 있다.

염색체 끝부분에는 텔로미어(telomere)라는 DNA그룹이 달려 있다. 텔로미어는 염색체를 보호하는 뚜껑 구실을 하며 '염색체의 고리'라고도 한다. 텔로미어는 세포가 분열할 때마다 길이가 짧아지는데, 분자생물학자들의 조사에 따르면 사람의 세포는 50~100번 분열하고 수명을 다한다. 분열할 때마다 텔로미어가 점점 줄어들고 일정 길이 이하가 되면 세포분열이 멈춰 노화가 시작되기 때문이다.

과학자들은 암세포에서 텔로미어의 길이를 정상으로 유지시키는 효소 텔로머라제(telomerase)를 발견하였다. 텔로머라제는 암세포나 골수 줄기세포에서 발견되는데, 바로 이 텔로머라제가 암세포나 골수의 줄기 세포가 무한하게 분열하도록 중요한 역할을 하는 것이 밝혀졌다.

1998년 초 미국 제론사와 텍사스대학교 연구팀은 75번 분열하고 죽는 정상세포에 텔로머라제를 투여했을 때 220번 분열하였지만 염색체 이상 등 암의 특징은 나타나지 않았다고 발표하였다. 이 소식을 들은 노화학자들은 드디어 노화의 열쇠와 노화를 방지할 길을 찾았다고 흥분하였다.

그 밖에도 주목받을 만한 여러 학설이 제기되어 연구가 진행되고 있다. 하지만 나이는 먹어가지만 노화가 일어나지 않기 때문에 생길 수 있는 사회적 혼란상은 고려하는지 묻고 싶다.

요즘에는 평균연령이 높아져 4대가 같은 시대를 살지만 이들이 모두 같은 공간에서 생활하지 못하고 흩어져 살게 되면서 노인들이 고독하게 지내게 되고 그것이 또 다른 사회문제가 되기도 하지 않는가?

만약 인간의 수명이 획기적으로 늘어나고 노화가 일어나지 않아 나이 든 노인도 젊은이와 똑같은 신체조건을 가지게 되면 150세 노인과 20대 젊은이 사이에 생길 수도 있는 남녀관계는 생각만 해도 헷갈린다.

2013년 말 방영되어 인기몰이를 했던 드라마 〈별에서 온 그대〉에서는 조선 중기에 별에서 온 남자주인공이 현대에 이르도록 살다가, 처음 조선에 왔을 때 조우한 여성의 현신을 만나 사랑에 빠진다는 내용이다. 영원을 사는 남자가 언젠가 죽어야 하는 여자와 나누는 사랑의 끝은 왜 보여주지 못했을까?

나이가 들면 뇌가 줄어든다

뇌의 무게와 부피는 10대 초반에 가장 무겁고 크다. 이후 서서히 감소하는데 특히 40대 후반에 이르면 눈에 띄게 감소하기 시작한다. 50세가 지나면서 10년마다 2~3%씩 감소한다. 여자가 남자보다 뇌의 위축이 조금 빨리 시작된다고 한다.

중년에 이르기까지는 뇌 부피와 두개골 부피 간의 비가 약 93%로 일정하게 유지되는데, 60대에 들어서면서 감소하기 시작하여 90대에 이르면 80% 정도로 떨어진다. 나이가 많아지면서 뇌실이 서서히 커져 60대에 이르면 뚜렷해진다.

한편 남자가 여자에 비하여 뇌실이 약간 크다. 뇌실이 확장되는 것은 회색질과 백질, 그리고 심부 신경핵의 부피가 감소하기 때문이다. 20세에서 50세 사이에는 회색질 부피의 감소가 백질보다 심하며, 그 이후에는 백질의 감소가 더 현저하다. 20세 때의 회색질 대 백질의 비는 1 대 3정도 되나, 50세에는 1.1 대 1이 되며, 100세에는 1.5 대 1이 된다.

노인의 뇌에서 회색질과 백질의 부피와 무게가 감소하고 뇌실이 커지는 것은 분명히 신경세포의 숫자가 감소함에 따라 수상돌기와 축삭, 그리고 수초가 소실되기 때문이다.

그렇지만 신경세포들의 소실이 뇌의 모든 부위에서 똑같이 일어나는 것은 아니다. 대뇌피질의 특정부위에 있는 신경세포들, 소뇌의 신경세포들, 척수의 운동신경세포들은 나이가 많아지면서 정도 차이는 있지만 숫자가 감소한다.

이에 반하여 뇌간에 있는 일부 신경핵의 세포들은 나이가 들어도 숫자가 변하지 않는다. 뇌간의 신경세포가 생명유지에 필요한 중요한 역할을 수행하기 때문이다. 세포 수축 역시 노인의 뇌에서 흔히 보이는 소견이다. 나이가 들어가면서 모든 신경세포가 수축되는 것은 아니고 주로 대뇌피질의 커다란 신경세포들이 수축된다.

신경세포는 수상돌기나 몸통으로 연결되는 신경연접을 통하여 다른 신경세포나 운동기관의 정보를 받고, 축삭돌기로 다른 신경세포와 이룬 연접을 통하여 정보를 전달한다. 신경연접의 구조를 보면 신경세포의 축삭말단에서 만들어지는 신경전달물질이 신경연접을 통하여 분비된 뒤 신경세포의 막에 있는 수용체와 결합하여 흥분을 다음 신경에 전달한다.

신경세포들의 기능이 떨어지는 이유는 신경세포들이 소실되었기 때문만은 아니다. 신경세포의 몸체는 살아 있어도 수상돌기의 숫자가 줄어들거나 신경연접이 감소하면 신경세포의 기능이 저하된다. 부검 뇌에서 이러한 변화를 확인하기는 매우 어렵다.

수상돌기의 극적 변화는 측두엽과 전두엽의 신경세포들에서 볼 수 있다. 수상돌기의 가지들이 소실되면서 신경세포의 몸체가 부풀게 되고, 기저부의 수상돌기와 꼭지에 있는 줄기, 말단가지에 붙어 있는 가지들이 없어지게 된다.

60세 이후 노인에서는 젊은 연령층에 비하여 신경연접의 밀도가 20% 정도 감소한다. 그렇지만 뇌의 일부에서는 신경연접이 소실되면 살아남은 신경세포가 가지를 내어 보완해준다는 사실이 밝혀졌다.

뇌의 일부에 있는 신경세포들은 나이가 들면 수축한다. 이는 세포의 크기가 작아지고 세포질의 염색강도가 떨어지는 것을 의미한다. 또는 일부 신경세포의 세포질에는 지방갈색소(lipofuscin)의 양이 많아지는데, 서로 다른 부위의 신경세포 사이에는 현격한 차이가 있다.

지방갈색소와 유사한 색소가 바로 신경멜라닌이다. 신경멜라닌이 증가하면 세포의 기능장애는 물론 죽음까지 가져오는 듯하다. 대뇌에서 보는 대표적인 부위는 청반과 흑질이다. 청반에서는 출생 시부터 신경멜라닌을 관찰할 수 있는 데 반하여, 흑질에서는 18세 무렵 나타난다.

신경멜라닌은 나이가 들면서 두 곳 모두에서 서서히 증가한다. 신경멜라닌은 60세경까지 증가하며, 신경멜라닌을 가장 많이 가지고 있는 세포들부터 색소가 감소하기 시작한다.

중년부터 신경멜라닌이 증가하면서 세포질 내의 RNA와 세포핵의 부피가 감소하고, 결국 카테콜아민의 분비와 단백질의 합성도 감소한다. 정상적인 노화과정에서도 흑질에 있는 색소성 신경세포들의 약 50%가 감소할 수 있다.

그 밖에도 일부 신경세포에서 노화와 더불어 세포핵의 부피가 감소하는데 이와 같은 현상은 RNA전사가 감소되는 것을 의미한다. 이는 색소 침착과 무관하게 일어나는 것으로 보아 다른 기전이 작용하는 것으로 추측할 수 있다.

알츠하이머병 환자에서 보이는 노인반은 정상 노화과정에서도 관찰된다. 처음에는 섬세한 섬유상 물질들이 엉켜 있는 섬유성 반점의 형태를 띤다. 정상인 중년의 뇌에서는 노인반을 보기가 매우 어렵다. 다만 섬유성(또는 미만성) 반점만이 매우 드물게 관찰되기도 한다.

그렇지만 60세가 넘어가면 섬유성 반점을 자주 볼 수 있다. 50대에는 반점이 간혹 관찰되는 데 반하여, 60대에 들어서면 네 배 이상 증가하며 70대 이상에서는 다시 두 배 이상 증가하는 것을 볼 수 있다고 하는 과학자가 있는가 하면, 정상의 노화과정에 있는 50세 이상 노인의 뇌에서 모든 노인반 숫자의 평균이나 최대 밀집도에는 차이가 없다고 하는 과학자도 있다.

일부 조사에서는 치매 증상을 보이지 않는 노인의 대뇌피질에서 노인반을 다수 볼 수 있는데 알츠하이머병이라고 말하기에 충분할 정도이다. 알츠하이머병에서 보이는 신경섬유농축체는 정상 노화과정에서뿐 아니라 다양한 질환에서도 볼 수 있다.

대뇌 혈관벽에 아밀로이드가 침착하는 경우를 아밀로이드성 혈관병증이라고 한다. 정상 노화과정에서도 관찰할 수 있지만 알츠하이머병에서 가장 흔하게 관찰된다. 한 조사에 따르면 70세 이상 노인의 약 10%에서 대뇌혈관의 벽에 아밀로이드의 침착이 관찰되었는데, 60세 이하에서는 드물고 대뇌 중에서도 두정엽-후두엽의 피질에서 흔히 나타난다고 한다.

신경계의 노화과정에서 관찰되는 이와 같은 미세변화는 알츠하이머병이나 파킨슨병과 같은 퇴행성 신경계 질환에서도 볼 수 있다. 다만 이런 변화가 정상적인 노화과정과 비교하여 조기에 일어난다는 점이다. 이러한 변화가 정상적인 노화과정의 변화에 따라 일어나게 하는 방법을 찾는 것이 신경계의 퇴행성질환을 연구하는 과학자들의 희망이다.

증상에 따라 진단, 부검으로 확진

환자의 병력이 중요해

사망하기 전에는 특징적인 증상을 바탕으로 하여 임상적으로 알츠하이머병을 진단하며, 사망한 후에는 부검을 해서 얻은 대뇌피질의 병리소견으로 확진한다. 임상적으로 알츠하이머병을 진단하려면 환자의 병력(그동안 환자가 앓았던 질병 등에 대한 모든 내용), 가족력, 이학적 검사, 신경·정신학적 검사, 각종 검사실 검사 소견과 방사선학적 검사 소견 등이 필요하다.

환자의 병력은 환자 자신뿐 아니라 환자와 같이 생활하는 가족에게서 얻는다(여기서 환자의 병력이란 특히 치매와 관련하여 환자가 보이는 이상행동이나 증상을 시기별로 정리한 것을 일컫는다).

초기증상을 미처 알아차리지 못하고 지나치는 경우가 많기 때문에 처음에 나타난 여러 증상을 자세히 묻고 그러한 증상이 어떻게 변해왔는지 확인한다. 임상적 검사, 신체의 이학적 검사를 세밀하게 시행하여 뇌신경 기능을 확인하고 기타 신체의 이상 유무를 확인한다.

정신상태 검사가 기본

특히 중요한 것은 환자의 정신상태 검사다. 환자의 여러 가지 정신기능을 검사하는 신경·정신학적 검사에서는 장소·시간·사람에 대한 지남력, 기억력, 언어능력, 습관, 주의력, 시각능력, 문제해결능력 등을 조사한다. 이러한 검사를 할 때는 비교가 가능한 표준집단이 없기 때문에 대개 환자와 비슷한 연령, 성별, 그리고 교육 정도의 집단과 비교하여 판단한다.

이들 검사법 중에서 〈표 4〉의 간이정신상태검사는 환자의 지남력, 기억력, 주의집중과 계산, 기억회상, 그리고 언어와 판단력을 종합적으로 측정하는 비교적 간단한 검사법으로 알츠하이머병을 선별 진단할 때 흔히 사용한다. 그리고 〈표 5〉의 하세가와법은 일본의 신경과 의사 하세가와가 일본 실정에 맞게 변형한 것으로, 두 검사는 한국의 실정에 맞게 고친 〈표 2〉의 K-MMSE가 개발되기 전까지는 선별검사로 흔히 사용되던 방법이다.

〈표 4〉 간이정신상태검사

5점	**지남력** • 오늘은 __년 __월 __일 __요일 __계절 (각 1점) • 당신이 살고 있는 나라의 이름은 무엇입니까? • 현재 당신이 살고 있는 도(시)의 이름은 무엇입니까? • 여기는 무엇을 하는 곳입니까? (병원, 가정집, 학교 등) • 현재 있는 곳의 이름은 무엇입니까? • 여기는 몇 층입니까?
3점	**기억등록** • 먼저 환자의 주의를 집중시킨 후 서로 관계가 없는 세 가지 물건 이름(비행기, 연필, 소나무 또는 나무, 자동차, 모자)을 1초 간격으로 불러주고 따라 말한 개수를 점수로 계산한다. 몇 분 후에 다시 물어볼 테니 잘 기억하라고 주지시킨다. 이 과정이 안 되면 점수는 0점으로 하고 6회까지 반복해 숙지시킨다.
5점	**주의집중과 계산** • 100에서 7을 빼게 한 뒤 '93'이라 하면 '거기에서 또 7을 빼시오' 하여 피검자가 스스로 뺀 숫자를 기억하면서 5회를 빼게 한다. 이것을 못 하든가 하지 않으려 하면 '삼천리강산'을 거꾸로 말하게 한다. 점수 계산은 맞게 답할 때마다. 올바른 글자 수마다 1점 (예: 93–80–73–65–58 3점, 산천강리삼 2점)
3점	**기억회상** • 기억등록 단계에서 불러주었던 단어를 다시 말하게 한다. (각 1점)
9점	**주의집중과 계산** • 두 가지 물건을 보여주고 이름을 말하게 한다(연필, 열쇠). (각 1점) • 오른손으로 종이를 집어서 반으로 접은 다음 무릎에 놓기 (반드시 전 문장을 읽어줄 것. 각 1점) • '간장 공장 공장장'을 따라 하기 (1점) • '눈을 감으세요'라는 글을 보여주고 그대로 시킨다. (1점) • 아무 글이나 원하는 문장을 쓰게 한다. (1점) (문장은 주어와 동사가 있고 의미가 통해야 하며, 철자법은 무시한다) • 5각형 두 개를 겹쳐 그리게 한다. (5각형이 두 개이며 10개의 꼭지점이 모두 있고 5각형의 꼭지점 하나가 서로 겹치면 1점을 준다)

* 총점 30점 중 23점 이상이면 정상이고 그 이하면 치매인 것으로 간주한다. 환자의 교육 정도를 반드시 고려해야 한다.

〈표 5〉 하세가와법 치매 정도표

1. 당신의 나이가 몇입니까?	0 1

2. 오늘은 몇 년	0 1
몇 월	0 1
며칠	0 1
무슨 요일입니까?	0 1

3. 이곳이 어디입니까? (장소, 이름)
    스스로 대답하면 2점
    암시를 준 후 대답하면 1점
	0 1 2

4. 제가 지금부터 세 가지 단어를 말하겠습니다. 잘 기억하셨다가 세 단 어 모두 말한 후에 다시 말씀해 주세요. a) 무궁화 b) 고양이 c) 기차	a) 0 1 b) 0 1 c) 0 1

5. 100에서 7빼기 (첫 번째 계산에서 막히면 중지)
    100-7=93
    93-7=86
	
	0 1
	0 1

6. 제가 지금 몇 개의 숫자를 말씀드리겠습니다. 제가 말한 숫자를 거꾸
로 말씀해 주시겠습니까?
    6-8-2
    3-5-2-9
	
	0 1
	0 1

7. 제가 조금 전에 기억하라고 했던 세 단어가 무엇이었습니까?
    스스로 대답하면 2점
    암시를 준 후 대답하면 1점
    (식물, 동물, 탈것 등과 같이 유사성을 암시해준다)
	
	a) 0 1 2
	b) 0 1 2
	c) 0 1 2

8. 조금 전에 보여드렸던 다섯 가지 물건을 기억해보세요.
    (시계, 열쇠, 칫솔, 숟가락, 동전 들이 그려진 카드를 보여준 후 본 것에
    대하여 물어본다)
	0 1 2
	3 4 5

9. 채소 이름을 아는 대로 모두 말씀해보세요.
     1.   2.   3.   4.   5.
     6.   7.   8.   9.   10.
    점수계산: 0~5개: 0점, 6번째부터 옳은 답에 각 1점씩	

* 총점 30점 중 20점 이상이면 정상이고 그 이하면 치매인 것으로 간주한다. 환자의 교육 정도를
반드시 고려해야 한다.

검사실 검사와 방사선 검사

현재로서는 어떠한 종류의 검사실 검사나 방사선 검사로도 사전에 알츠하이머병을 확진할 수 없다. 이들 검사실 검사결과는 단지 알츠하이머병과 유사한 증상을 보이는 여타 질환을 가려내는 데 필요하다.

보통 하는 기본검사로는 혈색소 등을 포함한 기본 혈액 검사, 전해질, 혈당과 혈중요소·질소, 칼슘과 인, 간 기능 검사, 비타민 B12와 엽산, 갑상선 기능 검사, 매독반응 검사, 항핵항체(FANA), 콜레스테롤과 지질 검사, 요 검사와 요 중 중금속 검사 등이 있다. 그 밖에 뇌파 검사도 시행한다.

특히 뇌척수액을 이용한 검사에서 많은 발전이 있었다. 먼저 뇌척수액을 검사하면 치매 증상을 나타내는 감염질환을 확인할 수 있다. 그리고 뇌척수액 안에 들어 있는 베타 아밀로이드와 타우 단백의 농도를 측정하여 알츠하이머병 진단에 도움을 얻을 수 있다. 특히 알츠하이머병 환자에서는 베타 아밀로이드 농도가 정상인보다 낮고, 총타우 단백의 양이나 인산화 타우 단백의 양은 정상인보다 많다.

전산화 단층촬영(Computed Tomography, CT)은 치매 환자를 진단하는 데 매우 중요하다. 치매 증상을 나타낼 수 있는 경막하혈종(硬膜下血腫), 수두증(水頭症), 뇌종양, 뇌농양(腦膿瘍), 광범위한 뇌경색증 등을 진단할 수 있기 때문이다. 특히 이런 질환들은 치료가 가능한 치매들이다.

알츠하이머병 환자의 뇌를 CT로 검사해보면, 뇌실이 확장되고 대뇌피질의 고랑이 넓어진 것을 확인할 수 있다. 병이 상당히 진행된 환자는 피질 이랑이 심하게 위축되어 있다. 알츠하이머병을 앓는 환자의 뇌를 주기적으로 CT촬영을 하여 정상적인 노화과정에 있는 동일한 연령의 사람과 비교해보면 대뇌가 빠른 속도로 위축되는 것을 알 수 있다.

물론 정상적인 노화과정에서도 대뇌가 위축된 경우가 있고, 알츠하이머병 환자에서도 대뇌 위축이 심하지 않은 경우가 있기 때문에 CT만으로 알츠하이머병 환자를 진단할 수 있는 것은 아니다.

자기공명영상(Magnetic Resonance Imaging, MRI)은 CT와 비교할 때 뇌의 해부학적 구조를 잘 보여주고 CT에서 쉽게 잡아내지 못하는 허혈성(虛血性) 뇌손상도 보여주므로 치매 환자를 진단하는 데 CT보다 우수하다. 하지만 MRI도 CT와 마찬가지로 아직까지는 알츠하이머병 환자를 진단하는 데 보조적 역할에 머물 뿐이다.

PET(Positron Emission Tomography, 양전자를 방출하는 방사성 동위원소로 표지된 포도당을 이용하여 대뇌에서 대사 활동성을 조사하는 검사장비) 검사를 알츠하이머병 진단에 적극적으로 활용하게 되었다. 알츠하이머병 환자의 뇌를 PET로 검사해보면, 대뇌피질의 가운데부터 뒤쪽에 걸쳐 대사 활동이 현저하게 감소되어 있지만, 시각이나 감각을 느끼는 대뇌피질부에서는 변화가 뚜렷하지 않은 것을 볼 수 있다. 아밀로이드-PET 검사를 해보면 대뇌피질에 아밀로이드가 침착된 정도를 평가할 수 있다.

대뇌의 MRI 검사와 PET 검사는 병이 얼마나 심한지를 객관적으로 확인할 수 있고, 또 시간을 두고 검사를 반복해보면 병이 얼마나 진행되었는지 평가할 수 있다.

정상인의 뇌와 환자의 뇌는 어떻게 다른가

정상 성인의 뇌는 대체로 1,400g으로 전체 체중의 2% 정도를 차지한다. 뇌는 사고와 기억, 의식과 운동을 조절하는 역할을 하는 중요한 장기다. 우리 몸을 둘러싸고 있는 환경에서 전달되는 모든 정보는 감각기를 거쳐 뇌로 가며, 뇌는 이들 정보를 분석해 적절하게 대응할 뿐만 아니라 기억하여 저장해둔다.

이러한 기능을 수행하는 것은 뇌에 있는 기본단위인 뇌신경세포다. 뇌에는 세포가 1,400억 개 있으며, 이들 중 200억 개가 정보를 처리한다. 개개의 뇌신경세포는 1,500개의 시냅스(synapse)라는 구조를 통해 다른 신경세포와 복잡하게 연결되어 외부에서 오는 정보를 처리하고 이에 대한 반응을 훌륭하게 수행할 수 있다.

일반적으로 뇌의 신경세포는 출생 직후 이미 발달을 마치기 때문에 수적으로는 성인 수준에 이르게 되며, 한번 손상받으면 재생되지 않는 것으로 알려져 있다. 하지만 인간의 뇌는 외부 자극을 수용할 여력이 많기 때문에 생명유지에 절대적으로 필요한 부위가 아닌 장소에서 생긴 손상은 그 기능을 충분히 대체할 수 있다.

어떻든 뇌의 신경세포는 청년기를 고비로 하여 퇴행성 변화를 보인다. 우리가 정상적인 노화과정을 알츠하이머병의 원인 중 하나로 의심하는 것은 정상인의 뇌에서도 알츠하이머병과 같은 병리학적 소견을 관찰할 수 있기 때문이다.

그렇지만 90세 이상까지 정상적으로 생활하다가 사망한 사람이라도 뇌에 이러한 변화가 전혀 나타나지 않은 경우가 많기 때문에 알츠하이머병의 진단이 어렵다.

먼저 알츠하이머병으로 사망한 환자들의 뇌를 보면 병을 앓은 기간이나 정도에 비례하여 무게가 줄어 있다. 특히 대뇌의 무게 감소가 특징적이며, 소뇌는 변화가 심하지 않다. 따라서 대뇌와 소뇌의 비가 정상 노인의 비율인 8~9 대 1보다 작다.

대뇌를 겉에서 관찰해보면 대뇌의 이랑(대뇌는 신경세포가 모여 있는 외표 면적을 넓게 하기 위해 주름이 잡혀 있는데, 이 주름이 튀어나온 부분을 일컫는다)이 위축됨으로써 이랑과 이랑 사이의 고랑이 정상의 뇌보다 넓다. 이런 현상은 대뇌의 피질에 있는 뇌신경세포들이 소실되어 나타나는 2차적인 것이다.

이러한 변화는 대뇌의 앞부분인 전두엽 앞쪽과 대뇌의 바닥 쪽에서 잘 보이는 측두엽에서 뚜렷하게 나타난다. 이들 대뇌 부위는 고도의 연상 작용이나 감정 등을 수행하는 역할을 하는 곳으로 환자가 흔히 보이는 임상증상과 일치한다.

그리고 뇌를 절단해보면 해마가 위축되어 있는 것을 알 수 있다. 해마의 기능은 아직 전부 알려지지는 않았으나 최근의 기억을 유지하는 역할을 한다. 이 부위가 손상되면 공포심이 커진다거나 태도의 변화 등이 생긴다고 한다. 이 밖에 대뇌피질이 위축되면서 뇌의 중심에 위치한 뇌척수액의 통로, 즉 뇌실이 확장된 것을 볼 수 있다.

앞에서 언급하였듯이, 알츠하이머병 환자의 뇌에서는 주로 신경섬유 농축체, 노화성 플라크, 아밀로이드성 혈관변성, 신경세포의 소실 등을 볼 수 있다.

이러한 현미경적 소견은 치매를 보이지 않는 노인의 뇌에서도 다양하게 관찰된다. 그렇기 때문에 환자가 보이는 증상이나 신경심리검사가 중요하다.

하지만 65세 이전의 정상인에서는 거의 나타나지 않는다. 그러므로 알츠하이머는 51세인 자기 환자가 보인 임상적 증세와 병리학적 소견이 노인성 치매와 다르다고 생각한 것이다.

현재도 알츠하이머병을 진단하는 가장 기본적인 방법은 1906년 알츠하이머가 사용한 것으로, 조직검사의 기본염색과 은을 이용한 빌숍스키의 은염색법이다. 최근에는 면역학적 방법을 이용한 검사기법이 개발되었고 특정한 단백질을 확인함으로써 정확한 진단이 가능해졌다.

사망 후 부검만이 확실한 검사

실제로 병을 확실하게 진단하는 데 필요한 병리학적 소견은 환자가 살아 있는 동안에는 얻을 수 없고, 오로지 환자가 사망한 후 부검해서 뇌를 전체적으로 검사하는 경우에만 가능하다.

드물게는 수술적 방법이나 최근에 소개된 전산화단층촬영 검사를 이용해 침생검(전산화단층촬영기에 머리를 고정하고 발병이 의심되는 부위에 가느다란 바늘을 찔러 넣어 조직을 얻어내는 검사방법)에 의한 조직검사도 하지만, 이는 전적으로 해면양 뇌병증(海綿樣 腦病症, 뇌에 스펀지처럼 미세한 구멍이 만들어지는 병. 대표적 질환으로 크로이츠펠트-야콥병과 광우병이 있다)이나 종양으로 치매를 보이는 경우를 감별하기 위하여 시도한다.

미국에서는 과거에 환자들이 사망하면 부검해서 환자의 질병상태를 알아보는 사후검증을 많이 하였다. 이와 같은 부검은 서구 의학의 발전에 기여한 가장 중요한 요소이다.

미국은 1965년만 해도 사망자 부검률이 50%에 달했으나 필자가 공부하던 1992년에는 12%에 불과했다. 그 이유는 최근 개발된 다각적 검사방법으로 생전에 충분히 진단할 수 있으며, 부검비용이 비싸 환자 가족의 부담이 크기 때문이라고 한다.

그러나 앞에서 설명한 바와 같이 알츠하이머병이 유전적 또는 가족적으로 발생하는 빈도가 높다는 사실을 인식하면서 치매 환자가 사망하면 가족이 부검을 요구하는 경향이 높아지고 있다. 그 이유는 물론 치매의 가장 큰 원인이 알츠하이머병이기는 하지만, 그 밖에 여러 원인으로도 치매가 오고, 치매로 사망한 환자의 가족은 고인이 치매에 걸린 원인이 무엇인지 알고 싶어 하기 때문이다. 즉, 부모가 치매 증상을 보여 고생하다 돌아가셨을 때, 어떤 원인으로 치매 증상이 나타났는지 알게 되면 자식들이 이에 적극적으로 대처할 수 있다는 것이다.

조기치료가 무엇보다 중요

ㄱ할머니는 몇 개월 전부터 남을 의심하는 증상이 나타났으며 밤에 깨어나서 무엇인가 하느라고 왔다 갔다 하는 증세를 보였다. 할머니는 딸을 여섯 두었으며 모두 장성하여 시집을 보낸 뒤 혼자서 지냈다.

근처에 살고 있는 큰딸이 자주 찾아와 돌봐드렸고 다른 딸들도 자주 찾아보았다. 그런데 친하던 친구들이 저세상으로 가고 나서부터는 비교적 외출도 하지 않는 편이었다.

할머니는 매사에 흥미가 떨어지고 무감동한 모습이었다. 그런 할머니가 최근 들어 예금통장을 달라고 졸라댔다. 병원에 오는 날도 아프지도 않은데 병원에는 왜 가느냐고 싫다고 하였다. 입원하여 검사한 결과 초기단계 알츠하이머병으로 진단되었다. 오후에 산책하도록 권하여 밤에 깨어나는 버릇은 없어졌다.

타크린으로 치료를 시작한 지 2개월이 되자 통장을 달라고 조르지도 않고 매사에 관심을 가지기 시작하였다. 타크린은 알츠하이머병 치료제로 처음 개발되어 각광을 받았으나 간에 손상을 주는 경우가 있어 사용이 제한되기도 했다.

할머니는 목포에 사시는데 화순에 사는 셋째딸이 모시면서 병원에 다녔다. 병원에 오는 날마다 목포에 사는 큰딸과 둘째딸이 셋째딸과 같이 어머니를 모시고 오는 모습이 정말 보기 좋았다.

진행을 늦추는 약은 있다

알츠하이머병의 치료원칙은 병세 단계에 따라 달라져야 한다. 중요한 사실은 이 끔찍한 질환의 초기에 환자가 보이는 증세를 소홀히 해서는 안 된다는 점이다. 물론 아직 알츠하이머병을 완치할 수 있는 약은 없으나 최소한 병증 진행을 느리게 하는 약은 개발되어 사용되고 있다.

그러므로 노인을 모시는 사람이나 노인 자신은 알츠하이머병의 초기 증상을 반드시 이해해야 한다. 즉, 알츠하이머병의 여러 증상과 나이 들어가면서 자연적으로 생길 수 있는 생리적 현상의 차이를 구별할 수 있어야 한다.

또 한 가지 중요한 것은 증상이 가벼운 초기단계에는 손상된 인식을 어느 정도 개선할 수 있으므로 약물치료를 꾸준히 하며, 환자가 가급적이면 오랫동안 가족과 지낼 수 있도록 가족구성원 모두 환자를 이해하고 도와야 한다는 점이다.

환자가 간병인의 도움 없이는 생활할 수 없는 중증에 이르면 간병에 주력하면서 환자가 뜻하지 않은 문제를 유발하지 않도록 예방하는 것이 환자나 그 가족을 위해서도 바람직하다.

알츠하이머병 환자를 정상인 수준으로 회복시키는 치료법은 아직 개발되지 않았다. 병원에서 알츠하이머병 환자에게 해줄 수 있는 치료는 아직 대증적 약물요법 수준에 머물고 있다.

알츠하이머병 환자를 간호하는 데 중요한 사항은 뒤에서 별도로 다루기로 하고, 여기에서는 알츠하이머병의 약물요법을 소개한다. 약물요법은 환자가 보이는 정신과적 증상이나 행동양태에 대한 약물치료와 건망증, 인성변화, 계산능력 감퇴, 감각상실, 인식장애를 대상으로 하는 실험적인 약물치료법으로 나눌 수 있다.

인지장애와 행동심리장애를 구분하여 치료

기억력 장애, 언어장애와 시공간기능장애 등이 알츠하이머병 환자가 보이는 핵심증상이다. 그 밖에도 환자들은 밤낮이 뒤바뀌거나, 안절부절못하거나, 환각 증세를 보이거나 망상 증세를 보여 가족을 불안하게 만든다.

알츠하이머병의 핵심증상을 완치할 수 있는 약은 아직 개발되지 않았지만, 위에 든 것과 같은 행동이상 또는 인식과 관련되지 않은 증상은 적절한 약물을 투여하여 좋은 효과를 얻을 수 있다. 약물을 투여할 때는 노인약리학의 원리대로 비교적 낮은 용량에서 시작하여 서서히 용량을 늘리는 것이 좋으며 약물효과 또는 부작용을 면밀히 지켜보아야 한다.

수면장애를 호소하는 환자는 수면제로 효과를 볼 수 있다. 물론 이러한 약물로 환자를 쉽게 잠들도록 할 수는 있으나 아침까지 효과를 나타내는 것은 아니다. 초조감이나 약한 우울증 증상을 보이는 환자는 항불안 약제를 처방할 수 있다.

행동심리증상의 약물치료

다양한 행동심리증상이 알츠하이머병에서 나타날 수 있다. 우울증이 대표적 행동심리증상이다. 알츠하이머병 환자에서는 다양한 정도의 우울증이 나타날 수 있다. 하지만 우울증은 세로토닌재흡수 억제제(SSRI) 등 적절한 항우울제를 처방하여 효과를 볼 수 있다.

그러나 일부 약제는 알츠하이머병 환자뿐 아니라 정상인에게도 기억력 장애를 가져오는 부작용이 있으므로 부작용 여부를 잘 관찰해야 한다. 부작용이 나타나면 약물사용을 중지한다.

치료가 효과적이면 환자는 기분이 좋아지면서 말이 많아진다. 약물치료에 반응하지 않는 것은 약이 적었거나 투여기간이 짧았기 때문이다. 때로는 우울증이 잘못 진단될 수도 있는데, 알츠하이머병의 주요 증상인 외부에 대한 무관심이 우울증으로 오인되는 것이다. 이때는 흥분제를 소량 사용하기도 하는데, 정신착란이나 초조감을 유발할 수 있으므로 주의 깊게 관찰해야 한다.

불면증이나 환시, 공격적 증상에는 트라조돈, 부스피론이나 SSRI를 사용하면 증상이 좋아진다.

환각과 망상은 알츠하이머병 환자가 보이는 가장 심각한 증상으로 입원을 해야 할 수도 있다. 폭언이나 물리적 폭력을 사용하여 가족이나 간병인을 위협하는 경우도 있다.

이러한 경우 카바마제핀이나 리튬, 프로프라놀롤 등을 사용한다. 처음에는 적은 양으로 시작하여 정신병 증상이 수그러들 때까지 양을 늘린다. 필자의 선친 역시 간혹 밤에 잠에서 깨면 집에 가자고 막무가내로 조르시곤 했는데 올란자핀을 처방하여 증상이 좋아지기도 했다.

모든 약물은 심각한 부작용을 나타낼 수 있으므로 반드시 의사의 진단과 처방에 따라 사용해야 한다.

인지기능장애 치료

최근에 시도되고 있는 치료약들은 알츠하이머병 환자의 뇌에서 신경전달물질이 감소하는 현상에 근거한 것이다. 부검이나 생검으로 얻은 알츠하이머병 환자의 뇌에서 신경전달물질을 조사해보거나 뇌를 싸고 있는 뇌척수액에서 신경전달물질을 검사하고, 동물실험이나 임상실험에서 얻은 결론에 따라 만든 약들이다.

실제로 가장 적극적으로 사용되는 약들은 알츠하이머병 환자에게서 나타나는 기억력 장애가 콜린성 신경전달물질의 감소 때문이라는 사실이 연구결과 밝혀진 것을 바탕으로 개발된 것들이다.

잘 알려진 것처럼 알츠하이머병 환자의 대뇌피질에는 아세틸콜린 합성효소인 콜린아세틸트랜스퍼라제(Cholin Acetyl Transferase, CAT)의 활성이 뚜렷하게 감소되어 있다. 아세틸콜린의 저하로 이어지는 이런 변화는 대뇌피질에 콜린계 신경섬유를 보내는 주요한 핵인 기저핵의 변성 때문이라는 사실이 밝혀지면서 한때 알츠하이머병의 원인으로 아세틸콜린 가설이 제기될 정도였다. 부족한 아세틸콜린을 보충해주면 알츠하이머병 환자의 인지장애가 치유될 것이라고 생각하게 되었다.

대뇌가 수행하는 기억력을 포함한 인지기능을 매개하는 물질은 아세틸콜린이다. 이런 아세틸콜린은 시냅스에서 방출되어 신경흥분을 전달하고는 재흡수되는 과정에서 아세틸콜린에스테라제에 의하여 일부가 분해된다. 알츠하이머병 환자에서는 남아 있는 아세틸콜린를 분해하지 못하도록 하면 인지기능장애가 발전하는 속도를 늦출 수 있다고 생각하고 아세틸콜린에스테라제 저해효소를 증상개선 약물로 개발하게 된 것이다.

현재까지 개발된 아세틸콜린에스테라제 저해효소제제로는 초기의 타크린을 비롯하여 도네페질(Doneperil), 리바스티그민(Rivastigmine), 갈란타민(Galantimine) 등이 있다. 이들 약제들은 경도 및 중등도의 알츠하이머병에서 효과를 거둘 수 있고, 도네페질은 중증의 알츠하이머병 환자에서도 유의한 효과를 얻을 수 있다.

치료에 서광이 비치다

1993년 미국 식품의약국(FDA)은 초기·중기의 알츠하이머병 치료제로 타크린(Tacrine, THA)을 허가하였다. 이 약품은 국내에서도 코그넥스라는 이름으로 발매되어 환자치료에 사용된 바 있다. 타크린은 아세틸콜린을 없애는 아세틸콜린에스테라제의 작용을 억제함으로써 신경연접(신경세포돌기가 다른 신경세포와 접촉하여 신경정보를 전달하는 해부학적 구조)에서 아세틸콜린의 농도를 높게 유지하는 효과를 나타낸다.

미국 미시간주 앤아버시에 있는 성요셉자애병원 신경과 알란 덴기즈 박사의 임상경험을 보면 환자의 약 3분의 1은 타크린에 매우 좋은 반응을 보였다. 여기서 매우 좋은 반응이란 환자의 삶의 질이 향상되었음을 의미한다.

15~20%의 환자는 중간 정도 증상이 호전되었다. 중간 정도는 환자가 일상생활을 하는 데 적어도 1~2 항목이 좋아졌음을 의미한다. 알츠하이머병을 앓는 환자는 때로 같은 질문을 하고 또 한다.

그렇지만 타크린을 사용한 이후 이러한 증상이 사라졌다고 했다. 때로는 그들이 할 수 없게 된 일, 예를 들면 스스로 음식을 만들거나 옷도 입을 수 있게 되었고, 집안일도 거들 수 있게 되었다. 이와 같은 결과로 보면 환자의 약 60%에서 이상증상이 어느 정도 호전되었다고 할 수 있다.

하지만 타크린은 간독성을 비롯한 몇 가지 부작용 때문에 사용에 어려움이 있었고, 부작용을 줄인 새로운 약제들로 대체되었다. 그럼에도 치매 환자가 보이는 인지기능장애를 완화하는 최초 약제로 사용되었다는 점에서 획기적인 약품으로 기억될 것이다.

알츠하이머병 환자는 신경연접의 콜린성 신경전달물질이 감소되면서 신경세포들 사이의 연락망이 점진적으로 파괴된다. 따라서 이론적으로는 이러한 연락망이 파괴되어 회복 불가능한 단계로 넘어가기 전에 치료제를 투여하여 악화를 막고 손상된 신경세포를 정상으로 회복시키는 것이 이상적이다.

그러나 이는 현실적으로 불가능하므로 가급적이면 질환 초기단계에 치료제를 투여하여 질환의 악화를 늦추는 것이 최선이다.

다양한 치료약제가 개발되었다

도네페질 제제인 아리셉트는 1995년 12월 미국 식품의약국에서 두 번째로 허가한 치매치료제이다. 알츠하이머병 환자에서는 대뇌의 아래쪽 신경세포들이 모여 있는 기저핵의 신경세포들이 감소하는 것을 볼 수 있다. 이들 신경세포들이 아세틸콜린이라는 신경전달물질을 통해 대뇌의 주요 부위에서 신경세포들의 기능을 통합하는 역할을 한다.

따라서 아세틸콜린을 분해하는 아세틸콜린에스테라제를 억제하여 떨어진 신경세포의 기능이 유지되거나 상승하는 효과를 기대하는 것이다. 아리셉트 역시 타크린과 마찬가지로 아세틸콜린에스테라제를 억제하는 효과를 나타낸다. 타크린이 하루 네 차례 복용해야 해서 불편했는데 아리셉트는 하루 한 번, 잠자기 전에 복용한다.

이처럼 복용법이 간단해지면서 환자들의 복약순응도가 높아져 장기간 투약해야 하는 치매 환자에게 적합하게 되었다. 타크린에서 나타나는 간독성이나 위장관 계통의 부작용이 최소화된 것도 장점이다.

다른 아세틸콜린에스테라제 억제제들이 소량으로 투여를 시작하여 유효용량에 이를 때까지 양을 늘려야 하는 불편함이 있다. 반면 아리셉트는 처음부터 유효용량인 5mg으로 치료를 시작하여 효과를 나타내며, 치료 효과를 강화하기 위하여 10mg을 투여하기도 한다. 이런 경우에는 5mg을 적어도 4주 이상 복용한 다음 양을 늘리는 것이 좋다.

아리셉트는 내약성이 좋고 간독성을 일으키지 않아 치료용량을 유지하기 쉬운 장점이 있다. 위궤양이나 소화관출혈을 일으킬 가능성이 높지는 않다. 하지만 아세틸콜린에스테라제 억제제가 가지고 있는 위산분비 효과 때문에 과거에 궤양을 앓았던 사람이나 비스테로이드성 면역억제제를 함께 복용하는 사람처럼 궤양 위험성이 높은 사람은 소화관출혈에 대비하여 수시로 모니터링을 해야 한다.

아리셉트를 사용한 연구결과를 보면 치매 환자에게 인지기능을 향상해줄 뿐 아니라 이상행동을 조절하여 환자와 보호자의 '삶의 질'을 높여준다. 또한 아리셉트 투여에 따른 비용-효율성을 조사했더니, 아리셉트 투여군은 병의 진행속도가 지연되어 환자가 요양시설에 머무르는 시간이 짧기 때문에 치료를 받지 않은 환자군에 비해 총 간병비용이 적게 드는 것으로 나타났다.

최근의 연구결과를 보면 중등도에서 중증에 있는 알츠하이머병 환자에서도 인지기능과 행동, 그리고 일상활동 등에서 뚜렷한 개선효과가 나타난 것으로 밝혀졌다.

미국 식품의약국이 치매 치료제로는 세 번째로 2000년에 허가한 엑셀론(exelon)은 스위스의 노바티스제약사에서 개발한 리바스티그민을 주성분으로 하는 약이다.

이 약은 타크린이나 아리셉트와 마찬가지로 신경세포의 연결부위인 신경연접에서 신경흥분을 전달하는 물질인 아세틸콜린을 분해하는 아세틸콜린에스테라제의 활성을 억제함으로써 소실된 인지기능을 회복해 주는 효과를 나타낸다.

엑셀론은 대뇌피질이나 해마에 특이적으로 아세틸콜린에스테라제를 억제하여 아세틸콜린의 변성을 저해하기 때문에 궁극적으로 이 부위에서 콜린성 기능을 항진시킨다.

이 약은 경미하거나 중등도의 알츠하이머병 환자에게 효과적으로 작용하는데, 투여 과정에서 오심, 구토, 복통 또는 식욕감퇴 같은 부작용, 체중감소가 관찰되면 사용용량을 줄여 적정량을 지속적으로 투여한다. 이 약도 타크린이 나타내는 간독성을 보이지 않는다는 것이 강점이다.

전신 부작용으로는 피로와 무력증을 나타낼 수 있으며 소화기계의 부작용으로는 구역, 구토, 설사, 식욕부진, 소화불량증 등이 있다. 정신신경계 부작용으로는 격앙, 불면증, 혼란, 우울함, 현기증, 두통, 그리고 혼동을 나타내는 경우가 있다. 때로는 상부호흡기 감염과 요로 감염에 걸리기도 한다.

이러한 부작용은 대체로 약물을 유지하는 시기보다는 투여 초기 약물의 적응기에 나타난다. 위궤양 위험성이 있는 환자나 천식 또는 폐색성 폐질환을 앓는 환자에게 사용할 때는 주의해야 한다. 엑셀론은 인지기능을 향상할 뿐 아니라 행동과 정신증상 역시 호전되므로 환자의 일상생활이 개선되는 효과가 있다고 보고되고 있다.

2001년 2월 미국 식품의약국은 수선화의 구근(球根)에서 유래한 생약성분인 수화브롬산 갈란타민(galantamine hydrobromide)을 주성분으로 하는 레미닐(Reminyl)을 네 번째 알츠하이머병 치료제로 승인하였다. 레미닐은 얀센제약회사에서 상용화에 성공한 약물로, 경증에서 중등도의 알츠하이머병에 효과가 있음이 입증되었다.

레미닐은 다른 세 종류의 알츠하이머병 치료제와 마찬가지로 아세틸콜린에스테라제 저해제로 작용하여 신경세포의 신경연접에서 아세틸콜린 분해를 억제하지만, 알츠하이머병의 원인인 신경세포 손상을 정지시키거나 회복하는 기능은 하지 못한다.

따라서 병증 진행이 극적으로 반전되지는 않지만 기억이나 지남력, 언어능력과 같은 인지기능 손상이 진행되지 않게 하거나 약간 회복을 보이는 것으로 나타났다.

임상시험에서는 기억력을 조사하는 검사에서 대조군은 1년 뒤에 5~11점 정도 나빠지는 데 반하여 레미닐 고용량을 투여한 군에서는 최초의 점수가 유지되었다. 불안, 환각, 배회와 같은 행동증상 역시 악화되지 않았다. 목욕, 금전관리, 음식준비와 같은 생활능력 역시 유지되었다.

레미닐을 투여하면 7~10%가 부작용으로 오심, 구토, 식욕부진, 설사, 체중감소와 같은 위장계통의 증상을 보인다. 그 밖에도 복통, 소화불량,

124

두통, 어지럼증, 피로감, 졸림 또는 불면증, 요로감염 등이 나타날 수 있다. 이러한 부작용은 대체로 복용 초기에 나타난다. 때로 운전하는 능력이나 기계작동에 영향을 미칠 수도 있다.

설사약, 파킨슨병 치료제, 천식약 등과 같이 약리기전이 비슷한 약과 같이 쓸 때는 조심해야 한다. 또 심한 간질환이나 신장질환이 있는 환자에게 투여하면 안 된다. 그 밖에도 심장질환, 위궤양, 십이지장궤양, 급성 복통, 간질, 천식과 같은 폐질환을 앓는 환자나 최근에 복부수술을 받은 환자도 조심해서 사용해야 한다.

최근 자료에 따르면 치매와 뇌혈관질환을 같이 앓는 환자, 즉 혈관성 치매나 혼합형 치매 환자에게 레미닐을 사용했더니 기억력, 지남력, 언어능력이 비교적 유지되었다고 하는 점은 주목할 만하다.

이러한 효능은 아직 미국 식품의약국에서 승인한 사항은 아니다. 앞으로 조사에서 이러한 효능이 입증된다면 임상의사가 혈관성 치매의 치료제로 레미닐을 선택하는 데 확신을 가질 것이다.

사실 혈관성 치매 역시 흔하지만 그 실체는 아직 확인되지 않았다. 다만 혈관성 치매 환자의 상당수가 알츠하이머병의 병리를 동반하는 점을 병리검사에서 확인할 수 있는 까닭에 알츠하이머병 치료제가 치매 증상을 유지 또는 개선하는 효과가 혼합형 치매에서도 나타나는 게 아닌가 한다.

2003년 10월 미국 식품의약국은 중증 알츠하이머병을 치료하는 약제로 나멘다(Namenda: memantine) 시판을 승인하였다. 이 약제는 1년 전 유럽에서 에빅사(Ebixa)라는 상품명으로 시판이 허가된 약제로 기존의 아세틸콜린에스테라제 억제제인 코그넥스, 아리셉트, 엑셀론, 레미닐과는 다른 작용을 하는 치료약이다.

이 약은 신경세포에 있는 나멘다(N-Methyl-D-Asparatate, NMDA) 수용체에 대한 길항체로 글루탐산염에 따른 NMDA 수용체의 과잉자극을 억제하는 효과를 나타낸다. 글루탐산염은 신경전달물질로 학습이나 기억과 관련된 신경경로에서 중요한 역할을 한다. 이 물질이 NMDA 수용체를 과다하게 흥분시키면 기억과 관련된 신경세포의 기능장애가 일어나고 결국 사멸되는 것이다.

나멘다는 글루탐산염의 이상전달과 관련된 신경세포의 흥분을 차단하는 기능을 나타내지만 정상적인 신경세포의 생리학적 기능에는 영향을 미치지 않는 것으로 알려져 있다. 지금까지 알려진 아세틸콜린에스테라제 억제제 계열의 알츠하이머병 치료제들은 경증과 중등도의 알츠하이머병에만 적용되었지만, 나멘다는 중증의 알츠하이머병 환자에게 하루 20mg을 28주간 투여한 임상시험에서 정신이나 신체기능이 악화되는 정도를 현저하게 억제하는 효과를 나타냈다.

초기 알츠하이머병 치료제인 아리셉트와 병용하여 치료한 연구에서 알츠하이머병의 증상을 현저하게 개선하였다는 보고도 있어 알츠하이머병에 의한 치매 치료를 한 단계 끌어올린 것으로 평가된다.

알츠하이머병 예방 백신

일부 지방에서 치매를 예방하는 주사라고 선전하며 노인들을 현혹하는 사례가 있었다. 이는 근거 없는 일로 관련 기관의 허가를 받은 사항이 아니다.

2001년 5월경 세계 주요 뉴스는 알츠하이머병을 예방할 수 있는 백신이 개발되었다는 소식을 전하였다. 아일랜드에 있는 국제적 제약회사 엘란은 치매 환자의 뇌에 생기는 노화성 플라크에서 발견되는 베타-아밀로이드라는 비정상 단백에 대한 백신(항아밀로이드 백신: AN-1792)을 개발하였다고 했다.

백신은 전염병을 일으키는 세균이나 바이러스를 이용하여 우리 몸에 저항할 수 있도록 면역력을 키우는 물질이다. 그런데 알츠하이머병 증상이 나타나지 않도록 예방한다는 개념의 백신은 알츠하이머병 환자의 뇌에 쌓여 신경세포를 죽이는 아밀로이드와 면역반응을 일으켜 제거할 수 있을 것이라는 데 착안한 것이다.

인체의 면역계를 자극하여 플라크를 형성하는 데 중요한 역할을 하는 아밀로이드와 면역반응을 일으켜 노인반 형성을 제지할 뿐만 아니라 침착되어 있는 아밀로이드도 파괴하여 제거하는 것으로 나타났다. 즉, 아밀로이드가 신경세포 주위에 침착하여 신경세포를 팽창하게 만들고 형태가 망가져 기능을 못하도록 하는 것이다.

먼저 형질변환 마우스를 이용한 동물실험을 하여 효능을 검정하였다.

형질변환 마우스는 마우스의 유전자에 노인반을 만드는 단백을 생성하는 인간의 유전자를 결합한 동물이다. 이 마우스는 나이가 들어가면 학습력과 기억력이 떨어지는 치매 증상을 보이는데, 뇌를 살펴보면 노인반이 나타나 있다.

치매 마우스에서 학습력을 시험하는 방법은 여러 가지인데, 수중 미로 찾기를 흔히 사용한다. 수중 미로 찾기는 커다란 욕조에 우유를 탄 물을 채운 다음 플라스틱으로 된 플랫폼 한 개를 수면 바로 아래 설치한다.

마우스를 욕조에 집어넣으면 마우스가 욕조를 헤엄쳐 다니다가 우연히 플랫폼을 발견하게 된다. 다양한 위치에서 마우스를 집어넣는 실험을 몇 차례 반복하면 마우스는 욕조에 집어넣자마자 곧바로 플랫폼으로 헤엄쳐간다. 그렇지만 치매에 걸린 쥐는 플랫폼을 찾지 못하고 계속 헤엄치는 것을 볼 수 있는데, 몇 차례 실험을 반복해도 같은 결과가 나온다.

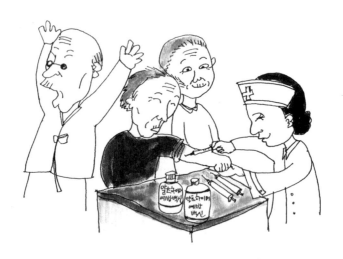

영국과 미국에서 환자 100명을 대상으로 실시한 항아밀로이드 백신의 1상 임상시험에서는 심각한 부작용이 나타나지 않고 환자에게 면역 반응을 생성하는 효과가 입증되었다고 한다. 실험책임자 밀워드(Harriet Millward) 박사는 "백신은 증상이 나타나는 것을 예방할 뿐만 아니라 이미 형성된 플라크를 파괴할 수도 있어 질환의 진행을 억제할 수도 있을 것이다"라고 말했다.

영국 알츠하이머협회 이사장 케이튼(Harry Cayton)은 "만일 사람을 대상으로 하는 임상실험에서 효능이 인정된다면 우리는 적어도 한 가지 치매를 예방할 희망을 가질 수 있게 됩니다"라면서 아직은 더 많은 연구가 진행되어야 할 것으로 내다보았다.

그렇지만 영국과 미국에서 알츠하이머병 환자 375명이 참여한 2상 임상시험에서는 일부 환자의 뇌에서 면역반응에 의한 뇌염이 생기는 부작용이 보고되어 시험이 중단되었다.

바이오젠과 에이자이가 개발한 베타 아밀로이드에 대한 항체치료제인 아두카누맙은 자문위원들의 압도적인 부정적 의견에도 불구하고 미국 식품의약국(FDA)은 2021년 6월 이 약제를 승인했다. "아두카누맙은 축적된 아밀로이드 베타 덩어리(플라크)를 감소시키며, 이는 환자에게 중요한 이점을 가져다줄 것"이라는 허가 배경의 설명이 있었다. 그럼에도 불구하고 효능에 대한 논란은 지속될 것으로 보인다.

뿐만 아니라 4주마다 1회 투여하는 요법임을 감안하면 연간 5만 6,000달러(약 6,220만 원)에 달하는 약제비의 부담도 만만치 않을 것이다.

알츠하이머병 치료제의 개발 동향

지금까지 개발된 알츠하이머병의 증상을 개선하는 약제들은 신경연접에서 내는 화학적 전달물질의 파괴를 저지하는 미봉적인 수준에 머물고 있다. 이어서 유수의 제약회사들이 알츠하이머병 환자의 뇌에 축적되는 아밀로이드 단백을 제거하려는 면역요법제 개발에 주력하고 있지만 대부분 알츠하이머병의 증상을 개선하는 효과가 미진하여 개발을 포기하는 등 아직도 갈 길이 먼 상황이다.

그렇지만 알츠하이머병 치료법을 개발하기 위한 다양한 연구들은 계속 진행되고 있다. 그 가운데 미세아교세포의 기능을 정상으로 돌리는 방법을 찾는 것도 있다. 미세아교세포는 주로 뇌를 감시하는 역할을 한다. 신경세포, 축삭망, 신경연접이 제대로 작동되는지 확인한다. 그러다 이상이 발견되면 모여들어 조치를 취한다.

미세아교세포가 하는 중요한 역할 가운데 하나는 시냅스를 지우는 일이다. 이 과정은 보체의 지원을 받아 이루어진다. 즉, 제거해야 되는 신경연접에 보체가 달라붙으면 미세아교세포가 제거하는 것이다.

태아시기에 뇌가 발달하는 과정에서는 신경연접이 많이 만들어진다. 미숙한 뇌에 많이 만들어진 신경연접은 제거해주어야 신경세포들의 일을 줄여줄 수 있다. 문제는 미세아교세포가 무슨 이유에서인지 신경연접을 제대로 지우지 못하거나 지나치게 지우는 경우에 생긴다. 결국 인지능력이 손상되거나, 다양한 정신질환, 발달장애까지 생길 수 있다. 우울증, 불안장애, 강박장애, 조현병, 알츠하이머병, 자폐증과 같은 정신질환은 서로 연관성이 없어 보이지만, 발병과정에서 미세아교세포가 제기능을 다하지 못한다는 공통점이 있다.

하버드 의과대학 베스 스티븐스(Beth Stevens) 교수와 스탠퍼드 의과대학 벤 베러스(Ben Barres) 교수는 알츠하이머병 환자의 뇌에 아밀로이드판이 만들어지기 훨씬 전부터 신경연접의 소실이 시작된다는 것을 발견했다. 미세아교세포가 정서적 긴장상태에서 활성화된다는 사실도 확인하였다. 그렇다면 미세아교세포가 신경연접을 지우는 과정을 정상적으로 조절할 수만 있다면 알츠하이머병이 발병하지 않도록 예방할 수도 있을 것이다.

매사추세츠 공과대학 MIT-피코어 학습기억연구소에서 인지신경과학을 연구하는 차이리훼이(蔡立慧)는 오작동하는 미세아교세포의 기능을 바로 잡는 실험을 하고 있다. 감마광 점멸요법이라고 하는 감각자극을 이용한 감마파 동조(Gamma entrainment using sensory stimuli, GENUS) 기술을 개발했다. 알츠하이머병 환자의 뇌파에서 감마파가 비정상인 것을 바탕으로 한 것이다.

감마파는 복잡한 사고를 할 때 활성화되는 뇌파이다. 연구진은 알츠하이머병 모형 쥐의 뇌에 LED를 통하여 40헤르츠의 빛을 감마파의 진동주기에 맞추어 점멸시켰다. 1시간 동안 빛을 쪼였더니 쌓여있던 아밀로이드 단백이 40~50%나 줄어들었다. 바로 미세아교세포가 아밀로이드 단백을 먹어치운 것이다. 문제는 빛을 쪼이기를 중단했더니 24시간 뒤에 아밀로이드 단백이 전처럼 쌓였다는 것이다.

하지만 아밀로이드 단백이 뇌에 쌓이기 훨씬 전부터 미세아교세포가 신경연접을 지우는 오작동을 시작하는 것으로 추정된다. 알츠하이머병의 증상이 나타나기 수십 년 전부터 일어났을지도 모른다.

미세아교세포가 신경세포를 보호하는 역할을 잊어버리고 신경연접을 파괴하기 시작하는 것은 유전자에 답이 있을 것으로 추정된다. 유전자를 보유하고 있는 사람이 긴장, 외상, 감염, 부상, 독소물질 등의 환경적 요인에 노출되면 유전자가 활성화되면서 미세아교세포의 오작동이 시작되는 것으로 짐작된다.

골관절염, 류머티즘 관절염, 통풍 등의 질환으로 비스테로이드 소염제(non-steroidal anti-inflammatory drugs, NSAIDs)를 오랫동안 사용해온 사람은 알츠하이머병 위험이 낮다는 조사가 있었다. 비스테로이드 소염제가 뇌에서 일어나는 염증반응을 억제하는 것으로 추정되었던 것인데, 알고 보면 미세아교세포의 오작동을 억제하는 효과가 있었던 것으로 추정된다.

알츠하이머병 초기에 미세아교세포가 신경연접을 파괴하는 기전, 즉 신경연접에 붙는 보체의 정체를 파악하여 보체가 신경연접에 붙지 않도록 하거나, 미세아교세포가 활성화되지 않도록 하는 방법을 찾게 되면 알츠하이머병이 발병하지 않도록 예방할 수 있을 것으로 예상된다.

혈관성 치매

뇌졸중 후유증으로 오는 치매가 혈관성 치매

과거에는 뇌의 혈관이 굳어지면 대뇌피질에 혈액이 충분히 공급되지 않아서 치매가 생긴다고 생각하던 시절이 있었다. 그래서 환자에게 산소를 공급하거나 대뇌의 혈액순환을 촉진하는 치료를 하기도 했다. 알츠하이머병 환자 역시 뇌에 공급되는 산소가 부족해서 노화성 플라크와 신경섬유농축체가 생기는 것이라고 생각한 것이다.

그동안 연구결과를 보면 혈관이상이 생기는 부위와 노화성 플라크나 신경섬유농축체가 보이는 부위가 일치하지 않는 점 등으로 미루어 산소 결핍이 알츠하이머병의 원인이라는 생각이 틀렸다고 판단하게 되었다.

최근 들어 환자들의 병력을 주의 깊게 살펴보고 신체검사, 신경검사, 정신상태 검사와 여러 가지 방사선과적 검사를 실시해 조사하였더니, 치매 환자 가운데는 대뇌에 다발성 경색(뇌혈관이 막혀 뇌조직이 파괴되는 상태로 흔히 중풍 또는 뇌졸중이라고 하는 병변이 뇌의 여기저기에 다수 나타나는 경우)이 있을 뿐 알츠하이머병 등 여타의 병리소견이 없는 경우도 있었다.

이런 경우를 다발경색성 치매라고 한다. 하지만 뒤에서 설명하는 것처럼 경색이 있는 경우만 치매가 오는 것이 아니고 저산소증이나 뇌출혈 후에도 치매가 생기는 것으로 알려지면서 혈관성 치매라고 부르게 되었다. 즉, 혈관성 치매는 '허혈성 또는 출혈성 뇌혈관질환이나 심혈관 이상으로 인한 허혈성-저산소성 뇌병변으로 발생한 치매'라고 정의된다.

혈관성 치매는 임상적으로 치매 증상을 보이는 환자의 5~25%를 차지하며, 사후에 부검해서 뇌출혈이나 뇌경색이 확인되는 사례가 15~47%에 달한다. 중국, 일본, 우리나라 같은 동북아시아 지역이 상대적으로 혈관성 치매의 빈도가 높다고 주장하는 연구자들도 있다.

그러나 우리나라는 임상소견을 중심으로 하여 정한 사망 전 진단을 가지고 얻은 연구결과일 뿐 사후 부검으로 얻은 것이 아니므로 정확하다고 할 수 없다. 뒤에서도 언급하겠지만 알츠하이머병과 동반하는 혼합형 치매가 많기 때문에 순수한 형태의 혈관성 치매가 얼마나 되는지는 정확히 알 수 없다.

혈전과 같은 물질이 뇌혈관을 막는 경색이나 뇌혈관이 터지는 출혈, 즉 뇌졸중이 발생한 다음 치매가 생기는 것을 혈관성 치매라고 한다. 뇌졸중 환자 3명 가운데 1명은 3개월 안에 치매 증상이 나타난다는 연구도 있다.

그런데 뇌졸중과 같이 뚜렷한 임상증상 없이도 혈관성 치매가 생길 수 있다. 즉, 비교적 큰 혈관에 문제가 생기는 뇌경색이나 뇌출혈과 달리 큰 혈관이 나뉜 작은 혈관에도 문제가 생길 수 있기 때문이다.

큰 혈관에 주로 변화가 나타나는 죽상경화증이 뇌의 작은 혈관에까지 변화를 일으킬 수 있으며, 고혈압이나 당뇨 같은 만성질환을 제대로 치료하지 않고 방치하면 작은 뇌혈관의 벽에 변화가 생겨 뇌에 산소를 충분히 공급할 수 없는 만성적인 관류저하가 생기게 된다.

혈관이 막혀 뇌에 산소가 공급되지 않으면

뇌에 혈액이 공급되는 방식은 매우 독특하다. 우리가 목을 만질 때 맥박을 느끼는 동맥은 경동맥이다. 심장에서 나온 큰 동맥이 목을 통하여 두개골 앞부분으로 들어간다. 이 부분은 비교적 외부에 노출되어 있어 목이 졸리거나 하면 피의 흐름이 쉽게 중단되며, 목에 외상을 입었을 때 손상을 받기 쉽다.

우리 몸은 이러한 위험에서 뇌를 효과적으로 보호하기 위한 장치가 마련되어 있다. 심장에서 나온 대동맥에서 뇌로 가는 총경동맥이 갈라진 다음 바로 추골동맥이 갈라진다. 총경동맥은 턱뼈 아래에서 두개골 밖으로 가는 외경동맥과 두개골 안으로 들어가는 내경동맥으로 나뉜다. 한편 추골동맥은 등뼈 속에 있는 통로를 지나 목뼈까지 진행한 다음 척수가 나오는 구멍을 통하여 두개골의 뒤쪽으로 들어간다.

이렇게 뇌 안으로 들어간 좌측과 우측의 경동맥과 추골동맥은 뇌 안에서 서로 연결되어 원모양의 윌리스 고리를 만든다. 이런 구조는 어느 한 곳의 동맥이 막혀 혈액공급에 문제가 생겨도 다른 동맥이 혈액을 공급할 수 있는 상호보완 구조를 만들고 있다. 일종의 보험을 들어둔 셈이라고나 할까? 신의 섭리가 오묘할 뿐이다.

이런 안전장치를 완벽하게 해두었음에도 뇌혈관이 막혀서 뇌경색이 오는 까닭은 뇌에 혈액을 공급하는 작은 동맥의 형상이 독특하기 때문이다. 일반적으로 우리 몸의 기관으로 가는 동맥혈관들은 대부분 서로 연결되어 그물처럼 되어 있다. 따라서 어느 한곳이 막혀도 곁가지로 혈액을 공급할 수 있다.

그런데 신장과 심장을 비롯하여 뇌에서는 큰 동맥에서 갈라져 나온 작은 동맥들이 서로 연결되지 않고 각각으로 나뉘는 가닥들이 오로지 책임지는 부위에만 혈액을 공급한다. 따라서 혈관이 중간에 막혀서 혈액을 공급하지 못하면 그 부분의 세포들은 죽게 된다.

특히 뇌조직은 매우 민감하여 산소공급이 단 5분 동안만 중단되어도 치명적인 손상을 입는다. 더욱 중요한 사실은 다른 조직의 세포와 달리 뇌세포는 재생되지 않는다는 것이다.

뇌조직에 산소공급이 잘되지 않아서 신경세포들이 죽게 되는 원인은 여러 가지가 있다. 가장 흔한 것은 혈관이 막혀서 대뇌의 여러 곳 또는 매우 중요한 뇌 기관에 경색이 생기는 것으로, 이와 같은 경색을 일으키는 원인은 다양하다. 그리고 심폐기능이 일시적으로 정지되거나 쇼크에 빠져 심한 저혈압 상태가 되어 뇌에 혈류가 감소된 경우를 들 수 있다.

빈혈이 심하거나 수면 중 호흡이 멎는 수면무호흡증 환자는 무산소-허혈상태에 빠질 수 있다. 또 다양한 원인으로 뇌출혈이 오는 경우 주위 뇌조직이 혈액덩어리에 압박을 받게 되고 뇌조직이 저산소상태가 되는 것이다. 따라서 고혈압, 심박동이상 등과 같은 심장병, 당뇨병, 지나친 흡연과 과음, 고지질증 등은 혈관성 치매를 유발할 수 있는 위험한 조건들로 평소 관리에 주의를 기울여야 한다.

뇌혈관질환과 연관된 인지기능장애

알츠하이머병의 전 단계로 인지기능장애를 고려하는 것처럼 혈관성 치매에도 뇌혈관질환과 연관된 인지기능장애라는 개념의 혈관성 인지 기능장애를 고려하는 경우도 있다. 하지만 일반적으로는 알츠하이머병 전 단계의 인지기능장애 수준부터 심한 치매에서 보는 인지기능장애에 이르기까지 광범위한 범위를 포괄하는 개념이다.

혈관성 인지기능장애라는 개념을 고려하는 것은 뇌혈관질환을 치료 함으로써 인지기능장애를 예방하거나 진행을 억제할 수 있을 것이라는 이유에서다. 혈관성 인지기능장애의 개념은 혈관성 치매는 물론 비치매 혈관 인지장애, 알츠하이머병이 동반된 혈관성 치매 등을 두루 포괄한 다. 당연히 뇌혈관질환의 종류에 따라서 치매 증상의 양상과 예후가 다 르고, 인지기능장애가 나타나는 모양도 다르다.

혈관성 치매가 생길 확률이 높은 경우

혈관성 치매는 아무래도 뇌졸중과 관계가 밀접하다. 따라서 뇌졸중이 생길 위험이 높은 조건을 조심해야 한다. 고혈압, 당뇨, 비만, 심혈관질 환 등 과거에 성인병이라고 하던 생활습관질환에서 뇌졸중과 혈관성 치 매가 생길 확률이 높다. 이들 질환들은 식습관, 운동습관, 흡연, 음주와 같은 생활습관과 밀접한 관계가 있다고 해서 생활습관질환이라고 묶어서 부르게 되었다.

특히 생활습관을 개선하는 것이 이들 질병을 예방하고 증상을 개선하는 데 절대적으로 필요하다. 그 밖에도 낮은 학력이나 뇌혈관질환 가족력이 있는 경우에도 혈관성 치매가 생길 위험이 높다. 또 흡연, 저혈압, 뇌실 주변의 백질에 허혈성병변이 있는 경우에도 혈관성 치매 증상이 나타날 확률이 높다.

여자보다 남자에게 흔해

뇌혈관장애로 생기는 혈관성 치매 환자의 증상은 기본적으로 손상받은 뇌 부위에 따라 달라지며, 손상된 뇌조직의 범위와 증상의 정도가 비례한다고 볼 수 있다. 비록 혈관성 치매가 다양한 증상을 보인다고 하지만 공통되는 소견으로는 알츠하이머병보다 젊은 나이에 발생할 수 있다는 점, 여자보다 남자가 1.5에서 2.5배 많다는 점, 정신장애가 나타난 나이부터 사망할 때까지 평균 생존기간이 알츠하이머병보다 20% 정도 짧다는 점 등이다.

역학적으로 조사해보면 혈관성 치매는 전체 치매의 20% 정도이며 연령이 높아지면서 유병률 역시 높아진다. 여자보다 남자에게 흔한데 75~79세 이탈리아 여성에게는 유병률이 1.5%인데 80세 이상 남자에게는 16.3%인 점을 고려하면 잘 이해할 수 있을 것이다.

일본에서는 혈관성 치매의 유병률이 다른 치매보다 특히 높아 전체 치매의 50% 이상을 차지한다고 한다. 우리나라에서도 이러한 영향을 받아 혈관성 치매가 수위를 차지하는 것으로 잘못 알려져왔으나 최근 조사에 따르면 20% 정도 차지하는 것으로 나타났다.

지역적으로 혈관성 치매의 유병률에 차이가 있는 것은 뇌졸중이나 혈관질환의 유병률과 관계가 밀접하며, 뇌졸중의 치료수준이 어떠하냐에 따라 환자가 뇌졸중 후 살아남을 확률을 알 수 있다.

뇌졸중으로 나타나는 증상은 뇌졸중이 일어나는 부위와 밀접한 관련이 있다. 즉, 뇌졸중을 심하게 앓았다고 해서 반드시 인지기능의 감소가 뒤따르는 것은 아니라는 얘기다. 따라서 치매를 진단하는 비교적 간단한 방법을 이러한 환자들에게 적용하는 것은 타당하지 못하다.

물론 뇌졸중으로 인한 신경학적 손상이 인지기능에 영향을 미칠 수 있으며, 심한 언어장애가 생긴 경우 환자를 제대로 평가할 수 없다. 다테미치 박사의 조사에 따르면 60세 이상 뇌졸중 환자들의 26%가 뇌졸중이 생긴 3개월 후 치매 증상을 나타냈다고 한다.

혈관성 치매 환자들은 대부분 다발성 뇌기능장애를 나타내는데, 사지가 뻣뻣해지며 반사운동이 증가된다. 또 걸음걸이가 이상해지거나 요실금·변실금을 나타낸다. 말이 어눌해지며 상황에 맞지 않게 울거나 웃거나 한다. 대부분 혈압이 높으며, 85% 환자가 심박동이상, 관동맥 허혈 또는 심비대 등의 심전도 이상을 보인다.

대뇌 고위기능의 이상으로는 지남력에 장애가 있고 최근기억의 손상, 계산능력 저하 등이 흔하다. 말하기와 쓰기에 이상이 생겨 짧은 문장으로 말하고 제한된 어휘를 사용한다. 흔히 우울증과 같은 정신병이 나타나고 성격에 이상이 오지만 간혹 정상적인 경우도 있다.

혈관성 치매를 진단하는 임상기준으로는 치매 증세가 갑자기 나타나며, 경과 중 증상이 일시적으로 나빠지거나 호전과 악화가 반복되는 파동성을 보인다.

고혈압, 관상동맥질환 또는 뇌혈관질환이 있고 과거에 뇌졸중 또는 일과성 뇌허혈 발작 병력이 있거나, 국소적인 신경증후를 보이거나, 경색 또는 미만성의 백질 혈관질환들이 방사선학적으로 증명되면 혈관성 치매라 할 수 있다. 물론 다른 치매의 원인이 되는 질환이 없어야 한다.

알츠하이머병 환자에 비하여 기억력 손상이 심하지 않으나 전두엽 기능이 심하게 손상된다. 무관심해지거나 적극성이 부족해지는 것과 같은 증상은 피질 아래에 있는 병변을 반영한다.

치밀한 병력 청취로 알츠하이머병과 구분

혈관성 치매를 진단하려면 혈압을 측정하고 심장기능을 검사하며 혈액검사와 몇 가지 자가항체 검사를 시행한다. 혈청 중의 이상단백과 지질을 검사하며 심전도와 가슴 X선 사진은 기본적인 검사다. 심초음파를 실시하면 심장의 판막이상 또는 종양 유무를 알 수 있다. 뇌척수액 검사를 하여 뇌에 생긴 염증이나 감염성질환을 확인한다. CT검사에서는 뇌경색을 발견할 수 있으며, MRI검사에서는 더욱 세밀하게 병변을 확인할 수 있다.

임상적으로 혈관성 치매를 진단하는 데 중요한 것은 환자의 병력이다. 환자의 병력을 자세하게 청취하여 다음과 같은 세 가지 수준으로 진단을 할 수 있다.

❶ 혈관성 치매일 가능성이 있음: 환자가 임상적으로 치매가 있고 60~70세에 인지능력이 손상되었으며, 뇌졸중 병력이 있고 사지마비, 감각장애, 시야결손, 경련, 걸음걸이장애 등과 같은 신경계통이 손상되어 나타나는 증상을 보이는 경우이다.

❷ 혈관성 치매일 개연성이 있음: ❶과 같은 소견이 있으면서 신경정신검사에서 치매임이 밝혀지고, CT나 MRI에서 뇌혈관장애가 나타날 뿐 그 밖의 여러 검사에서 치매 원인이 될 만한 여타 질환이 없는 경우이다.

❸ 혈관성 치매가 확실함: ❷와 같은 소견이 있으면서 뇌척수액 검사, 뇌파검사, CT나 MRI에서 뇌혈관장애가 확인되는 경우이다.

혈관성 치매 환자의 뇌를 사후에 검사해보면 CT나 MRI 검사에서 발견된 것과 같이 대뇌피질의 여러 곳과 기저핵 또는 시상과 같이 아주 중요한 뇌 기관에서 오래전 생긴 경색이 있거나 출혈로 뇌조직이 결손된 것을 볼 수 있는데, 뇌조직이 50mL 이상 손실된 경우가 아주 흔하다. 손실된 뇌조직의 양과 임상적으로 보이는 치매 정도는 서로 비례한다.

혈관성 치매의 진단을 확정하려면 사망 후 반드시 부검을 하여야 한다. 부검소견에 따라 분류해보면 혈관성 치매는 전체 치매에서 17~29%를 차지하여 알츠하이머병 다음으로 많다. 또 알츠하이머병과 병합되어 있는 경우도 32%에 이른다. 최근 자료에서는 혈관성 치매의 빈도가 떨어지고 있는데, 이는 혈관성 치매를 일으키는 원인 중 하나인 고혈압에 대한 관심이 커지고 치료하는 방법이 발달한 까닭일 것이다.

통상 혈관성 치매를 알츠하이머병과 구별할 때, 하친스키가 고안한 허혈등급을 사용해왔지만 절대적이지는 못하다. 급작스러운 발병(2점), 단계적으로 병세가 나빠짐(1점), 호전과 악화를 반복함(2점), 야간에 혼동이 있음(1점), 성격은 유지됨(1점), 우울증(1점), 신체이상을 호소함(1점), 정서불안이 있음(1점), 고혈압이 있음(1점), 뇌졸중이 있었음(2점), 동맥경화증이 있음(1점), 국소적 신경증상이 있음(2점), 국소적 신경 징후가 있음(2점) 등 13가지 문항에 해당하는 점수를 합산하여 6점 이상이면 혈관성 치매로, 5점 미만이면 알츠하이머병으로 본다.

혈관성 치매의 분류

혈관성 치매는 발생하는 기전에 따라 다발경색 치매, 단일뇌경색 치매, 피질하혈관 치매, 뇌졸중후 치매, 뇌출혈 치매, 유전혈관 치매, 알츠하이머병이 동반된 혼합형 치매, 관류저하저산소 치매 등으로 구분한다.

인지기능장애가 갑작스럽게 나타나는 급성과 증상이 서서히 시작해서 점점 나빠지는 아급성으로 구분하기도 한다. 급성에는 큰 혈관이 막혀 생기는 단일경색 치매와 경색이 여러 차례 반복되는 다발경색 치매 등을 포함하며, 아급성은 피질하혈관 치매가 대표적이다.

다발경색 치매

치매 환자를 부검한 결과 약 17%가 대뇌에 경색 소견을 보였고, 대뇌 경색은 다발성이거나 양측성이었다. 그리고 10%는 알츠하이머병과 병발한 것으로 나타났다. 치매 증상을 일으키는 경색들은 크기나 경과기간에서 다양한 차이를 보였고 대뇌피질, 백질, 기저핵, 그리고 시상을 침범하는데 다양한 조합으로 나타난다.

특히 중대뇌동맥과 후대뇌동맥이 분포하는 부위에서 잘 관찰된다. 후자는 한쪽 또는 양쪽 해마를 잘 침범한다. 때로는 하나의 커다란 경색을 보이기도 한다.

그렇지만 이런 경우에도 크기가 아주 작은 경색이 다른 부위에 존재하는 것을 흔히 볼 수 있다. 오래된 병소는 보통 낭성변화를 보이고 뇌실 확장을 동반한다. 브레스드 박사는 허혈성 괴사의 부피를 계산하였는데, 치매가 있는 환자들은 치매 증상이 없는 뇌졸중 환자보다 부피가 컸다. 대부분 치매 증상이 있는 뇌졸중 환자들은 50mL를 넘었고, 100mL 이상 되는 예들도 있었다.

뇌졸중 환자들 가운데 경색이 양쪽에서 발견되거나 우세한 대뇌반구에 경색이 있으면 치매 증상이 발현할 위험이 높다. 그렇지만 대뇌혈관의 동맥경화증 정도나 뇌 무게, 그리고 뇌실확장 범위 등은 치매 증상이 있거나 치매 증상이 없는 뇌졸중 환자 간에 차이가 없다.

대뇌피질에 다발성 경색이 생기는 것은 지적 기능과 관련하여 특히 중요한데, 이것으로 치매 증상이 나타나는 이유를 논리적으로 설명할 수 있다. 그렇지만 이 개념으로는 경색의 부피와 치매 증상이 심한 정도를 연관짓기는 어렵다.

사실 장소에 상관없이 경색의 크기와 치매 증상의 심한 정도 사이에 밀접한 연관이 있다고 한다면 놀라운 일일 것이다. 실제로는 하나의 작은 경색이더라도 그것이 매우 중요한 위치에 생긴다고 하면 고위 지적 기능에 심각한 장애를 초래할 수 있다.

혈관성 치매의 원인인 다발성 뇌경색을 일으키는 원인질환은 두개골 내외의 동맥을 침범해 국소적인 혈전이나 색전을 만들어내는 동맥경화증이나, 대뇌색전의 원인을 제공하는 심실세동이나, 심근경색과 같은 심장질환이 대부분이다.

고혈압을 치료하지 않으면 치매가 생길 수 있다

고혈압을 치료하지 않는 환자들이 있다. 고혈압을 조절하지 않다가 어느 순간 뇌출혈이 일어나면 이로써 치매가 올 수도 있다. 고혈압을 치료하지 않고 지내면, 대뇌에 퍼져 있는 작은 동맥들의 벽이 조금씩 두꺼워지게 된다. 이에 따라 대뇌에 산소공급이 줄어들게 된다. 정도가 심해지면 혈관을 중심으로 하여 뇌조직이 손상된 모습을 볼 수 있다.

이를 열공이라고 하는데, 피질 아래쪽에서 발견되는 열공은 크기가 작은 허혈성 괴사의 산물인 1~2mm 정도의 낭성 병변이다. 이것보다 큰 경우는 경색이라고 한다. 또 이러한 변화가 일어난 혈관벽에 아밀로이드라는 이상단백이 침착되는 모습을 자주 본다. 따라서 나이가 들수록 정기검진을 받아야 하며 고혈압, 당뇨와 같은 생활습관병을 조기에 발견하여 치료해야 한다.

대뇌의 중요하지 않은 부위에 있는 한 개의 열공은 별다른 증상을 보이지 않을 수도 있지만, 내포와 같이 중요한 위치에 발생하면 신경학적 증상을 나타낸다. 그러나 단일 열공만으로 치매 증상이 나타나는 경우는 대체로 없다. 작은 경색도 숫자가 많아지면 피질의 과립상 위축을 가져오고 치매 원인이 된다.

알츠하이머병 환자에게서 작은 경색이 몇 개 피질 아래쪽에서 관찰되는 경우 우발적 소견으로 치부하는 경향이 있다. 그러나 알츠하이머병 환자의 피질에서 일어나는 작은 경색들이나 출혈은 아밀로이드 혈관증 때문에 생길 수 있다. 혈관성 치매에서 작은 경색은 보통 회색질이나 백질에 있는 커다란 병소와 동시에 볼 수 있다.

혈관기원의 미만성 백질손상: 빈스웽거병

이 질환은 최근 개념이 다시 정리되고 있는 혈관성 치매의 한 종류다. 1894년 빈스웽거가 10년간에 걸쳐 경험한 환자 8명의 임상과 병리소견을 발표하였다.

환자들은 정신기능이 점차로 나빠지며 실어증, 반측시야결손, 반측감각과 운동장애를 보였다. 뇌는 측뇌실, 특히 뒷부분이 심하게 확장되어 있었고 뇌혈관은 심한 동맥경화증의 소견을 보였으며 백질이 위축되어 있었다.

이 환자의 백질에서 신경을 싸고 있는 수초가 소실되어 작은 경색들이 많이 관찰되었다. 상부의 피질은 비교적 변화를 보이지 않았다. 손상된 부위에 있는 작은 동맥들이 좁아져 있었지만 혈관이 막혀 있지는 않았고 변성을 보였다. 환자들은 대부분 고혈압이 있었다.

빈스웽거병은 수년간에 걸쳐 정신기능 저하를 보이며 보통 아급성 신경증상이나 증후를 나타낸다. 남녀 모두 비슷한 빈도로 나타나며 50~70세에 많이 발병한다.

백질의 변성이 매우 심한데도 뇌의 무게는 정상범위이고 혈관에 심한 동맥경화증 소견이 나타난다. 관상면을 따라서 절단해보면 측뇌실과 제3뇌실이 심하게 확장되어 있다. 대뇌반구 백질의 색조변화를 볼 수 있고 경도가 단단해지며 경색이 광범위하게 퍼져 있다.

　빈스웽거병 환자가 치매 증상을 나타내는 것은 피질-피질, 그리고 피질-피질 아래에 있는 연결기능이 교란되었기 때문이라고 설명한다. 특히 빈스웽거병 환자에서 피질 아래형 치매 증상이 뚜렷한 점이 이와 같은 설명을 뒷받침해준다.

혈관성 치매의 진단

　혈관성 치매를 진단하기 위하여 몇 가지 기준이 있지만 NINDS-AIREN (National Institute of Neurologic Disorders and Stroke-Association Internationale pour la Recherche et l'Enseignement en Neurosciences) 기준을 가장 많이 사용한다.

　혈관성 치매를 추정할 수 있는 임상진단기준으로는 치매와 뇌졸중의 증거가 분명해야 한다. 치매 증상으로는 일상생활의 장애를 초래할 정도로 심한 인지기능의 저하, 기억장애와 함께 최소 두 가지 이상의 인지기능 손상이 있어야 한다.

　뇌졸중의 증거로는 기왕력 여부와 관계없이 뇌졸중의 증거와 함께 치매 원인으로 설명할 만한 혈관성 뇌병변이 뇌영상으로 확인되어야 한다.

여기서 뇌졸중으로 판단할 수 있는 징후로는 편측마비, 안면마비, 바빈스키징후, 감각저하, 편측시야결손, 구음장애 등이 있다.

치매 증상과 뇌졸중 간에 인과관계가 분명해야 하는데 뇌졸중 후 3개월 이내에 치매가 발생하거나, 갑작스럽게 발생하거나, 증상 변화가 심하거나, 계단식으로 진행하는 인지기능저하가 있는 경우 의심할 수 있다. 문제는 증상이 나타나지 않는 뇌졸중의 경우에는 '뇌졸중 후 3개월 이내에 발생한 치매'라는 조항만으로는 모호할 수 있다는 것이다.

혈관성 치매 가능성이 높은 임상증상으로는 보행장애가 초기에 나타나거나 걸음이 불안정하거나 자주 넘어졌다는 과거력이 있는 경우, 비뇨기계 질환으로 설명이 되지 않는 조기빈뇨·절박뇨 등의 소변증상, 거짓연수마비, 성격변화나 기분장애가 동반되는 경우가 있다.

반면 기억력 상실이 초기부터 나타나는 경우와 뇌영상에서 뚜렷한 국소병변 없이 기억장애·언어장애·실행증이 점진적으로 진행하는 경우, 인지기능 이외에는 국소 신경학적 징후가 없는 경우, 뇌 CT와 MRI에서 혈관성 뇌병변이 없는 경우 혈관성 치매의 가능성이 낮다.

예방과 치료는 원인에 맞춰서

혈관성 치매 역시 신경세포가 죽어서 치매가 오는 것이므로 일단 치매 증상이 나타나면 치료하기가 어렵다. 다행스러운 점은 혈관성 치매

를 일으키는 원인질환을 찾아내 그에 상응하는 치료를 하여 치매 증상
이 나빠지는 것을 방지할 수 있으며, 제한적이나마 증상을 호전시킬 수
있다는 것이다.

예를 들면 고혈압 환자의 경우 적극적으로 치료하여 고혈압성 뇌혈관
증으로 발전하지 않도록 하면 경색이 생기지 않게 된다. 즉, 뇌졸중의 이
차적 예방이 중요한 것이다. 저밀도 지질단백 콜레스테롤을 감소시키는
스타틴(statin) 계열 약제나 항혈소판 제제는 뇌졸중 재발 가능성을 현저
하게 낮출 수 있다. 고혈압이나 당뇨가 있는 환자는 고혈압과 당뇨를 치
료함으로써 뇌졸중을 예방하도록 하는 것이 중요하다.

하지만 치료는 매우 조심스럽게 해야 한다. 혈압을 급작스럽게 떨어뜨
리면 오히려 대뇌 전체에 혈액 공급이 충분하게 이루어지지 않아 저산
소증이 생기고 뇌조직의 손상으로 이어진다.

각종 염증, 감염질환을 확인하면 그에 대해 근본적으로 치료하여 증상
이 악화되는 것을 방지한다. 심장질환 또는 동맥경화증 등이 있을 경우
그 병소에서 떨어져나온 작은 조각들이 뇌로 흘러 들어가면 모세혈관을
막아 뇌경색을 일으킨다. 이러한 원인이 되는 질환을 치료함으로써 뇌
경색을 예방할 수 있다.

혈관성 치매 환자의 인지기능을 호전시키는 약이 여러 가지 나와 있
으므로 전문가의 조언에 따라 적절하게 사용하면 효과를 볼 수 있다. 최
근에 알츠하이머병 치료제로 개발된 아리셉트와 레미닐을 치매와 뇌혈
관질환을 같이 앓고 있는 환자, 즉 혈관성 치매나 혼합형 치매 환자에

게 사용했더니 기억력, 지남력, 언어능력이 비교적 유지되었다는 연구가 나왔다.

병리검사를 해보면 혈관성 치매 환자의 상당수에서 알츠하이머병의 병리소견이 확인되는데, 이러한 점 때문에 알츠하이머병 치료제가 치매 증상을 유지 또는 개선하는 효과가 혼합형 치매에서도 나타나는 것이 아닌가 생각한다.

그 밖에도 최근 개발된 혈행개선제를 뇌경색이나 뇌출혈 등과 같은 뇌졸중 환자에게 사용하면 치매발병을 억제할 수 있다. 또 신경성장인자를 사용하면 손상받지 않고 남아 있는 신경세포들에서 돌기들이 왕성하게 자라도록 해서 신경세포들 간의 연락망이 확장되어 치매 예방효과가 있다.

한 가지 유념해야 할 것은 이러한 약제들 역시 단기간 사용해서는 효과를 기대하기 어렵다는 점이다.

한번 손상된 중추신경계 세포는 재생되지 않는다는 것이 지금까지 정설이었다. 최근 들어 줄기세포(stem cell)에 대한 연구결과가 관심을 끌고 있다. 줄기세포는 태아단계에서 나타나는 신체의 여러 장기에서 피부조직에 이르기까지 신체조직으로 자라는 일종의 모세포(母細胞)를 말하는데, 신경계도 마찬가지로 이러한 신경줄기세포가 분화해서 만들어진다. 성인에게는 이러한 신경조직으로 분화하는 과정이 일어나지 않기 때문에 신경세포가 손상되면 다시 만들어지지 않는다고 생각해온 것이다.

과학자들은 신경줄기세포가 태아는 물론 성체의 신경계에도 존재하며, 해마 등 특이 부위에서는 평생 새로운 신경원세포가 생산되고 있음을 밝혀냈다.

가령 저산소성 허혈성 뇌손상인 경우 신경줄기세포는 본세포를 증식해 손상 부위로 이주한다. 그런 다음 새로운 신경원세포로 분화해 손상된 신경세포를 대체하고 신경을 재생할 수 있을 것으로 기대된다. 그러나 아직은 각종 질환으로 소실된 뇌기능을 복원하지 못하고 있다.

신경줄기세포에 대한 연구로 뇌세포 재생에 일부 성공하고 있다는 연구결과가 보고되기는 하지만, 아직 구체적인 성과가 나오지 않았다. 하지만 줄기세포를 신경세포로 분화해 경색이 일어나서 손상을 입은 뇌조직에 이식하여 소실된 뇌기능을 회복하게 하려는 연구가 활발하게 진행되어 뇌경색 치료에 밝은 전망을 보이고 있다.

뇌혈관질환(뇌졸중)이 단일질환 사망률 상위권

통계청이 발표한 2020년 사망원인 통계에 따르면 전체 사망자는 34만 4,948명으로 인구 10만 명당 593.9명이다. 585.2명을 기록한 1984년 이후 최대치이다. 코로나 유행이 한몫을 한 것이다. 암질환이 여전히 사망률 1위를 차지했으나 이는 각종 암을 모두 아우르는 것이다. 단일질환으로는 뇌출혈과 뇌경색 등 뇌혈관질환으로 사망한 사람이 심장질환 다음으로 많았다.

꾸준하게 증가하는 심장질환 사망률과 달리 뇌혈관질환 사망률은 감소 추세에 있다. 심장질환 사망률은 2010년 인구 10만 명당 46.9명이던 것이 2020년에는 63.0명이 되었다. 뇌혈관질환 사망률은 2010년에 53.1명이던 것이 2020년에는 42.6명이 되었다. 뇌혈관질환 사망률은 2012년과 2013년에 심장질환 사망률과 엎치락뒤치락하다가 2014년부터는 감소세를 유지하고는 있지만 여전히 개선할 점이 많다.

2020년 뇌혈관질환의 연령별 사망률 추이를 살펴보면 30대에는 인구 10만 명당 2.4명에 머물지만 40대에는 7.5명으로, 50대에는 17.7명으로, 60대에는 38.9명으로, 70대에는 142.9명으로, 80세 이상에서는 624.8명으로 가파르게 상승하는 모양을 보인다.

하지만 2015년의 연령별 사망률 추이(30대 2.4명, 40대 9.9명, 50대 22.0명, 60대 53.3명, 70대 234.5명, 80세 이상 884.3명)와 비교하면 증가폭이 상당히 완만해지고 있음을 알 수 있다. 고혈압과 당뇨같이 뇌혈관질환을 일으키는 기저질환의 연령별 분포 양상과 밀접하게 관련이 있음을 보여주어 생활습관질환을 다스리는 일이 얼마나 중요한지 알게 해준다.

뇌출혈의 가장 흔한 원인은 고혈압

뇌출혈 환자들은 갑자기 쓰러지거나 '어지럽다' 또는 '머리가 아프다'고 하는 경우가 많다. 하지만 뇌출혈의 조짐을 사전에 알 수 있는 방법은 없다. 사전에 나타나는 증상은 뇌출혈 종류에 따라 다르다. 뇌출혈은 고혈압 환자에서 혈관이 압력을 이기지 못하여 터지는 뇌내출혈이 가장 흔하고, 작은 동맥에 생기는 동맥류가 터지는 지주막하출혈이 그다음이다.

고혈압성 뇌출혈은 뇌에 산소와 영양을 공급하는 지름 0.2~0.3mm의 작은 동맥이 터져 생긴다. 터진 부위는 뇌조직의 압력이 있기 때문에 몇 분 만에 자연히 아물면서 출혈이 멈추고 시간이 지나면서 출혈된 혈액이 흡수된다. 뇌출혈이 잘 일어나는 부위는 기저핵, 뇌간, 소뇌 등인데 뇌간에 출혈이 일어나면 치명적이다.

가족이나 친지 중 평소 고혈압이 있는 사람이 갑자기 구토를 하며 쓰러진 뒤 우측 반신마비가 오고 말을 제대로 하지 못한다면, 고혈압성 뇌출혈을 의심해볼 수 있으므로 환자를 즉시 병원으로 옮겨야 한다.

지주막하출혈의 90%는 뇌 아랫부분에 있는 1~3mm 굵기의 동맥이 갈라지는 부분에 생긴 동맥류가 터져 일어난다. 이곳에 동맥류가 잘 생기는 이유는 밝혀지지 않았지만, 뇌동맥이 갈라지는 부분의 안쪽 탄성판이 없거나 약하기 때문에 특히 나이가 들면서 취약해지는 것으로 본다. 갈라진 부분에 높은 압력이 계속 가해지면 약해진 혈관벽의 틈으로 내막이 불거져나와 동맥류가 생기는 것으로 추측한다.

뇌동맥류 파열은 40~50대에서 많이 일어난다. 일단 혈관이 터지면 발병자 60%가 목숨을 잃거나 심각한 장애가 남는다. 나머지 40%는 첫 출혈에서 목숨을 건졌다 해도 출혈이 여러 차례 반복되면서 결국 사망한다.

이렇듯 치명적인 뇌동맥류지만 평소 전혀 증상을 느낄 수 없어 조기에

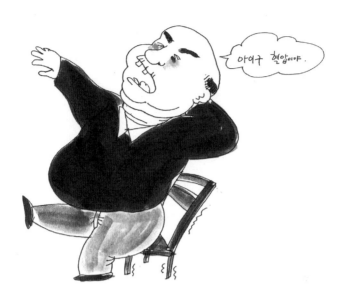

발견하기가 어렵다. 다만 출혈이 소량 있을 때 머리가 쪼개지는 것처럼 아프므로 이런 증상이 있다면 곧바로 검사를 받아보는 게 좋다.

머리가 심하게 아프거나 메스껍고 구토까지 하다가 일주일쯤 지나 정상으로 회복되었다면 뇌동맥류에 의한 소량 출혈이 있을 수 있으므로 정밀검사를 받아 더 큰 위험을 막아야 한다.

보통 일주일쯤 지나면 증상이 없어지므로 별일 아니려니 하고 넘어가는 사람들이 많다. 그러나 이런 사람들이 새벽에 조깅을 하거나 무거운 것을 들 때 또는 대변을 볼 때와 같이 힘을 주는 상황에서 뇌내압이 갑자기 올라가면서 동맥류가 크게 터질 수 있다. 머리가 망치로 두드리는 것처럼 몹시 아프면서 결국 의식을 잃게 된다.

뇌출혈이 온 다음 병세는 네 가지로 진행된다.

첫째, 출혈이 계속되어 뇌의 내압이 급격히 상승하면서 뇌부종이 나타나고, 2~3시간 안에 혼수상태에 빠지며 1~2일 내에 사망한다. 수술로 혈종을 제거하기 전에 상황이 악화되므로 목숨을 구하기가 매우 어렵다.

둘째, 출혈이 멈추고 혈종 지름이 5~8cm이며 의식장애나 반혼수에 빠진다. 발작이 일어난 다음 6시간 이상 지나면 뇌부종이 와서 의식장애가 진행되므로 곧바로 혈종을 제거하는 수술을 받아야 한다.

셋째, 출혈이 멈추고 혈종이 3~5cm에 머물면 꾸벅꾸벅 조는 정도의 의식장애가 생기는데 약물로도 치료가 가능하다. 수술로 혈종을 제거하면 한쪽 마비에서 회복될 때 증세에 차도가 있을 수 있다.

넷째, 혈종이 3cm 이하이고 뇌압도 높지 않으며 부종도 심하지 않으면 수술 대신 약물치료를 하는 것이 원칙이다.

뇌출혈로 쓰러진 환자는 처음 2~3시간이 고비이므로 가능한 한 빨리 신경과, 신경외과 등 전문 진료과목이 있는 병원으로 옮기는 것이 중요하다.

흔히 병원으로 옮길 때 자가용이나 택시 등을 이용하는 경향이 있다. 건강보험심사평가원이 발표한 2020년 뇌졸중 요양급여적정성평가결과를 보면 급성기 뇌졸중 환자가 응급실로 이송될 때 구급차를 이용한 경우는 2014년의 55.8%에서 증가했지만 59.2%에 불과하다. 구급차에는 보건전문요원이 타고 있으며, 응급상황에 대비해 제세동기를 비롯하여 산소와 수액제를 투여할 수 있으니 심뇌혈관질환의 응급환자는 반드시 구급차를 이용하여 응급실로 이송할 것을 추천한다.

급성기 뇌졸중 환자가 증상이 발생한 다음 응급실에 도착하기까지 걸리는 시간은 중앙값으로도 2014년의 244분에서 많이 개선된 214분 정도다. 즉, 3시간 30분 정도 걸리는 셈이다. 심근경색처럼 뇌졸중 역시 증상이 나타나자마자 응급실을 찾아 정확하게 진단하고 적절하게 진료를 받으면 생명을 구할 기회가 많아질 뿐 아니라 장애 범위를 최소화할 수 있다.

환자를 병원으로 옮길 때는 넥타이, 단추 등을 풀어주고 편안히 눕혀야 한다. 환자가 의식을 잃으면 혀가 말려 들어가 기도를 막을 수 있으므로 낮은 베개를 어깨와 목에 받쳐 숨을 쉴 수 있게 해준다. 환자가 토하면 토사물을 제거하는데 이때 머리가 심장보다 약간 높게 하여 뇌부종이 생기지 않도록 한다. 뇌출혈 환자는 목이 앞으로 꺾이지 않게 하는 것이 매우 중요하다.

뇌혈관이 막혔어요: 뇌경색

뇌경색은 뇌혈관이 막히거나 좁아져 생기는 허혈성 뇌졸중으로 대부분 뇌혈전과 뇌색전 때문에 생긴다. 뇌혈전은 핏덩어리가 혈관을 막아 생기는데, 뇌혈전이 생기는 주원인은 동맥경화증이다. 동맥경화는 비교적 굵은 뇌표면 동맥에서 잘 생긴다.

뇌에 피를 공급하는 동맥혈관에 동맥경화증이 생기면 혈관이 좁아지고 혈관내막에 혈소판이 엉겨 혈전을 만든다. 이 혈전이 떨어져나가 피를 타고 가다가 더 좁은 혈관을 막으면 그 혈관에서 피를 공급받는 뇌조직이 허혈성 손상을 입게 된다.

뇌혈전이 생기면 막힌 혈관 반대편 신체에 마비가 오며 가벼운 의식장애가 나타난다. 그것은 뇌혈관의 일부분이 막히더라도 어느 정도는 다른 혈관을 통해 피가 공급되어 뇌세포가 죽는 것을 막아주기 때문이다.

뇌색전은 뇌의 혈관이 막힌다는 점에서는 뇌혈전과 같으나 주로 심장에서 생긴 혈전이 떨어져나와 뇌혈관을 막는다는 점이 다르다. 정상 심장에는 혈전이 생기지 않지만 동맥경화증이 동반되어 있거나 세균성 심내막증 또는 심장판막에 류머티즘에 의한 병소가 만들어진 환자가 심방세동이 일어나면 작은 조직의 조각들이 떨어져나와 동맥혈을 타고 뇌로 이동하여 동맥을 막게 된다.

뇌색전은 뇌혈전과 달리 증세가 갑자기 나타나고 한쪽 마비와 실어증 등도 갑자기 나타난다. 처음에는 의식이 있으나 점차 혼수상태에 빠지며, 며칠 안에 사망하는 경우가 적지 않다. 증세가 이렇게 빨리 진행되는 것은 많은 말단동맥이 일시에 막히기 때문이다.

말단동맥은 우회 혈관이 발달되어 있지 않아 피를 충분히 공급할 수 없고, 혈관을 막고 있던 혈전이 녹더라도 이것이 아래로 밀려가 더 좁은 혈관을 막아 뇌에 부종이 생긴다. 때로는 혈관이 뚫려 다시 피가 공급되더라도 이미 손상받은 뇌에 있는 혈관이 혈압을 이기지 못해 뇌경색증에 뇌출혈이 겹칠 수 있다.

뇌경색에는 뇌혈전과 뇌색전 외에도 대뇌다발성 뇌경색, 일과성 뇌허혈 발작이 있다. 대뇌다발성 뇌경색은 여러 곳에서 동시에 뇌경색이 생기는 것이다. 뇌경색이 한곳에서 일어나고 부위가 작으면 가벼운 한쪽 마비와 언어장애가 있더라도 시간이 지남에 따라 대부분 완치될 수 있다.

하지만 이런 현상이 여러 곳에서 다발적으로 일어나면 치매상태가 될 수 있다. 일과성 뇌허혈 발작은 한쪽 마비, 실어증, 한쪽 눈이 안 보이는 증세가 나타났다가 2~3분 만에 정상으로 되돌아오는 증상으로, 본격 뇌경색의 위험신호라 할 수 있다. 뇌 일부에 일시적으로 혈액공급 현상이 나타나기 때문으로 길어도 24시간 내에 회복되는 것이 보통이다.

뇌경색 환자는 내과적·외과적 방법으로 치료하는데, 내과적 치료에는 혈액이 굳는 것을 막거나 혈관을 확장하는 두 가지 방법이 있다. 혈액이 굳는 것을 막는 약제로 흔히 쓰이는 것은 아스피린이다. 아스피린은 혈소판이 응집되는 것과 혈소판이 혈관에 달라붙는 것을 어느 정도 방지해준다. 최근에는 아스피린의 단점을 보완한 혈전형성억제제가 개발돼 시판되고 있다.

혈관확장제는 뇌의 혈류를 늘리므로 일과성 뇌허혈 발작을 자주 일으키는 사람은 지속적으로 복용할 필요가 있다. 그리고 뇌부종을 완화하는 치료를 병행한다. 이러한 치료는 발작 후 6시간 내에 해야 효과가 있다. 환자 상태에 따라 우회 혈관을 만드는 수술을 하기도 한다. 뇌색전은 발병 후 6시간 내에 색전을 제거하는 것 외에 외과적으로 효과적인 방법은 없다.

고혈압, 그냥 두지 마세요

뇌졸중은 흔히 중년이나 고령층에서 잘 나타난다. 백인보다 동양인에게 더 잘 생긴다. 집안에 뇌졸중을 앓은 가족이 있으면 뇌졸중이 발생할 위험이 크다. 고혈압이 무엇보다도 큰 위험인자다. 뇌졸중 환자의 60~70%가 고혈압 병력이 있다. 고혈압은 뇌경색증과 뇌출혈을 모두 일으킬 수 있는데, 특히 혈압이 높을수록 위험이 커진다. 고혈압 환자는 정상인보다 4~5배 정도 뇌경색증이 발병할 위험성이 높다.

당뇨병도 위험한데 당뇨 환자는 정상인보다 뇌졸중이 발병할 확률이 두 배 정도 높다. 혈중 콜레스테롤이 높아도 뇌졸중 위험이 커진다. 심장질환, 심근경색, 심방세동, 심장판막증, 울혈성심부전, 심전도 검사상의 좌심실비대 등이 나타나는 환자도 위험하다.

흡연자는 비흡연자보다 출혈성 뇌졸중이 생길 위험성이 2.5배 이상 높다. 경구피임약을 복용하거나 복용한 적이 있는 여자도 뇌졸중 발생 위험이 두 배 이상 커진다.

뇌졸중을 예방하려면 고혈압, 당뇨, 고지혈증, 심장병과 같은 위험인자들이 발견되었을 때 적절히 치료해야 한다. 담배를 끊고 균형 있는 식사와 휴식, 운동을 하고 과로나 스트레스를 피하는 등 일반적 건강수칙을 지키는 것이 중요하다. 그리고 중년 이후에는 1년에 한 번 정도 건강진단을 받는 것이 좋다. 직장 등에서 받는 정기 신체검사에서 위험한 질환을 찾아내기도 한다.

레비체 치매

대뇌신경계의 퇴행성질환

통계청에서 발표한 2020년 우리나라 사람들의 기대수명은 83.50년(남성 80.50년, 여성 86.50년)이다. 이처럼 기대수명이 늘어남에 따라 주변에서 파킨슨병 환자를 쉽게 볼 수 있게 되었다. 파킨슨병 역시 대뇌신경계의 퇴행성질환이기 때문에 나이가 많아지면서 발병 가능성이 높아지는 질환이기 때문이다.

1996년에 열린 애틀랜타올림픽에서 세계의 이목은 성화 점화자에 쏠렸다. 과거 무적의 프로권투선수였고 헤비급 세계챔피언으로 한 시대를 풍미했던 무하마드 알리가 그 자리에 서 있었던 것이다. 성화대에 선 그는 우둔한 걸음걸이, 표정 없는 얼굴을 하고 있었다. 그리고 손을 너무 심

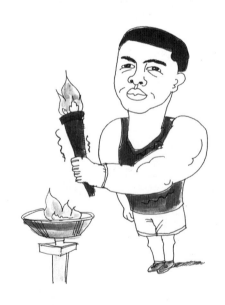

하게 떨어 손에 쥐고 있는 성화봉을 떨어뜨릴 것만 같았다.

알리가 앓고 있는 병은 권투선수생활의 후유증으로 얻은 외상성 파킨슨병으로 알려졌다. 애틀랜타올림픽 전까지만 해도 매스컴의 관심 밖에 있었기 때문에 그가 파킨슨병을 앓고 있다는 사실은 우리에게 잘 알려지지 않았다. 그는 파킨슨병 환자를 위한 자선사업에서도 활동을 많이 했다.

파킨슨병은 진전(떨림), 강직, 운동완만 증상을 보이는 대뇌 신경계의 퇴행성질환이다. 이 병은 1817년 영국의 의사 제임스 파킨슨이 자신이 경험한 환자 여섯 명이 보인 임상소견을 분석하여 '진전마비에 대한 소고'라는 제목의 논문으로 발표함으로써 세상에 알려지게 되었다.

이 논문은 그가 사용한 진찰법 이외에 더 발전된 방법이 아직 없을 정도로 완벽한 내용을 담고 있다. 그는 논문 서두에 다음과 같이 기술하였다.

진전마비는 근육에 힘이 없으면서 환자 자신의 의지와 상관이 없는 떨림 현상을 보이는데, 환자가 움직이거나 누가 부축을 해주면 증상이 사라진다. 환자는 윗몸을 꾸부정하게 기울이고 있으며, 짧고 재게 걷는 특징을 보인다. 하지만 감각이나 정신력에는 이상이 없다.

뇌염이나 약물오용이 원인이 되기도 한다

파킨슨병의 원인에 대한 정설은 아직까지 없다. 파킨슨병 증상을 나타내는 질환은 치매의 원인질환만큼이나 다양하다. 대표적으로는 여기에서 주로 다루게 될 원발성 파킨슨병을 비롯하여 진행형 상핵마비, 헌팅톤병 등과 같은 신경계 퇴행성질환이 있다.

또 앞으로 언급할 MPTP라는 화학물질에 의하여 뇌의 특별한 부위가 손상받은 경우, 뇌염에 걸린 후 생기는 경우, 권투선수 무하마드 알리가 앓은 파킨슨병처럼 권투선수생활에서 받은 무수한 충격으로 유발되는 경우 등을 꼽을 수 있다.

원발성 파킨슨병의 원인을 찾으려는 노력은 꾸준히 계속되었다. 환자의 증상이 운동장애이다 보니 처음에는 근육이나 척수 이상이 원인이라고 생각한 사람도 있었고, 신경증이라고 믿는 사람도 있었다.

프랑스의 유명한 신경과 의사 샤코의 제자 에두아르도 브리소는 파킨슨병 환자를 부검하여 중뇌의 흑질에 이상이 있다는 것을 발견하였다. 1913년 독일의 의사 프레데릭 레비는 흑질의 신경세포 내의 봉입체가 특징이라는 사실을 처음 발견하였다.

1916년부터 1926년 사이에 수면병이 서구를 휩쓴 다음부터 파킨슨병 증상을 보이는 환자가 급증하였다. 수면병은 폰 에코노모 뇌염이라고도 하는 일종의 바이러스성 뇌염이다. 고열이 나고 무기력상태에 빠졌다가 혼수상태에 이르는 특징이 있다.

164

이 병은 1915년 발칸반도에서 처음 나타난 뒤 1916~1917년 동안 유럽을 휩쓸고 1918년 북아메리카에 전파되었다. 1926년부터 기세가 꺾이기까지 전 세계적으로 사망자를 많이 냈다. 다행히 그 이후로는 세계적으로 유행한 적이 없다.

문제는 수면병을 앓은 환자의 약 3분의 1은 회복되고 난 뒤 6개월에서 20년 사이에 파킨슨병 증상을 보였는데, 이들 역시 흑질에 있는 신경세포들이 죽어 없어진 것을 알게 되었다. 이 때문에 파킨슨병의 원인을 밝히려던 신경과 의사들이 한때 혼란에 빠졌다. 수면병을 앓은 뒤 살아남은 환자들 가운데 주로 15~30세의 젊은이들이 파킨슨병과 동일한 증상을 보였기 때문이다. 전에는 40세 이전에 파킨슨병 증상을 보이는 환자가 없었다.

이러한 환자의 뇌를 부검해보았더니 역시 흑질이 손상되어 있었다. 따라서 뇌염이 파킨슨병의 원인이라고 믿게 되었다.

수면병은 다시 유행하지 않았지만 파킨슨병은 계속 나타났다. 따라서 수면병 후유증으로 파킨슨 증상이 나타날 수 있지만 이것이 원발성 파킨슨병의 원인이라는 주장은 잘못된 것으로 판명되었다.

세이어 박사는 뉴욕에서 자신이 경험한 환자들 이야기를 소설로 썼는데, 이 책을 영화화한 〈사랑의 기적(Awakening)〉에서 수면병에 의한 파킨슨병 환자를 볼 수 있다. 이 영화에서 환자역을 맡은 배우들이 파킨슨병 환자가 보여주는 여러 증상을 실감나게 연기하였으므로 영화를 보면 파킨슨병을 이해하는 데 도움이 많이 된다.

이 질환에 대한 연구가 한 단계 발전하게 된 계기는 1977년 미국 버지니아에서 한 아마추어 화학자가 아무도 생각지 못했던 것을 운명적으로 발견한 덕분이다.

이 아마추어 화학자는 자기 집 실험실에서 의학잡지에 소개된 방법에 따라 마취제의 일종으로 마약인 데메롤이라는 약물을 조제하였다. 스스로 합성한 약물을 자신에게 투여한 직후 이 불행한 화학자는 급성 강직과 운동실조 증상을 나타내 병원으로 이송되었는데, 그를 진찰한 의사는 증상이 파킨슨병과 같다는 사실을 알았다.

그는 처음에는 파킨슨병 치료약물인 시네멧으로 증상이 좋아졌지만 증상의 호전과 악화가 반복되다가 결국 사망하였다. 이 환자에 대한 치료과정이 1979년 학자들에게 소개되었다.

그가 시도한 데메롤 조제법을 재현하는 과정에서 높은 열을 가하는 반응을 진행했더니 MPTP라는 부산물이 만들어졌다. 이 물질이 흑질을 파괴한 주범이었다.

MPTP를 발견한 덕분에 동물에 MPTP를 주어 파킨슨병을 실험적으로 유발할 수 있게 되었다. 병이 왜 생기는지, 치료는 어떻게 해야 하는지 등 여러 실험이 가능해진 것이다. 불행한 아마추어 화학자의 살신성인(?)이 아닐 수 없다. 여기에서 우리는 마약을 하는 일은 목숨을 걸어야 하는 일이라는 교훈을 얻을 수 있다.

파킨슨병: 얼굴 표정이 없어지고 사지가 떨린다

임상적으로 파킨슨증을 보이는 모든 예를 다 들어 설명하기는 어려우므로 그중 치매를 동반하는 원발성 파킨슨병을 중심으로 간략하게 소개하겠다.

파킨슨병은 미국에서는 인구 1,000명당 1명꼴로 앓는 비교적 흔한 병이다. 일본, 중국 등 동아시아권에서는 미국의 60% 정도 된다고 한다. 아프리카 원주민에게는 미국인보다 9~10분의 1 정도로 아주 낮은 비율로 발생한다.

우리나라의 유병률은 성균관의대 정해관 교수가 2007년 조사하였다. 정 교수는 표본조사를 통하여 전체 인구 10만 명당 27.8명, 60세 이상인 사람 가운데는 인구 10만 명당 165.9명이라고 하였다. 국민건강보험공단의 자료에 따르면 우리나라에서 파킨슨병 환자는 빠르게 늘고 있으며, 지역적으로 편차를 보이는 것으로 나타났다.

이와 같은 추이는 세계적인 것으로, 파킨슨병 환자는 2005년 기준으로 4,100만~4,600만 명으로 추정됐던 것이 2030년에는 8,700만~9,300만 명으로 2배에 이를 것으로 추계됐다.

알츠하이머병이 여자에게 흔한 것과 달리 파킨슨병은 남자에게서 더 흔하다. 대개 50~60세에 발병하지만 유전적 소인이 있으면 40세 이전에도 발병한다. 환자는 첫 증상이 나타난 뒤 평균 8년 정도 생존한다.

임상적 증상은 크게 세 부류로 나눌 수 있다. 첫째 운동기능장애, 둘째 자율신경실조, 셋째 안구운동장애다. 운동기능장애의 뚜렷한 증상 세 가지(완만한 운동, 근육의 강직, 진전)를 파킨슨병의 전형적인 임상증상으로 꼽는다.

그 밖에 운동량이 줄어들고 운동을 시작하기가 어려워진다. 심지어 눈을 깜빡이는 횟수도 줄어든다. 얼굴에서 표정이 사라져 마치 탈을 뒤집어쓴 것처럼 보인다. 또 여러 가지 기능이 복합된 연합운동장애가 오기 때문에 글씨 크기가 점점 작아지고, 삼키는 운동이 어려워지므로 침을 흘리게 된다.

강직은 사지나 몸통의 근육이 뻣뻣해지는 것이다. 억지로 힘을 주어 움직이게 하려면 마치 납으로 된 수도관을 구부리는 것과 같은 느낌이 든다.

진전은 사지를 가늘게 떠는 증상이다. 특히 상지에 잘 나타나며 대개 초당 4~8차례 빠른 속도로 떤다. 정지하는 동안에 나타나고 움직이기 시작하면 사라지는 것이 특징이다.

자율신경실조에 따른 증상으로는 자세 변화에 따라 저혈압이 오기도 하고, 남자는 발기부전증상을 보인다. 장운동이 약해져 변비증상을 보이기도 한다. 안구증상으로는 눈을 치뜨거나 내려뜨는 안구 운동을 못하며, 눈꺼풀 운동 역시 감소하기 때문에 눈을 깜빡이지 않는다.

파킨슨증은 알츠하이머병처럼 다양한 원인으로 발생한다. 그럼에도 같은 증상을 나타내므로 원인질환을 잘 구분해야 한다. 제임스 파킨슨이 이 질환을 처음 기술했을 때는 감각이나 지적 능력에는 이상이 없다고 했지만, 1920년대에 들어서면서 감각이나 지적 능력의 이상, 즉 치매 증상을 동반하는 환자들이 나타났다. 근래에는 파킨슨병 환자들의 35~55%가 치매 증상을 보인다고 한다.

원인이 알려진 파킨슨병 환자가 치매 증상을 나타내는 경우는 드물다. 그렇지만 원인이 밝혀지지 않은 원발성 파킨슨병 환자 일부는 치매를 동반한다. 이 경우 파킨슨병 증상이 먼저 생기고 뒤에 치매 증상이 겹치기도 하지만, 먼저 치매 증상이 나타난 뒤 파킨슨병 증상이 뒤따르기도 하고 동시에 나타나기도 한다.

알츠하이머병보다는 증상이 약해

알츠하이머병이나 파킨슨병 모두 나이가 들수록 발병률이 높아지는 신경계의 퇴행성질환이다. 원발성 파킨슨병을 앓는 환자들에서 치매가 올 위험도가 매우 높다. 파킨슨병은 젊은 나이에도 생길 수 있지만 젊은 환자에서보다 나이가 많은 파킨슨병 환자에서 치매가 많이 동반된다.

70세 이전에 파킨슨병이 발병한 환자에서는 8.5%가 치매 증세를 나타냈는데, 70세 이후 파킨슨병이 발병한 환자들의 20.9%가 치매 증세를 나타냈다는 연구보고가 있다. 심지어는 70세 이후 파킨슨병이 발병한 환자들의 83%가 치매 증세를 보였다는 보고도 있다.

파킨슨병에 동반되는 치매 증상은 앞서 이야기한 알츠하이머병에서 보이는 치매 증상과는 조금 다른 양상을 보인다. 대체로 알츠하이머병보다는 증상이 심하지 않으며 실인증, 실어증 또는 심한 건망증과 같은 대뇌의 고위기능이 손상을 받아 생기는 증상은 뚜렷하지 않다. 단어나 열능력이 떨어진다거나 자극에 대한 반응이 늦어진다거나 공작능력이 떨어진다거나 개념정리를 잘 못한다거나 복잡한 산수를 못하게 되는 등의 증상을 보인다.

임상적으로 치매를 앓는 파킨슨병 환자에서 알츠하이머병의 병리소견을 흔히 볼 수 있다. 병리학적으로 진단된 파킨슨병 환자의 약 35%가 알츠하이머병의 병리소견을 동반한다.

이러한 자료는 알츠하이머병처럼 파킨슨병 역시 나이듦과 밀접한 관련이 있음을 시사한다. 즉, 고령인 환자들에서 알츠하이머병과 파킨슨병이 병발할 확률이 높다. 치매를 앓는 파킨슨병 환자에서는 흔히 알츠하이머병과 혈관성질환(특히 심부 회색질부를 침범하는)이 같이 나타나기도 한다.

레비체 치매로 부르기로 하다

1961년 오카자키(Okazaki) 등은 치매 환자의 대뇌피질에 있는 신경세포들에서 발견되는 세포질 봉입체가 파킨슨병 환자의 흑질 등에서 발견되는 레비체와 비슷하다는 것을 발견하였다. 대뇌피질에서 발견되는 레비체는 분포와 빈도가 다양하다. 재미있는 것은 대뇌피질에서 레비체가 발견되는 경우 파킨슨병에서 보는 것처럼 흑질 등 뇌줄기에서 레비체가 반드시 관찰된다는 점이다.

물론 필자가 경험한 사례 가운데 대뇌피질에서 레비체가 있지만 뇌줄기에서는 레비체가 없는 경우도 있었는데, 더 열심히 찾아보았더라면 발견할 수도 있었을 것이다.

나이든 치매 환자의 15~25%는 뇌줄기와 대뇌피질에서 레비체가 발견되어 병리소견에서 알츠하이머병만 있는 것 다음으로 많다고 한다. 레비체는 원발성 파킨슨병 환자의 뇌 여러 부위에 있는 신경세포 안에서 볼 수 있는 세포질 봉입체로, 파킨슨병을 진단하는 병리학적 진단기준이 된다.

레비체 치매 환자는 뇌줄기의 흑질이라는 부위에 있는 멜라닌 색소를 가진 신경세포가 죽어 없어지고, 살아 있는 일부 신경세포의 세포질에서 레비체라고 하는 세포질 봉입체가 관찰되어 파킨슨병의 병리소견이 있으며, 대뇌피질에 있는 신경세포의 세포질에서도 레비체가 관찰된다.

물론 레비체 치매 환자 모두에서 볼 수 있는 소견은 아니지만 다수에서 알츠하이머 병리가 동반된다. 노인반점은 비교적 많은 빈도로 관찰되지만 신경섬유농축체의 빈도는 그리 높지 않은 듯하다. 또 임상적으로 파킨슨병 증상이 전혀 없는 노인의 뇌도 조사해보면 레비체를 볼 수 있는데, 50대에 2.3% 정도이던 것이 나이가 들수록 빈도가 높아져 80대에는 16.8%에 달한다.

일반인 중 임상적으로 파킨슨병으로 진단된 환자의 비율을 보면 40대에 0.04% 정도에서 80대에 2.0%로 증가해 파킨슨병 역시 알츠하이머병과 같이 나이가 들면서 발병률이 높아짐을 알 수 있다. 따라서 레비체는 나이가 들면서 신경세포에 노폐물이 축적되어 만들어지는 것으로 추측된다.

알츠하이머병에 이어 두 번째로 많은 레비체 치매

레비체 치매는 전체 치매 환자의 20% 내외를 차지하여 알츠하이머병 다음으로 흔한 치매질환이다. 파킨슨병과 연관이 있기 때문에 치매 증상이 먼저 나타나고 파킨슨병이 뒤이어 나타나는 환자나 파킨슨병 초기에 치매 증상이 있는 환자에서는 반드시 레비체 치매의 가능성을 검토해야 한다.

레비체 치매의 임상적 진단기준은 부검소견을 바탕으로 하는 후향적 연구의 성과로 만들어졌다. 환자가 사망하기 전 정확히 진단하려면 때로 빠르게 진행하는 특징적인 임상증상을 정확하게 포착해야 하고 신경이완제 투여에 관심을 보여야 한다. 병원에 입원한 치매 환자들 사이에서 유병률이 상당히 높다는 점과 유의한 환자가 아세틸콜린에스테라제에 반응을 보인다는 점 또한 잘 알아야 한다.

레비체 치매 환자에게는 반드시 정신기능장애가 진행된다. 따라서 환자가 보이는 치매 증상은 치매의 진단기준을 만족시켜야 한다. 그렇지만 인지기능장애는 때로 알츠하이머병 환자가 보이는 증상과 구별하기가 어려울 수 있다. 레비체 치매 환자 상당수가 알츠하이머 병리를 보이는 점과 상통한다고 볼 수 있기 때문이다.

레비체 치매 환자는 초기에 단기기억장애를 보이지 않기도 한다. 하지만 파킨슨병 환자가 보이는 것과 유사한 주의력 결핍을 나타낼 수 있다.

알츠하이머병 환자가 여자에게 많은 것과 달리 레비체 치매는 파킨슨병처럼 남자에게 많으며, 남자가 여자에 비하여 예후가 불량하다. 때로 병증이 빨리 진행되어 1~5년 만에 치매와 파킨슨병의 증상이 병합되는 말기 단계에 이르기도 한다.

레비체 치매를 진단하려면 앞서 말한 치매 증상과 더불어 다음 세 가지 핵심증상이 나타나야 한다. 첫째는 인지기능의 오르내림, 둘째는 환각증상, 셋째는 가벼운 운동성 파킨슨 증상이다.

인지기능의 오르내림은 레비체 치매에서 흔히 보이는 증상이다. 초기 단계에서 환자는 인지기능과 전반적인 수행능력의 손상을 보이는데, 이러한 손상이 주기적으로 정상이거나 거의 정상단계인 상태와 교차한다.

주의력과 의식의 명료함 역시 오르내림을 보인다. 오르내림 정도나 주기는 환자에 따라 또는 같은 환자에서도 일정하지 않다. 몇 분 또는 몇 시간 간격으로 일어나기도 하지만 몇 주나 몇 달 간격으로 일어나기도 한다.

이와 같은 환자의 변화 주기를 알아내기 위해서 환자의 변화를 기록

하는 일기를 써두면 편리하다. 그렇지만 어떤 종류의 치매에서도 증상 오르내림은 다소 있을 수 있다는 점을 기억해야 한다. 또 오르내림을 보이는 환자에서는 약물독성에 의한 망상 또는 병발하는 다른 질환과 구별해야 한다.

환시는 반복적이며 정형화되어 있고 구체적이다. 대부분 환자에서 나타나는 증상으로 알츠하이머병이나 혈관성 치매와 구별할 수 있는 유일한 정신과적 증상으로 보인다. 환청 역시 나타날 수 있지만 그리 흔하지 않다. 짐승이나 사람이 집 안에 들어와 있다고 하는 것이 환시의 전형적 형태. 무생물을 보는 경우도 있고 벽이나 천장에 글씨가 쓰여 있다든지 하는 추상적인 것을 보기도 한다.

환각 대상에 대한 환자의 정서적 반응도 다양하다. 공포심을 보이는 경우도 있지만, 즐거워하거나 무관심하기도 하며, 때로는 그것이 현실이 아니라는 것을 알기도 한다. 환시는 의식수준이 떨어질 때 특히 잘 나타난다. 레비체 치매 환자가 보이는 환시는 망상과 관련해 나타나는 환시와 비슷하지만 LSD 같은 환각제를 복용했을 때 나타나는 환시와는 다르다.

비교적 가벼운 운동성 파킨슨 증상이 세 번째 핵심증상이다. 강직과 운동완만 같은 추체외로 증상이 보통 나타난다. 그 밖에 목소리가 작아진다거나 가면 같은 표정, 구부정한 자세, 천천히 끌며 걷는 것과 같은 증상도 흔하다.

안정 상태에서 나타나는 진전은 흔하지 않다. 운동 증상과 정신장애가 나타나는 순서는 일정하지 않다. 특히 나이든 환자에서는 거의 동시에 나타나기도 한다.

파킨슨병의 운동 증상이 나타난 뒤 12개월 이내에 치매 증상이 나타나면 레비체 치매일 확률이 높다. 그러나 임상적으로 파킨슨병 증상이 12개월 이상 진행된 다음이라면 치매를 동반하는 파킨슨병일 가능성을 먼저 고려해야 한다.

그렇지만 알츠하이머병이나 다른 원인으로 치매 말기에 파킨슨 증상이 나타날 수 있고, 특히 치매 말기에는 사지를 구부린 상태에서 마비가 올 수 있으므로 감별하기가 쉽지 않다. 신경이완제를 사용하면 약물에 의한 파킨슨증이 나타날 수 있으므로 조심해야 한다.

그 밖에 진단에 도움을 줄 수 있는 소견들로는 반복되는 전도, 실신, 일시적 의식소실, 신경이완제에 대한 예민함, 조직적 망상, 환시를 제외한 환각 등이 있다. 그렇지만 이러한 증상을 핵심 증상으로 보기는 어렵다.

어떤 종류의 치매 환자에서도 반복되는 전도, 실신, 일시적 의식소실 등과 같은 증상을 볼 수 있기 때문에 원인에 따라서 증상을 구분할 수는 없다. 레비체 치매 환자가 의식과 근긴장이 없어지는 실신상태에 빠지는 것은 뇌간과 자율신경계를 침범하는 병리현상의 결과라고 생각한다.

통상적으로 사용하는 신경이완제에 약물부작용을 나타내기도 하는데, 이는 레비체질환의 중요한 지표가 된다. 특히 진단목적보다는 치료방향을 결정하는 데 더욱 중요하다.

환청, 환후, 환촉과 같은 환각은 환시보다는 드물게 나타난다. 치매 환자가 뇌졸중, 신체적 질환, 그리고 다른 뇌질환을 보이면 레비체 치매라는 진단을 유보하고 알츠하이머병을 진단할 때 사용하는 방법에 따라 다른 원인질환을 규명해야 한다.

레비체 치매의 진단기준

레비체 치매의 25%에서는 파킨슨병 증상이 없을 수도 있다. 또 파킨슨병에 다른 형태의 치매가 뒤이어 나타나는 경우에는 레비체 치매와 감별하는 데 주의해야 한다. 레비체 치매의 진단기준은 1996년 맥키스(McKeith) 등이 제안한 진단기준을 2005년 개정하여 사용한다.

레비체 치매 환자가 보이는 증상을 중심증상, 주요 증상, 암시증상, 보조증상 등으로 구분한다. 중심증상은 필수적으로 있어야 하고, 주요 증상 가운데 두 가지가 있거나 하나만 있으면서 암시증상이 한 가지 이상 있으면 레비체 치매 가능성이 높다. 또 주요 증상이 한 가지만 있거나 주요 증상이 없으면서 암시증상만 한 가지 이상 있으면 레비체 치매를 의심할 수 있다.

진행성 인지장애로 일상생활이 불편할 정도의 치매 증상이 중심증상이다. 또 주의력의 오르내림, 반복적인 환시, 파킨슨증이 주요 증상에 해당한다. REM 수면행동장애, 신경이완제에 대한 심한 민감성, SPECT/PET에서 기저핵의 도파민 운반체 흡수가 낮은 소견 등이 암시증상이다

(REM 수면행동장애는 자면서 권투를 하듯 주먹질을 하거나 발길질을 하는 행동이다. 보통 수면 중에는 쉬어야 할 근육의 힘을 조절하는 뇌기능이 활성상태로 남아 있어 꿈을 꾸면서 하는 행동이 현실에서 나타나는 것이다).

그 밖에 반복되는 넘어짐/실신, 특별히 설명할 수 없는 일시적 의식소실, 자율신경계의 심한 기능 저하, 환시 이외의 환각, 망상, 우울증, CT/MRI에서 안쪽 측두엽이 상대적으로 보존되어 있는 소견, SPECT/PET에서 후두엽에서 혈류가 감소된 소견, MIBG 스캔의 이상소견, 뇌파상 느린 파형이 두드러지면서 가끔 측두엽에서 뾰족 파형이 동반되는 소견 등이 보조증상으로 검토된다.

치료는 알츠하이머병에 준해서 한다

레비체 치매의 치료는 인지기능장애, 신경정신증상, 파킨슨증 개선 세 가지 방향으로 접근한다. 인지기능장애를 개선하기 위하여 아세틸콜린 분해효소 억제제를 사용하는데, 알츠하이머병의 치료제로 개발된 이 약제를 인지기능개선을 목적으로 사용하는 경우 알츠하이머병보다 레비체 치매에서 효과가 더 좋은 것으로 알려져 있다.

레비체 치매 환자가 보이는 신경정신증상을 개선하는 약물치료 역시 아주 중요하다. 다만 신경이완제는 과민반응을 일으켜 파킨슨병이 악화되거나 의식저하와 자율신경의 기능마비로 사망할 수도 있으므로 매우 조심스럽게 사용해야 한다. 파킨슨증을 개선하기 위하여 레보도파를 사용하는 것은 전형적인 파킨슨병에서처럼 뚜렷한 약물반응을 보이지 않는 경우도 있다.

한편 알츠하이머병 환자에서 레비체가 많이 동반되고, 레비체가 있는 치매 환자에서 알츠하이머병 변화는 77%에서 볼 수 있다. 또 나이가 많아질수록 레비체를 보유하는 비율이 높아지며 마찬가지로 알츠하이머병도 높은 비율로 증가한다. 따라서 알츠하이머병의 변화가 파킨슨병에서 치매 증상을 유발하는 가장 흔한 원인으로 추정된다.

그렇지만 치매를 유발하는 질병상태가 알츠하이머병 이외에도 많듯이 치매를 보이는 파킨슨병 환자에게 치매 증상을 유발하는 원인 역시 알츠하이머병의 변화 이외에 다른 원인이 있다고 보는 것이 타당할 듯하다.

파킨슨병 환자의 치매를 치료하는 방법은 아직까지 확실히 개발된 것이 없어 환자가 보이는 증세를 조절하는 치료법을 사용해왔는데, 치료제로 사용하는 항정신약제 등의 부작용이 심하여 환자에게 나쁜 영향을 미치는 경우가 많았다.

영국 뉴캐슬대학교 이언 매키스 교수는 알츠하이머병 치료제로 개발된 엑셀론을 레비체 치매 환자에게 투여했더니 병적인 정신·행동 증세가 개선된다고 하였다. 무관심, 불안, 망상, 환각증세 등이 현저하게 줄어들었고 일부에서는 환각증세가 완전히 없어진 경우도 있었다.

이것이 레비체 치매 환자에 동반되는 알츠하이머병의 증상이 호전되는 효과인지는 아직 분명하지 않다.

아리셉트 역시 레비체 치매에 효과가 있다는 사례도 발표되었는데, 이는 이상행동이 많이 나타나는 레비체 치매의 특성에 비추어볼 때 이상행동의 조절효과가 뚜렷해서 나타나는 부수적 효과일 수 있다.

PART 6

전두측두엽 치매

새롭게 정리된 전두측두엽 치매

전두측두엽 치매는 비교적 최근에 들어 개념이 정리된 치매 유형이다. 대뇌의 전전두엽과 전측두엽에 있는 신경세포가 손상을 입어 나타나는 행동장애나 언어장애 같은 증상이 진행되는 경우다. 따라서 임상적으로나 병리학적·유전학적으로 다양한 경우를 포괄하는 개념이다.

주로 손상을 입는 대뇌의 부위가 성격이나 행동, 언어를 관장하다 보니 성격이 변한다거나 이상행동 혹은 언어장애가 주요 임상증상이며, 기억력이나 방향감각은 상대적으로 유지되는 편이다. 좌측과 우측의 전두엽과 측두엽이 이 질환의 범주에 포함되므로 어디에서 손상이 시작되었는지와 정도에 따라 임상증상이 나타난다.

임상증상에 따라서 행동변이성 전두측두엽 치매, 진행비유창실어증, 의미 치매 세 가지 유형으로 나눈다. 운동신경세포질환, 피질기저핵 변성, 진행핵상마비 등과 같은 비전형적 파킨슨증후군에 속하는 질환들과 임상적·병리적·유전학적으로 겹치는 부분이 있다. 최근에는 분자생물학적 기술이나 면역조직화학염색기술이 발전하면서 이상단백질을 기준으로 하여 분류하는 방식이 도입되기도 했다.

전두측두엽 치매는 인구 10만 명당 2.7명에서 15.1명으로, 조사자에 따라 편차가 크다. 아마도 진단기준의 눈높이 차이 때문이 아닐까 싶다. 20대에서 80대에 이르기까지 광범위한 연령층에서 발생하지만 50대에서 많이 발병한다.

전두측두엽 치매와 의미 치매는 대개 남자에서 많이 볼 수 있지만, 진행비유창실어증은 남자보다 여자에서 더 많이 나타난다. 첫 증상이 나타난 지 3~4년이 지나 진단받는 경향이 있고, 증상발생에서부터 6~11년 생존하게 된다. 기능감퇴가 알츠하이머병보다 빠르게 진행되는 것이 특징이다.

치매를 일으키는 여타 질환과 마찬가지로 환자의 병력을 자세하게 청취하고 실험실검사, 신경영상검사 등을 실시하며 전두측두엽 치매와 비슷한 임상증상을 보이는 대사질환, 영양장애, 신경계감염증, 혈관질환처럼 치료가 가능한 치매 원인질환을 찾아야 한다.

특히 우울증이나 양극성정동장애 같은 정신질환과 감별이 필요하다. 정신질환은 신경영상검사에서 전두엽과 측두엽이 위축되는 소견이 없으며, 시간이 경과해도 증상이 더 나빠지지 않는 경향이 있다는 점을 고려한다.

또한 전두측두엽 치매 환자의 10~30%에서는 알츠하이머병의 병리소견을 볼 수 있는데, 언어감소실어증을 보이는 경우 알츠하이머병일 확률이 높다.

행동변이성 전두측두엽 치매

전두측두엽 치매의 70%를 차지하는 가장 흔한 형태로, 50대 초반에 많이 발병하는 초로기 치매다. 여성에 많은 알츠하이머병과 달리 남녀에서 비슷하게 발생한다. 유전적 경향이 커서 행동변이성 전두측두엽 치매 환자의 46~57%에서는 전두측두엽 치매의 가족력이 있다.

대뇌 퇴행성질환의 일반적 특징은 환자들이 나타내는 증상이 특정한 양상을 보이지 않는다는 점이다. 즉, 치매 증상이 환자마다 다르게 나타날 수 있다는 것이다. 행동변이성 전두측두엽 치매 역시 성격변화와 행동변화를 주 증상으로 하지만 양상이 같은 것은 아니다. 전전두엽과 전측두엽이라는 비교적 광범위한 대뇌 영역에서 일어나는 변화를 반영하기 때문이다.

전두엽과 측두엽의 기능 가운데 주로 전두엽 기능장애가 더 많이 나타나는 경향이 있다. 전전두엽 가운데에서도 부위에 따라 안와전두엽에 손상이 심하면 탈억제형, 등가쪽전두엽에 손상이 심하면 무감동형, 안쪽 전두엽에 손상이 심하면 상동형으로 구분하기도 한다.

탈억제형은 일상생활 가운데 본능을 억제하는 기능에 장애가 생기는 경우로 과식, 성욕과다, 과다구강증 같은 비사회적 행동이 특징이다. 무감동형은 욕구나 의욕이 저하되면서 주위에 대한 관심과 공감능력이 떨어지고 우울증이 나타난다.

상동형은 융통성이 없어지면서 강박증상이 나타나고, 같은 행동을 반복하는 것이 특징이다. 남이 하는 말을 따라 하는 반향언어증, 같은 말을 반복하는 언어반복증, 발음이 정확하지 않은 발성부전 등의 언어장애가 나타나기도 한다.

행동변이형 전두측두엽 치매의 임상적 특징을 다음처럼 여섯 가지로 구분한다. 이 가운데 세 가지 이상변화가 나타나면서 신경영상검사에서 전두측두엽의 위축이 있거나 대사저하 혹은 관류저하가 있으면 행동변이형 전두측두엽 치매로 진단할 수 있다.

❶ 일에 관심이나 책임감이 없고 사회적으로 고립되며 점차 개인위생에도 관심이 없어지고 괄약근조절이상이 나타나게 되는 무감동

❷ 사회적으로 용인되기 어려운 반사회적 행동으로 나타나는 탈억제

❸ 다른 사람의 감정이나 처지에는 무관심하거나 자신의 병 자체를 부정하는 공감능력의 저하

❹ 무의미한 단순동작을 반복하거나 같은 길을 반복해서 오가는 배회행위

❺ 먹지 못하는 것을 입에 넣거나 무엇이든 입으로 조사하려는 과잉구강행동, 기호음식의 변화, 과식 혹은 식탐으로 인한 체중 증가

❻ 수행기능장애는 뚜렷하지만 삽화기억과 시공간 기능은 비교적 유지되는 인지장애

환자가 보이는 심한 행동장애는 보호자와 간병인을 힘들게 한다. 진정제를 사용하면 비억제적 행동을 줄일 수 있으며 세로토닌 재흡수억제제를 사용하면 반복적 행동을 감소시킬 수 있다.

진행비유창실어증

진행비유창실어증은 왼쪽 측두엽에 있는 언어를 담당하는 대뇌 부위가 손상되어 나타난다. 언어장애가 시나브로 생겨서 점차 진행하는 양상을 보인다.

특히 비유창성 언어장애로 이름대기 장애, 문법적 오류, 음소착어증 등이 주로 나타나며, 초기에는 말뜻은 잘 이해한다. 보조적 증상으로는 구음장애, 언어실행증, 따라말하기 장애, 실서증, 실독증 등이 나타날 수 있다.

환자가 하는 말이 평소와 달리 유창하지 못하고, 말을 시작하거나 이어가기가 어렵기 때문에 말하는 속도도 떨어진다. 하는 말이 문법적으로 맞지 않고 음소가 빠지거나 음소배열이 틀리는 언어실행증이 특징적 증상이다. 인지기능검사를 해보면 운동실어증과 경미한 작업 기억손상과 수행기능장애가 나타나지만 삽화기억과 시공간 기능은 잘 보존되어 있는 것도 특징이다.

사후 부검을 통하여 뇌를 조사해보면 측두엽이 국소적으로 위축되어 있으나 현미경검사에서는 신경세포가 감소되어 있다. 과거 픽병으로 진단되던 질환에서 특징적으로 볼 수 있는 픽(Pick)소체나 레비체 치매에서 보는 레비체, 알츠하이머병에서 볼 수 있는 신경섬유농축체 같은 세포질 봉입체를 볼 수 없다.

그뿐만 아니라 알츠하이머병에서 보는 노인성 반점 역시 볼 수 없고,

신경세포가 부풀어오른 소견도 볼 수 없으며, 피질 위쪽으로 해면양변성을 나타낸다.

의미 치매

과거에 픽병이라고 하던 범주의 대뇌 퇴행성질환에 속하는 질환이다. 의미 치매는 단어에 관한 기억이 점차 희미해지며 평소 익숙한 사람이나 물건을 알아보지 못하는 증상을 특징으로 한다. 역시 대뇌의 전측두엽이 손상되어 이런 증상이 나타나므로 전측두엽성 전두측두엽 치매라고도 한다.

왼쪽의 전측두엽 손상이 심하면 단어, 사물, 개념의 의미를 잊어버리게 되며, 오른쪽 전측두엽의 손상이 심하면 행동변이성 전두측두엽 치매와 비슷한 증상을 나타낸다. 진행비유창실어증과 달리 말은 유창하게 잘하지만 상황에 맞는 단어를 고르지 못하므로 내용이 없거나 심지어 무슨 말을 하는지 이해하기 어렵다.

점진적으로 단어의 의미를 잊어가는 과정을 보면 다음과 같다. 개를 처음 보았을 때 삽살개인지 진돗개인지 구별하지 못하고 그저 개라는 사실만 알지만 점차 진행되면 개가 개인지 말인지를 구별하지 못하게 된다. 마지막에는 개가 동물인지도 잊어서 '이것', '저것', '그것'이라는 대명사로 지칭한다. 초기에는 따라 말하는 기능은 유지되므로 남이 옆에서 개라고 하면 따라서 개라고 말할 수는 있다.

치매 증상은 알츠하이머병보다 빨리 나타나는 경향이 있어 주로 45세에서 65세의 초로기에 나타난다. 초로기 치매가 가족력이 높은 것처럼 이 질환 역시 가족력이 있는 경우가 많아서 유전적 소인이 작용하는 것으로 보인다. 뇌파검사에서도 알츠하이머병에서 보는 서파를 볼 수 없고, SPECT/PET 검사에서도 알츠하이머병에서 흔히 보는 두정엽의 관류저하는 나타나지 않으며, 변화는 주로 전두엽이나 측두엽으로 국한된다.

병리소견으로는 측두엽 아래쪽이 심하게 위축되어 있는 반면 두정엽, 후두엽, 측두엽 윗부분은 비교적 잘 보존되어 있는 것이 특징이다. 현미경검사를 하면 손상된 대뇌의 피질에서 신경세포가 광범위하게 소실되어 있고, 교세포들이 조금 침윤되어 있다. 살아 있는 신경세포의 세포질에서 픽소체가 발견되는 것이 특징이다.

비교적 드물게 보는 치매질환으로 필자가 2000년 부검으로 진단한 사례를 국내에서는 처음으로 보고한 바 있다. 환자는 58세 남자였는데, 병원에 오기 5년 전부터 충동적 행동장애를 나타냈고, 기억감퇴가 점진적으로 진행되었다. 내원 1년 전부터는 대화가 되지 않을 정도로 언어장애가 심해졌으며 최근에는 실어증으로까지 발전하였다. 입원 7일째에 흡입성 폐렴이 심해지면서 패혈증으로 사망하였다.

부검에서는 양측 대뇌가 880g에 불과할 정도로 무게가 감소하였다. 주로 양측 전두엽과 측두엽 전체가 심하게 위축되어 있었지만 두정엽과 후두엽은 비교적 잘 보존되어 있었다. 현미경 소견에서는 역시 손상된 부위에서 신경세포가 심하게 감소되어 있고, 남아 있는 신경세포의 세포질에서 픽소체가 증명되었다.

표현요법으로 인지기능 개선

동물실험을 통하여 사이크로세린이라는 결핵치료제를 전두측두엽 치매의 치료에 사용할 수 있을 거라고 전망된다. 하지만 전두측두엽 치매는 알츠하이머병과 달리 약물치료 효과가 크지 않은 치매다. 그뿐만 아니라 다른 치매 환자에서 흔히 보는 기억력 장애가 뚜렷하지 않기 때문에 일찍 발견되지 않는 편이다.

흥미로운 점은 전두측두엽 치매 환자 가운데 예술적 자질이 강화되는 사례들이 보고되고 있다는 점이다. 심지어 전혀 다루지 않던 악기를 배워 익숙하게 연주한 사례도 있다. 강남세브란스병원 조한나 교수가 2015년 《뉴로케이스》에 발표한 사례가 바로 그렇다.

회사원이던 ㄱ씨는 58세 되던 해 성격이 변하고 행동장애가 나타나기 시작했는데, 1년이 경과한 다음에는 충동적·공격적인 행동을 보이게 되었다. 사회적으로 적절하지 않을 정도로 예의에서 벗어나는 행동을 하게 되면서 회사를 그만두었다.

이 무렵 ㄱ씨는 아내의 권유로 색소폰을 처음 배우기 시작했다. 하루에 2시간 정도 수업을 받으며 열심히 배웠는데, 연주 실력은 일반인보다

더디게 늘었지만 꾸준하게 연습을 거듭해 3년을 공부한 결과 10곡 정도의 한국가곡을 자유자재로 연주할 수 있게 되었다. 또 색소폰을 연주하면서 공격적 성향이 많이 누그러지는 효과도 거두었다.

물론 처음 있는 사례이기는 하지만 악기연주가 전두측두엽 환자의 인지기능을 되돌리는 치료방법이 될 수도 있겠다.

PART 7

그 밖에 치매를
일으키는 질환

앞서 예를 든 알츠하이머병, 혈관성 치매, 레비체 치매, 전두측두엽 치매 등이 치매 증상을 나타내는 대표적 질환이다. 그 밖에도 많지는 않지만 다양한 원인으로 치매 증상이 나타날 수 있다. 여기에서는 치매를 일으키는 몇 가지 질환을 예를 들어 설명한다.

에이즈 치매

사망 당시 40세였던 C씨는 남자환자로 비행기 승무원이었다. 38세가 되었을 때 처음 에이즈검사에서 양성반응을 보였다. 성행위 상대였던 남성에게서 감염되었을 것으로 추정하였다. 검사에서 HIV 바이러스 감염이 확인된 뒤 바로 아지도싸이미진(AZT)을 포함하는 화학요법으로 치료를 시작하였으며, 주폐포자충에 의한 폐렴을 예방하려고 펜타미딘을 사용하였다.

8개월 전까지만 해도 에이즈 증상을 보이지 않았지만 11개월 전부터 쉽게 피곤을 느꼈고 기억력이 감퇴되기 시작하여 업무를 수행할 수 없게 되었다. 사망 8개월 전 에이즈로 인한 치매증으로 진단되었다. 6개월 전부터 새로 개발된 에이즈 치매 치료프로그램을 시작하였지만 증상이 호전되지 않고 점차 혼돈이 심해졌다.

정신기능이 느려졌고 말수가 적어졌으며 걸음걸이도 불안정해졌다. 사망 1개월 전 고열과 땀흘림, 그리고 허약함 때문에 입원했다. 거동이 불가능하였고 청색증이 왔으며 혼수상태에 빠졌다.

홍부 X선검사에서 좌우 폐에 심한 폐렴소견을 보였으며, 세균배양검사에서는 여러 가지 세균과 곰팡이가 자라고 있었다. 이 환자는 결국 폐렴으로 사망하였다. 이 환자는 에이즈를 일으키는 HIV 바이러스에 감염된 뒤 에이즈와 관련된 다른 증상이 나타나기 전에 치매 증상이 먼저 나타났다.

19세기 전반 유럽사회는 문란한 성도덕으로 확산되는 매독이 큰 골칫거리였다. 당시만 해도 매독 치료제가 없었기 때문에 일단 감염되면 뇌까지 파급되어 뇌 매독으로 발전했다. 뇌 매독이 되면 신경세포가 손상을 받아 치매 증상을 보이게 된다.

하지만 현대에 들어와서는 매독 진단법이나 치료약이 개발되어 대부분 조기에 매독 감염을 발견하고 완치할 수 있게 되었다. 따라서 매독 때문에 치매로 발전하는 환자는 거의 찾아볼 수 없게 되었고 성적 접촉으로 발생하는 치매는 없어졌다고 생각하였다.

그런데 1980년대 들어 주목받게 된 에이즈가 치매를 일으키게 된다는 사실이 밝혀지면서 에이즈에 대한 공포는 더욱 커졌다고 할 수 있다.

1981년 후천성 면역결핍증(Acquired Immuno Deficiency Syndrome, AIDS) 환자가 미국에서 처음 보고된 지 20년이 넘었다. 당시 에이즈 관련 기사를 처음 작성한 마이클 고틀리브 박사는 다음과 같이 기록하였다.

환자들은 고열과 체중이 감소되는 증상을 보이다 나중에 희귀한 형태의 뉴모시스티스 카리니(주폐포자충) 폐렴에 걸렸다. 이들은 모두 동성애자였다. 나는 동료 의사와 함께 이 사실을 미국 질병통제센터(CDC) 뉴스레터에 보고하였고, 다른 의사들이 유사 사례를 계속 보고하였다.

이것이 시작이었다. 영화배우 록 허드슨, 테니스 스타 아더 애시, 농구 스타 매직 존슨, 영화배우 페드로 사모라 같은 유명인이 에이즈로 사망하거나 은퇴하였다.

에이즈가 처음 보고된 이후 40년이 지난 2020년 말까지 전 세계에 살아 있는 HIV(Human Immuno deficiency Virus, 인간면역결핍바이러스: 에이즈를 일으키는 원인 바이러스) 감염자는 모두 3,770만 명이다. 그리고 2020년에는 150만 명이 새롭게 에이즈 환자로 진단되었는데, 이는 2000년의 300만 명보다 50% 감소한 것이다.

2020년 에이즈로 사망한 사람은 68만 명으로 130만 명이 사망한 2010년의 절반 가까이로 줄었다. 이런 성과는 주로 남아프리카와 에티오피아에서 에이즈 방역 사업이 성과를 거둔 것에 힘입은 것이다.

에이즈를 줄이기 위한 범세계적 노력은 지난 23년에 걸쳐 얻은 성과보다 최근 8년간의 성과가 괄목할 만해서 UN은 2030년경에 이르면 에이즈를 완전히 통제할 것으로 기대하고 있다. 아시아 지역 역시 에이즈가 확산되어 위험지역으로 분류된다.

우리나라에서는 1985년 HIV 감염자와 에이즈 환자가 처음 발견되었다. 보건복지부 발표에 따르면 2020년 한 해 동안 1,016명이 새롭게 HIV

에 감염된 것으로 확인되어 첫 사례 이후 누적 감염자는 모두 18,551명이다. 에이즈를 처음 인식할 무렵 HIV에 감염되는 경로는 동성애 혹은 마약을 주사하는 과정에서 감염되는 사례가 많았지만 혈액제제를 수혈받아서 감염되는 경우가 발생했다. HIV 감염 초기에 검사에서 음성으로 나타난 헌혈자가 문제가 된 것이다.

2013년 에이즈에 감염된 것으로 확인된 사람들은 수혈과 무관하게 성관계로 감염된 것으로 나타났다. 최근에는 동성애뿐 아니라 이성 간 성접촉으로 감염되는 경우가 증가하고 있다.

에이즈가 우리나라에 처음 들어온 것은 외국인과 동성애를 통한 것으로 추정된다. 1992년을 기점으로 내국인 간의 감염률이 높아지기 시작하였고 최근 들어 성풍속이 문란해진 틈을 타 확산되고 있다. 1985년부터 HIV 감염자가 500명이 되는 데 10년이 걸렸지만 500명이 더 늘어나 1,000명이 되는 데는 4년이면 충분했다. 2013년부터는 1년에 1,000명이 넘는 새 환자가 보고되고 있다.

우리나라는 외국에 비하여 HIV 감염 규모는 작지만 1998년 이후 증가율이 두드러져 HIV가 전파되는 속도가 빨라지는 것으로 보인다. 전 세계적으로 새롭게 발병하는 에이즈 환자가 감소하는 경향인데도 우리나라를 비롯하여 인도네시아, 필리핀, 파키스탄 등 아시아 국가에서는 신규 환자가 증가하는 것이 문제라고 하겠다. 에이즈 환자에 대한 차별이 여전해서 진단이 늦어지는 것이 가장 큰 원인이다.

HIV에 감염되면 HIV가 면역세포를 공격하여 죽인다. 따라서 HIV에 감염된 사람은 면역기능이 점차 약해지면서 외부의 곰팡이나 세균에 저항할 능력이 떨어진다. HIV에 감염되고 12주가 경과되면 바이러스 성분에 대한 항체가 나타난다. 이처럼 감염에서 항체가 생길 때까지 기간을 유예기간(window period)이라고 하는데, 이 기간에 에이즈 검사를 하면 음성으로 나온다. 그것은 HIV 검사가 바이러스를 직접 검출하는 것이 아니고 바이러스에 대한 항체를 검출하는 것이기 때문이다.

HIV에 감염된 환자가 보이는 증상을 초기급성기, 임상잠복기, 마지막 단계로 나눌 수 있다. 초기급성기는 HIV에 처음 감염되어 나타나는 신체적 증상으로 근육통, 고열, 발진 등이 있고, 감염 3~6주째에 뇌막염이 나타나 2~4주 진행되다 저절로 낫는다.

임상잠복기는 림프조직계에서 바이러스가 서서히 증식하는 시기이다. 환자에게 증상은 없으나 림프절이 커져 있다. 바이러스가 충분히 증식되면 발열, 발진, 전신쇠약이 나타나면서 면역계에 이상이 생기기 시작한다.

마지막 단계에서는 다양한 임상증상이 나타나는데, 지속되는 고열, 전신쇠약, 체중감소와 설사증상을 보인다. 그리고 정상인에서는 문제가 되지 않는 주폐포자충에 의한 폐렴, 칸디다 같은 곰팡이, 거대세포 바이러스 감염, 단순포진 바이러스 등과 같은 감염증이 생기고 이에 따른 증상이 나타난다. 에이즈의 이런 증상이 나타나는 것은 대개 감염 후 7~10년 지난 다음이다.

HIV 감염자는 급성기에는 증상에 맞는 대증적 치료를 하며 무증상기나 초기증상 감염기에는 지도부딘(Zidobudine)으로 치료한다.

말기 환자는 역전사효소 억제제 같은 다른 치료약제와 같이 사용한다. 이러한 치료제는 값이 비싸 매달 40만~60만 원, 많게는 100만 원이 들기 때문에 환자들에게 큰 부담이 되고 있다.

1997년 9월 국제에이즈치료협회(IAPAC) 회원들은 에이즈 백신을 개발하기 위하여 자신의 몸에 에이즈 바이러스 백신을 투입하는 인체실험에 자원하였는데, 이 에이즈십자군에 대한 기사가 사람들을 놀라게 하고 감동시킨 바 있다. 현재 에이즈바이러스를 구성하는 성분을 항원으로 하여 이에 대한 항체를 만드는 연구가 진행되고 있다.

HIV에 감염되어 생기는 에이즈는 주로 동성 간 또는 이성 간 성관계로 전파되기 때문에 콘돔을 사용하는 등 예방대책을 지키며, 감염 가능성이 높은 상대와 성관계를 회피하는 것이 최선의 길이다.

혈액 등을 통한 감염은 1987년 모든 헌혈혈액에 대하여 HIV 검사를 의무화한 것을 계기로 1997년 이후에는 발생한 사례가 없다. 앞서 말한 것처럼 윈도 피리어드에는 HIV 활동이 강력하지만 항체형성이 되지 않아 음성으로 표현되기 때문에 이 시기에 헌혈하는 일은 매우 위험하다. 에이즈 감염을 의심하는 사람들이 간혹 HIV 감염결과를 알려고 헌혈하는 사례가 있다는데 자제해야 할 노릇이다.

HIV는 신경조직을 매우 좋아하기 때문에 감염된 직후 중추신경계로 이동한다. 급성기에는 바이러스 감염에 의한 뇌염, 무균성 수막염, 보행 실조 또는 척수염 같은 증상을 일으킨 다음 잠복하게 된다.

면역기능이 떨어지면서 보행실조, 안구운동장애, 떨림 등과 같은 임상 증상이 나타나고 말기에는 보행불능, 강직, 운동실조, 실금, 진전, 그리고 경련 등의 증상을 보인다. 최종적으로는 치매 증상이 나타나게 되는데, 임상증상이 없이 지내다가 치매를 최초 증상으로 하는 사례도 있다.

크로이츠펠트-야콥병과
변종 크로이츠펠트-야콥병

크로이츠펠트-야콥병

P씨는 백인 남자로 사망하기 6개월 전에 신경과의사를 처음 방문하였다. 8~9개월 전까지만 해도 건강하게 지냈으나 왼손에 떨리는 증상이 나타나서 점차 심해졌다. 그리고 약간 혼란스러워하는 것을 가족이 느끼게 되었다.

예를 들면 식당에서 음식을 주문하면서 무엇을 먹을지를 결정하지 못해 우물쭈물하는 등 최근기억장애가 나타났고, 인지기능장애와 함께 몸의 균형을 잡지 못하게 되었다. 이러한 증상이 급속하게 진행되어 병원을 찾게 되었다.

신체검사에서는 왼손에 떨리는 증상을 보였고 눈을 뜨면 뒤로 넘어지려는 경향을 보였다. 아랫도리에서 진동에 대한 감각이 떨어져 있었고 최근단기기억장애를 보였다. 속담의 뜻은 잘 이해했으나 현재 대통령 이름은 대지 못하였다.

CT검사에서 측뇌실이 너무 커져 있어 뇌실복강단락술을 받았다. 환자는 사망하기 4개월 전에는 혼자서 생활하기 어렵게 되었으며 요양원에서 지내다가 사망하였다. 사망한 환자의 뇌를 검사해보았더니 뇌 전체에서 스펀지 모양 작은 구멍이 생긴 해면양 뇌병증을 보였다.

이 환자는 크로이츠펠트-야콥병으로 치매 증상이 나타났다고 판단되었다. 이 질환은 크로이츠펠트가 1920년에 16세 된 환자에서 처음 관찰하여 보고하였으며, 1921년 야콥이 환자 3명의 임상소견과 병리소견 등을 종합하여 발표하면서 학계의 관심을 끌게 되었다.

이 질환은 매우 드문 병이다. 인구 100만 명당 1명꼴로 발병하며 지리적으로는 발생하는 숫자가 비슷하다. 15% 정도 환자는 가족적으로 발병하지만 나머지는 우연히 증상이 나타난다.

막연한 피로감이나 수면장애, 식욕감소같이 별 특징이 없는 증상을 처음 보이는 환자가 3분의 1이고, 기억장애와 혼동, 그리고 비정상적 행동을 보이는 환자가 3분의 1, 나머지는 운동실조, 실어증과 같은 신경학적 증상을 보인다. 대부분 위에 예를 든 환자처럼 처음 증상이 나타난 뒤 비교적 빨리 진행되어 몇 개월 안에 사망한다.

크로이츠펠트-야콥병은 진행 과정에 따라 세 단계를 거친다. 처음 단계는 여러 가지 관련된 증상이 나타나는 단계이고, 다음에는 이러한 증상들이 전체 뇌로 확산되는 단계이며, 마지막으로는 식물인간 상태로 죽음을 기다리는 단계다.

처음에는 몸이 불편한 증상이 나타나고 불안감과 피로감이 온다. 식욕이 떨어지고 불면증이 나타나며 집중력이 떨어진다. 몇 주가 지나면 기억력 장애가 심해지면서 치매 증상이 나타난다. 실어증, 실인증, 건망증, 실행증, 환각, 망상 증상이 나타나며 강직증, 보행장애, 사지 떨림, 무도증, 지각장애, 시각장애 등과 같은 추체로증상과 추체외로증상이 나타나 심해진다.

다음 단계에서는 이러한 증상이 심해져 함구증, 경련, 자율신경실조증 등이 나타난다. 그리고 요로감염, 흡입성 폐렴 등이 생겨 결국 사망에 이른다.

가족적으로 발생하는 것을 제외하고 전염으로 발병하는 감염경로는 아직까지 밝혀지지 않았다. 일상적인 접촉으로는 다른 사람에게 전염되지 않는다. 사체에서 얻은 조직으로 치료제를 만드는 과정에서 크로이츠펠트-야콥병으로 죽은 환자의 조직이 혼입되어, 오염된 치료재료로 인하여 의인성(醫因性) 크로이츠펠트-야콥병이 발생한 경우가 있었다.

성장장애가 있는 아이를 치료하려고 사체의 뇌하수체에서 얻은 성장호르몬을 사용했다가 발생한 사례가 있고, 대뇌의 경막이 손상된 환자에게 사체에서 얻은 경막을 이식했다가 발생한 사례가 있었다. 그 밖에 각막이식과 간이식으로 전염된 사례와 근전도검사 과정에서 바늘에 찔려 전염된 예도 일부 보고되었다.

처음에는 일종의 바이러스질환으로 생각했지만 원인균은 여전히 확인되지 않고 있다. 통상 세균이나 바이러스를 죽이는 살균법으로도 전염력이 없어지지 않는다. 환자에 노출된 기구는 5% 소디움 하이포클로라이트라는 소독액에 적어도 두 시간 이상 담가두어야 하고 일회용 물품은 소각해야 한다.

1982년 프루시너 박사는 핵산이 없고 감염성이 있는 일종의 단백질로 구성된 물질에 의하여 전염된다는 설을 제시하여 이 질환이 발생하는 기전을 설명하였다.

우리 몸에 정상적으로 존재하는 프리온이라는 단백질에 문제가 있어 생긴다는 것이다. 이 단백질을 만드는 유전자에 생긴 돌연변이 때문에 생기는 비정상적인 프리온 단백이 다른 정상적인 사람의 몸에 들어가면 정상적인 프리온이 비정상적인 프리온으로 바뀐다는 것이다. 이런 비정상 프리온 단백이 뇌에 쌓이면 뇌가 스펀지 모양으로 변하는 것으로 짐작한다.

일단 감염된 다음 증상이 나타나기까지 오랜 기간 잠복기를 거치므로 감염경로 등을 확인하기가 쉽지 않다. 스피로플라스마(spiroplasma)라는 세균 감염이 프리온병과 연관이 있는 것 같다는 연구결과가 나와 관심을 끌기도 했다.

현재까지는 잠복기간에 검출해내는 방법이 개발되지 않았기 때문에 사전진단이 용이하지 않다. 그리고 일단 증상이 나타나더라도 조직검사 이외에 확진할 방법이 없다. 다만, 뇌파검사에서 파형이 전반적으로 느려지며 주기적으로 큰 파형이 나타나는 특징이 있다.

진행성 치매 증상을 보이는 환자의 뇌척수액에서 14-3-3 단백이 검출되면 프리온병을 의심할 수 있다. 이런 환자의 뇌조직을 일부 떼어내 조직학적으로 검사하면 뇌조직에 미세한 구멍이 수없이 만들어진 것을 볼 수 있다. 이 때문에 해면양 뇌병증이라고 하게 되었다. 또 비정상 프리온에 항체를 이용해 특수염색을 하면 확진이 가능하다.

인간에게 나타나는 프리온병은 파푸아뉴기니 지방에서 유행하는 쿠루병과 앞서 기술한 크로이츠펠트-야콥병, 치명적 가족성 불면증, 게르스트만-스트로이슬러-샤인커병 등이 있지만, 우리나라에서는 크로이츠펠트-야콥병만이 보고되었다. 이 병은 1980년 처음 보고되었으며, 이후 점차 증가하여 2000년 말까지 46예가 보고되었다.

2001년부터 2010년까지는 신경과 전문의가 있는 병원을 중심으로 표본감시를 시작하였다. 표본감시기관은 2006년 182개소에서 2008년에는 322개소로 확대하였다. 2001년 CJD 의심환자가 5명 보고된 이래 지속적으로 늘어나 2010년에는 29명이 보고되는 등 총 185명이 신고되었다. 2011년부터는 모든 의료기관이 신고하는 전수검사로 전환하였고 2011년부터 2020년까지 485건이 신고되었다.

하지만 신고된 건 가운데 부검 등 병리검사로 확진된 경우는 현저하게 적기 때문에 의사환자로 보아야 한다. 이 병은 남녀 차이 없이 발생하며 주로 50대 이상 나이든 사람에서 많이 생긴다. 지리적으로나 인종적으로도 차이 없이 인구 100만 명당 1명꼴로 발병한다고 알려져 있다.

크로이츠펠트-야콥병이 우리나라에서 주목을 받게 된 것은 1996년 영국에서 광우병(소의 해면양 뇌병증)과 연관된 크로이츠펠트-야콥병 환자(스테판 처칠, 19세)가 처음 확인된 이래 2017년 6월까지 모두 12개국에서 231명이 발생하면서였다.

국가별로 보면 광우병이 가장 많이 발생한 영국에서 178명, 프랑스에서 27명, 스페인에서 5명, 아일랜드와 미국에서 각각 4명, 네덜란드와 이탈리아에서 3명, 포르투갈과 캐나다에서 각각 2명, 일본과 사우디아라비아, 그리고 대만에서 각각 1명씩 발생하였다.

우리나라에서는 2012년 광우병이 발생한 유럽 국가에서 소의 부산물로 만들었다는 육골분이 수입되었다고 알려지면서 1차 광우병 파동이 있었다. 수입 육골분이 소의 사료로 사용된 바 없다고 정부에서 해명하면서 사태가 수습되었지만 광우병과 인간광우병이 무서운 병이라는 사실을 인식하는 계기가 되었다.

미국에서 발생한 소 광우병 때문에 수입이 금지되던 미국산 쇠고기가 2008년 수입 재개되면서 일어난 2차 광우병 파동은 우리 사회를 뒤흔든 엄청난 사건이었다. 당시 의학, 수의학 전문가들까지도 위험하다고 주장하는 측과 위험할 수는 있지만 큰 문제는 없다는 측이 대립하는 바람에 국민을 혼란에 빠뜨렸다.

필자는 문제가 없다는 편이었고 당시 광우병과 인간광우병에 관하여 많은 자료를 조사해《눈초의 광우병 이야기》라는 제목으로 책을 펴내기도 했다.《눈초의 광우병 이야기》에는 사람과 동물에서 발생하는 프리온병에 대한 자료를 상세하게 정리하였고, 특히 영국에서 처음 광우병이 발생하여 소멸되기까지 과정을 담았다. 사람에서 생기는 프리온병, 특히 광우병과 인간광우병의 관계는 관련 논문들을 검토하여 지나친 억측이나 오해를 피할 수 있도록 정리하였다.

광우병과 변종 크로이츠펠트-야콥병

양에서 생기는 스크래피와 소의 해면양 뇌병증, 그리고 사람의 크로이츠펠트-야콥병의 병리소견은 모두 같다. 본래 양, 소, 인간과 같이 종(種)이 서로 다른 동물 간에는 전염병을 옮기지 않는 것으로 알려져왔다.

1986년 영국에서 보고된 소의 해면양 뇌병증이 양의 스크래피가 소에게 감염되어 생긴 것으로 추정되었지만 소에서도 발생하는 비정형 광우병이 원인이 되었을 가능성이 높다. 종간 벽을 뛰어넘을 수 있는 것으로 밝혀졌고, 이어서 해면양 뇌병증에 걸린 쇠고기를 섭취한 사람에게서 변종 크로이츠펠트-야콥병이 발생함에 따라 쇠고기에 대한 공포가 확산되었다.

광우병은 양의 스크래피와 마찬가지로 이상프리온이라고 하는 단백질에 의하여 전염되는 전염성 해면양 뇌병증이다. 광우병에 걸린 소는 감염된 후 평균 3~5년이 경과한 다음 발병하게 된다.

처음에는 빛이나 소리 같은 조그만 자극에도 민감하게 반응하고 쉽게 흥분하며 불안해하고, 체중과 젖의 양이 감소한다. 골반과 뒷다리의 이상으로 보행장애와 같은 신경증상을 나타내며, 말기에는 기립불능, 전신

마비 등으로 결국 폐사하게 된다. 병리조직을 검사해보면 뇌에서 해면 모양의 공포를 형성하는 병변을 특징적으로 관찰할 수 있다.

영국에서 광우병이 발생한 배경은 영국 축산업의 형태와 밀접하게 관련되어 있다. 영국 축산업계에서는 단위생산량을 늘리려고 가축을 좁은 공간에서 많이 키우며 우유 생산이나 비육을 돕기 위하여 동물단백을 공급하였다.

단백질 공급원은 폐사한 동물 사체를 육골분 형태로 정제하여 사료에 섞어 먹였다. 여기에 들어가는 동물에는 폐사한 양이나 소, 육류를 얻고 남은 사체 부분 등이 포함되었다.

역학조사 결과에 따르면 처음에는 스크래피에 걸려 폐사한 양의 사체가 육골분 제조 원료로 사용되었을 가능성이 제기되었으나, 뒤에는 비정형 광우병으로 죽은 소의 사체가 육골분 원료로 사용된 것이 처음 광우병이 확산되는 실마리가 되었고, 이 육골분 사료를 먹고 광우병으로 죽은 소의 사체들이 육골분 사료로 계속 투입되면서 광우병 발생이 폭발적으로 확산된 것으로 추정한다.

비정형 광우병은 인간의 산발성 크로이츠펠트-야콥병처럼 소에서도 원인을 알 수 없게 생기는 광우병으로 영국에서 유행한 광우병과는 다소 다른 양상을 보인다.

1986년 광우병이 나타난 것을 처음 확인한 영국 정부가 축산업과 육류 수출업자를 보호하려고 소극적으로 대처한 까닭에 광우병이 광범위하게 파급되는 결과를 가져왔다. 결국 사람이 광우병에 걸린 쇠고기를 섭취한 다음 변종 크로이츠펠트-야콥병에 걸린 것으로 조사된 이후 광우병에 감염된 소 17만 7,000마리와 감염 우려가 있는 소 370만 마리를 도살하여 소각하는 데 40억 파운드라는 막대한 돈을 써야 했다.

그리고 광우병의 역학을 밝혀내고 소로부터 유통된 동물성 사료를 사용할 수 없도록 했으며, 소의 뇌와 내장 등 광우병을 유발하는 이상프리온이 많이 들어 있는 부위를 식용으로 사용할 수 없도록 하는 강제규정 등으로 강력하게 통제한 끝에 유럽연합은 2012년 7월 유럽에서 광우병이 거의 소멸되고 있다고 선언하기에 이르렀다.

프리온은 동물의 뇌, 척수, 안구와 같은 중추신경계 조직에서 가장 많이 발견되고 림프조직, 내장, 태반, 뇌경막과 뇌척수액 같은 조직에도 들어 있지만 근육과 뼈, 우유 등과 같은 데에서는 잘 발견되지 않는다. 따라서 이러한 조직을 섭취하지 않는 것이 광우병에 노출될 위험을 줄이는 길이다.

영국에서는 1988년 육골분을 소의 사료로 사용하는 것을 금지하는 조처를 비롯하여 이상프리온이 많이 들어 있는 부위를 사람이 먹는 식품에 사용하지 못하게 하였다. 그럼에도 광우병 발생은 꾸준하게 이어졌다. 결국 이러한 정책이 제대로 시행된 1992년을 고비로 하여 광우병 발생이 감소하여 2000년에는 괄목할 만한 수준으로 통제되기 시작하였다.

변종 크로이츠펠트-야콥병이 광우병에서 생겼다는 것은 강력한 역학적 증거와 실험실 증거가 뒷받침한다. 예를 들어, 지리적으로 광우병이 발생하지 않은 곳에서는 변종 크로이츠펠트-야콥병이 발생하지 않았다.

게다가 광우병에 오염된 식품에 처음 노출된 것으로 추정되는 시기(1984~1986)와 변종 크로이츠펠트-야콥병 환자가 발생한 시기(1994~1996) 사이의 기간인 약 10년의 잠복기가 고전적인 크로이츠펠트-야콥병의 원인체에 노출되어 임상증상을 나타낼 때까지 걸리는 잠복기와 일치한다.

1996년에는 10명의 변종 크로이츠펠트-야콥병 환자와 광우병에 걸린 동물에서 얻은 프리온의 분자적 특성이 비슷하였으나 크로이츠펠트-야콥병 환자에게서 얻은 프리온은 다른 특성을 보였다는 연구결과가 나왔다. 또 광우병을 일으키는 원인체와 변종 크로이츠펠트-야콥병을 일으키는 원인체를 마우스에 접종하였을 때 서로 비슷한 질병을 일으켰다.

1996년 6월 보고된 한 연구에서는 광우병에 걸린 소의 뇌조직을 접종한 원숭이 세 마리의 증상과 뇌조직의 변화가 크로이츠펠트-야콥병과 매우 유사하다는 결과를 보여주었다.

광우병과 관련이 있는 변종 크로이츠펠트-야콥병은 일반 크로이츠펠트-야콥병과 다음과 같은 차이가 있다. 먼저 일반 크로이츠펠트-야콥

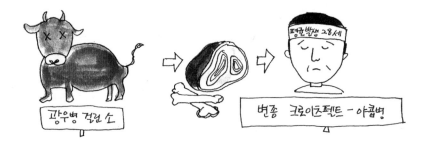

병은 보통 63세 이상에서 발생하지만 변종 크로이츠펠트-야콥병은 12~ 52세에서 발생하여 평균 발생연령은 28세다. 일반 크로이츠펠트-야콥병의 진행경과는 6개월이지만 변종 크로이츠펠트-야콥병은 13개월로 조금 길다.

변종 크로이츠펠트-야콥병 환자는 초기에 정신증상과 행동장애가 많이 나타난다. 그리고 이상 감각증이 지속적으로 나타나며 소뇌성 운동실조를 보인다.

변종 크로이츠펠트-야콥병 환자의 뇌파소견에서는 일반 크로이츠펠트-야콥병에서 보는 것과 같은 주기적인 큰 파형을 볼 수 없다. 변종 크로이츠펠트-야콥병 환자의 뇌조직에 나타나는 변화는 기본적으로는 일반 크로이츠펠트-야콥병과 비슷하지만, 비정상 단백질인 아밀로이드가 침착하여 만드는 반점을 흔히 볼 수 있는 것이 다르다.

우리나라에서는 1993년부터 국내에서 필요한 쇠고기나 소 사료 수요량의 절반 정도를 수입했지만 미국, 오스트레일리아, 캐나다, 뉴질랜드 등 광우병이 발생하지 않은 국가에서 전량 수입해왔다. 또 소 사료용 골분이나 육골분 역시 1988년부터 수입하였지만 미국, 중국, 페루, 오스트레일리아 등 모두 광우병이 발생하지 않은 국가에서 수입하였다.

따라서 우리나라에서는 광우병이 발생할 확률이 매우 낮다. 실제로 1996년 무렵부터 농림부에서는 도축되는 소의 뇌조직을 채취하여 정밀검사를 실시하는 감시체계를 구축하였고, 지금까지 우리나라에서는 광우병에 걸린 소가 발견된 적이 없다.

또 1996년부터 영국, 북아일랜드 등 유럽 광우병 발생국의 쇠고기나 가공품 수입을 전면 금지하고 있다. 우리나라의 광우병감시체계는 2010년 국제동물보건기구(OIE)로부터 광우병 '위험통제국'으로 인정받았다. 이는 철저한 사료관리, 검역으로 쇠고기의 사육 및 생산단계부터 광우병 발생을 예방하는 능력을 갖추었다는 의미다.

한편 2008년 미국산 쇠고기 수입과 관련하여 우리 사회를 혼란의 도가니에 빠뜨렸던 미국의 경우 2013년 '광우병 위험통제국'에서 '광우병 위험무시국'으로 격상되었다. 국제동물보건기구가 주관이 되어 결정하는 국가별 광우병 발생 위험의 단계는 위험무시국, 위험통제국, 위험미결정국으로 구분하는데 위험무시국이 최상위 단계다.

최근(2017년 7월 18일) 미국에서 발견된 광우병소는 비정형 광우병으로 확인되었다. 11년 된 소로, 식용으로 도축된 것이 아니며 미국의 광우병 감시체계가 정상적으로 작동되고 있음을 시사한다.

변종 크로이츠펠트-야콥병이 사람에게서 발생하려면 광우병에 걸린 소에서 나온 고기, 뼈, 내장 등을 먹어야 한다. 따라서 현재 유통되는 쇠고기를 먹은 사람이 광우병에 걸릴 위험은 없으나 광우병이 발생한 지역을 여행할 때는 가능한 한 쇠고기 요리를 먹지 않는 것이 좋다.

특히 광우병을 일으키는 이상프리온은 주로 소의 뇌, 척수, 비장(지라), 골수, 내장 등에 많이 분포하니 이것들을 먹지 않도록 한다. 특히 소의 등골을 즐겨 먹는 사람은 조심해야 한다.

최근 광우병의 원인 단백질로 알려진 프리온의 증식을 억제하는 항체가 만들어졌다. 이 항체는 뇌에 존재하는 '정상프리온'이 광우병을 일으키는 '이상프리온'으로 형태를 바꾸지 못하도록 방해하는 작용을 하는 것으로 알려졌다. '이상프리온'의 증식이 억제되면 형성되어 있던 '이상프리온'이 점차 분해되기 때문에 치료제로 사용할 수 있을 것으로 보인다.

알코올성 치매

52세 가정주부인 ㅈ씨는 최근 들어 심해진 기억력 장애와 술을 마신 뒤 심해지는 실행증, 그리고 성격장애가 문제가 되어 병원을 찾았다. 환자는 20년 전 교통사고를 당해 개두술을 받았다고 했다. 그때부터 의부증을 보였는데 "어떤 여자하고 자고 들어왔느냐?"라면서 남편을 못살게 군다고 하였다. 7년 전에는 감을 따러 감나무에 올라갔다가 떨어져 요추의 압박골절을 당해 입원치료를 받은 적도 있다.

몇 년 전부터 연 1회 이상 농약을 마시고 자살을 기도하여 응급실에 실려와 응급처치를 받았는데, 실제로 마셨는지는 의문이다. 술은 30년 이상 마셔왔고 일주일에 3~4일 소주를 반 병 이상 마셨다고 했다. 왜 마시느냐고 물어보면 답답해서 마신다고 대답하였다.

그녀는 외래에서 실시한 하세가와법 검사에서는 30점 만점에 16점을 얻었다. 단기기억에 약간 장애를 보였으며 시간에 대한 지남력이 상실되어 있었다. 연산능력이 떨어져 있고 주의집중이 되지 않았다.

위에 예를 든 환자처럼 알코올을 장기간 마시면 뇌에 직접 손상을 주거나 그 밖에 다른 경로로 치매를 유발하게 된다. 예를 들면 만성 알코올 섭취로 인한 알코올성 치매가 있다. 술을 마시는 과정에서 영양섭취가 부족하게 되므로 티아민 또는 나이아신 결핍이 뒤따르게 마련이다. 이들 비타민 부족은 치매 증상을 나타나게 할 수 있다.

그뿐만 아니라 알코올 섭취 후 넘어지거나 부딪치는 사고를 당하기 쉽다. 그 결과 후외상성 뇌병증이나 경막하혈종이 올 수 있고 이로 인해 치매 증상이 나타날 수도 있으며, 알코올로 인한 간 손상으로 치매가 올 수도 있다. 즉, 치매가 생긴 원인이 다양할 수 있다.

알코올에 의한 치매는 만성 알코올중독자의 3% 정도에서 오며 전체 치매 환자의 약 7%에 달한다는 보고도 있다. 대개 나이가 많은 알코올 중독자에서 흔하다. 지능장애를 보이는 점으로 기억력 감퇴를 보이는 콜사코프증후군 환자와 뚜렷하게 구분할 수 있다.

다량의 알코올 섭취라고 하면 포도주로는 두 병, 맥주로는 3,000cc, 증류주로는 반 병 정도 되는데 여자는 남자보다 적은 양을 마셔도 올 수 있다. 이러한 양의 술을 10년에서 15년 동안 지속적으로 마시면 올 수 있다.

알코올성 치매 환자는 건망증, 지남력 상실, 주의집중이 되지 않음, 반복되는 행동을 함, 정신운동 지체 등의 증상을 특징적으로 보인다. 검사를 해보면 추상적인 사고장애를 보이며, 단기기억력이 떨어지고 말이 유창하게 나오지 않는다. 대뇌피질이 위축되기 때문에 CT를 찍어보면 대뇌피질 사이의 고랑이 넓어진 모습을 볼 수 있다.

알코올성 치매는 적어도 회복이 가능하다. 환자가 철저하게 금주하면 증상이 호전된다. 그렇지만 술을 마시지 않는 정상적인 사람의 수준까지 회복되는 예는 매우 드물다. 술에 만취했을 때는 몸의 중심을 잡기가 어려워 여기저기 부딪치는 것을 흔히 본다. 이로써 대뇌에 손상이 올 수도 있고, 때로는 경막하출혈을 일으킬 수도 있다.

나이든 노인들은 두개골 내의 공간이 젊은 사람들보다 넓기 때문에 출혈에 따른 증상이 나타나지 않고 숨어 있기도 한다. 경막하출혈로 치매가 왔을 때는 원인을 제거해주면 증상이 좋아진다.

수두증 치매

52세 남자인 ㅅ씨는 약 20년 전부터 두통과 목에서 어깨에 걸쳐 나타나는 통증으로 고통을 받아왔다. 몇 년 전부터 걸음걸이가 이상해지고 기억력이 떨어지는 것을 느꼈다. 신경외과에서 자기공명영상(MRI) 사진을 찍었는데, 양측의 측뇌실이 심하게 확장되어 있는 것을 발견하였다. 이른바 수두증이었다.

환자는 바로 뇌실-복강 단락(측뇌실과 복강을 연결하는 가느다란 관을 심어주는 수술로, 뇌실에 차 있는 뇌척수액을 복강으로 흘러나가게 한다)을 만들어주는 수술을 받았다. 수술 후 두통이 사라졌으며 기억력 역시 조금씩 좋아졌다. 이른바 뇌에 물이 차는 수두증으로 오랫동안 두통으로 고생하였고 급기야 치매 증상까지 나타나게 된 사례다.

사람의 뇌가 두개골 안에 그냥 담겨 있다면 조그만 충격에도 커다란 손상을 입을 것이다. 그렇지만 뇌에는 뇌척수액이 있다. 두개골과 뇌 사이를 채워 완충역할을 하는 맑은 액체가 바로 뇌척수액이다. 뇌척수액은 뇌실에 있는 맥락막총에서 만들어져 뇌와 척수를 감싸 돌다가 정맥동으로 흡수된다.

뇌척수액의 흐름이 여러 원인으로 막히면 뇌에 물이 차는 수두증이 생기게 된다. 선천성기형이나 뇌염·수막염의 후유증 또는 종양 등으로 수두증이 올 수 있다. 환자들은 심한 두통, 오심과 구토를 보이며 의식이 떨어지고 심하면 혼수상태에 이른다.

수두증에 의한 치매 환자가 보이는 대표적 증상으로는 치매 이외에도 운동장애와 요실금 등이 같이 나타날 수 있다. 보행장애나 운동실조를 보일 수 있고 사지가 뻣뻣해지기도 한다.

정신장애로는 지능이 서서히 떨어지고 주의집중이 잘 안 되며 정신작용이 느려진다. 반응이 느려지는 것이 보통이지만 때로는 공격적 성향을 보이기도 한다.

치료는 수두증을 일으킨 원인을 찾아서 제거하는 것이다. 그렇지만 원인이 밝혀지지 않은 것도 있다. 이때 뇌실-복강 단락수술을 해서 뇌실에 차 있는 뇌척수액을 복강으로 흘러나가게 해주면 증상이 호전된다. 단락수술을 받았을 때는 단락이 막히지 않도록 세심한 사후관리가 필요하다.

수두증성 치매 환자는 수술을 받으면 대개 증상이 좋아진다. 그러나 치료 전에 수두증을 앓은 기간이나 원인 등에 따라 예후가 달라질 수도 있다. 역시 일찍 발견해 치료하면 완치되는 범주의 치매다.

헌팅톤병

40세 남자인 ㅇ씨는 병원에 오기 4년 전 손과 발이 의지와 달리 움직이는 증상이 나타났다. 3년 전부터는 이러한 증상이 심해지면서 보행장애가 심해지고 일을 할 수 없게 되었다.

그는 발기가 되지 않아 성생활을 지속할 수 없었고, 병원에 오기 몇 개월 전부터는 치매 증상을 보였다. 게다가 4개월 전 외출하였다가 길을 잃어버린 이후 집을 찾아오기 어렵게 되었다. 2개월 전부터는 소변을 보는 횟수가 많아졌고, 하룻밤 사이에 서너 번 소변을 보게 되었다. 급뇨도 나타났다.

병원에 왔을 때 검사해보니 사지에 무도증(손과 발의 움직임이 마치 춤을 추는 것처럼 보인다고 하여 붙인 이름)이 심해서 목과 심지어 혀의 움직임에도 무도증이 있었다. 그래서 심한 구음장애로 말을 전혀 알아들을 수 없었다.

뇌 CT검사에서 미상핵이 심하게 위축되어 있었고 염색체 검사에서는 제4염색체에 이상이 관찰되어 헌팅톤병이 의심되었다. 이후 환자는 치매 증상이 심해지면서 인격변화까지 나타났다. 처음 병원에 온 지 몇 개월 후 폐렴으로 사망하였다.

환자의 뇌를 부검하여 조사해보았더니 뇌가 전반적으로 위축되어 있었다. 그리고 미상핵과 조가비핵의 신경세포가 거의 없어졌으며 반응성 변화가 있어 헌팅톤병에 잘 부합되었다.

이 환자의 17세 된 딸 역시 13세 때부터 팔다리를 뻣뻣하게 펴고 걷는 증상을 보였다. 15세 때부터는 보행장애가 심해져 때로 넘어지기도 했다. 1년 전부터는 얼굴 표정에 이상이 나타나면서 팔다리가 마음먹은 대로 움직이지 않았다. 무도증은 아직 뚜렷하게 나타나지 않으며 정신상태 역시 정상이다.

MRI검사를 해보니 측뇌실이 확장되어 있으면서 양측 미상핵이 위축되어 있었다. 염색체 검사에서 제4염색체에 이상이 관찰되어 헌팅톤병을 앓는 것으로 진단되었다.

ㅇ씨 가족처럼 유전되는 헌팅톤병은 비교적 젊은 나이에 치매 증상을 보일 수 있다. 물론 무도증을 보이는 몇 가지 질환을 가려내야 하지만 요즈음에는 유전자검사로 비교적 쉽게 진단할 수 있다.

헌팅톤병은 1872년 미국인 의사 헌팅톤이 역시 의사였던 조부와 부친에 이르기까지 3대에 걸친 진료기록을 토대로 하여 정리한 환자들의 예를 처음 발표하여 알려졌다.

처음에는 얼굴을 찡그리거나 고갯짓을 하거나 손가락을 굽혔다 폈다 하는 등의 증상을 보인다. 병증이 진행되면서 점차 사지의 움직임이 마치 춤추듯 하고 이러한 몸의 움직임을 환자가 의지대로 억제할 수 없게 된다. 때로 망상이나 환각을 보게 되는데 이로써 자살을 많이 시도한다.

치매 증상은 주로 피질하의 형태를 보이는데 인식이 느려지고 지적 기능이 손상을 받으며 기억력이 떨어진다. 단어를 제대로 찾아내지 못하여 말이 느려지고 성격이 변하는데 대개 질환 초기단계에도 나타난다.

CT나 MRI에서 미상핵의 위축을 쉽게 볼 수 있으며 염색체 검사에서 제4염색체의 짧은 팔에 이상이 보이는 것을 확인해 진단할 수 있다. 뇌를 부검해보면 위에 보인 예와 같은 전형적인 변화가 나타난다.

PART 8

치매 환자의
비약물적 치료

알츠하이머병을 포함하는 치매 환자에서는 많은 신경세포가 죽어 없어졌고 또 죽어가기 때문에 약물요법 이외에는 특별한 치료법이 없을 것으로 생각한다. 그러나 실제로 환자 간병인의 간병경험을 토대로 한 다양한 비약물적 치료법이 개발되어 상당한 효과를 거두고 있다.

물론 알츠하이머병 환자에서는 기억력 감퇴, 언어장애, 지남력 상실, 그리고 계산의 혼란과 같은 인지기능장애가 중요한 증상이다. 그렇지만 그 밖에도 우울증, 과대망상, 공격적 행동과 같은 비인지기능장애와 관련된 증상도 많다.

비인지기능장애로 인한 증상은 때로 치매 환자 병증의 심한 정도를 잘못 판단하게 할 수 있다. 여기서 소개하는 여러 가지 비약물적 치료방법은 인지기능장애뿐 아니라 비인지기능장애의 증상도 어느 정도 호전할 수 있고, 환자가 자신감을 갖게 하는 장점이 있다. 따라서 집에서나 요양원에서 이와 같은 방법을 상황에 맞게 변형하여 사용하면 좋은 효과를 기대할 수 있을 것이다.

기억력 훈련

1996년 미국 캘리포니아대학교 어바인 분교의 신경과 교수 개리 린치 박사는 신경흥분의 전달을 개선하는 암파킨 CX-516이라는 물질을 발견하였다고 보고하였다. 암파킨은 뇌의 신경세포들이 접속하는 부위에서 신경흥분의 전달에 간여하는 암파수용체에 작용해 글루탐산의 흐름을 촉진함으로써 이와 같은 효과를 나타낸다고 하였다.

암파킨은 기억력을 획기적으로 좋게 만들어준다고 하는데 65~70세 노인의 기억력을 젊은이 수준으로 만들었다고 한다. 그리고 젊은이도 기억력이 20% 정도 좋아졌다고 한다.

2005년에는 좀 더 개선된 암파킨 CX-717이라는 물질로 시행한 임상 1상 시험에서 정신기능 개선효과가 뚜렷하게 나타났다고 발표하였다. 2007년 치매를 주제로 한 방송프로그램을 제작하면서 만난 린치 박사는 암파킨 CX-717이 알츠하이머병 환자의 기억력 감퇴를 개선할 것으로 기대한다고 말했다.

우리는 육체적 건강을 유지하려고 각자 체질에 맞는 운동을 하여 근육의 힘을 기른다. 마찬가지로 정신건강을 유지하려면 두뇌운동을 해야 한다.

옛날에는 주판을 이용하여 덧셈, 뺄셈, 곱셈, 나눗셈을 하였으며 주판이 없어도 종이에 연필로 적어 계산하면 너끈하게 답을 얻었다. 또 계산에 뛰어난 사람들은 속셈만으로 어려운 계산도 순식간에 할 수 있었는데 그들은 대부분 많은 시간을 들여 연습을 반복함으로써 그와 같은 능력을 키운 것이다.

그러나 물질문명이 급속도로 발달한 지금 주위를 둘러보면 간단한 조작만으로 일이 척척 처리되는 기계화 시대에 살고 있음을 실감한다. 계산이 조금만 복잡해도 계산기를 먼저 찾는 세상이 되었다. 생활은 편리해졌는지 몰라도 그만큼 머리를 쓰지 않으니 쉽게 녹슬게 마련이다.

치매 환자가 보이는 기억력 장애는 대부분 기억력 훈련으로 향상되지 않는다고 한다. 그 이유는 증상이 진행된 다음 시도되는 까닭도 있을 것이다.

최근 치매클리닉을 찾아오는 환자 아닌 환자들의 걱정 아닌 걱정이 바로 건망증이다. 특별하게 치매와 연관되지 않은 건망증은 기억력 훈련으로 좋아질 수 있다.

쉬운 방법으로 외국어 공부를 시작한다. 매일 새로운 단어를 열 개씩 외우는 것이다. 공책에 적어두고 아침에 자리에서 일어나자마자 어제 공부한 단어를 떠올린다. 외국어에 소질이 없는 사람은 산 이름, 강 이름 또는 친척 이름을 외운다. "나는 정말 외우는 것에는 소질이 없다"라고 지레 포기하는 사람들은 1996년 세계기억력챔피언대회에서 우승한 오브라이언이라는 사람을 보고 배울 점이 있을 것이다.

대회에서 그는 1,392자를 순서대로 기억해냈고 더욱 놀랍게도 거꾸로도 기억하였다. 오브라이언은 기억을 잘하는 것 말고는 평범한 사람이라고 한다. 그는 자기 기억력을 강화하기 위해서 연상법을 사용한다는데 단어를 숫자로 바꿔 말을 만들어 쉽게 기억한다고 한다.

기억력을 좋게 하려면 그만큼 주의집중이 필요하다. 세상에 거저가 어디 있겠는가? 시간을 들인 만큼 성과를 얻는다. 기억력 훈련으로 얻을 수 있는 또 다른 효과는 기억력이 강화되는 만큼 일상생활에서 자신감을 되찾을 수 있다는 것이다.

회상요법

청소년기에는 앞으로 올 미지의 세계를 그려보느라 바쁘기 때문에 옛날을 돌아볼 틈이 없다. 장년기에는 자신이 정한 목표를 달성하려 최선을 다하기 때문에 역시 뒤돌아볼 틈이 없다.

그렇지만 노년에 접어들면 앞으로 살날을 걱정하기보다는 자꾸 지나온 날을 되돌아보면서 후회한다고 한다. 그래서 우리는 옛날을 회상하기 시작하면 죽을 날이 머지않은 징조라고 농담한다.

지나온 인생을 돌아보는 것은 앞으로 남은 생이 얼마 되지 않는다는 사실에 자극을 받아 나름대로 과거사를 정리해보는 정상적인 노화과정의 하나다. 옛날에 겪었던 즐거운 일들을 되짚어 생각하다 보면 절로 즐

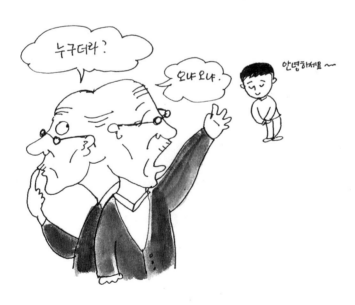

거워지기도 한다.

경우에 따라서는 해결하지 못한 갈등을 다시 끄집어내 풀어버림으로써 가슴 한구석에 맺혀 있던 앙금을 가라앉힐 수 있다. 이러한 과정은 인생의 황혼기를 풍성하고 가치 있게 하는 일이다.

이러한 과정을 치매 환자 치료에 도입한 것이 회상요법이다. 치매 환자는 정도가 다르지만 기억력에 문제를 보인다.

특히 알츠하이머병 환자 대다수는 기억력에 문제가 있다. 초기 알츠하이머병 환자가 보이는 기억력 장애의 특징은 최근 일을 기억하지 못한다는 점이다.

예를 들면 자신의 나이를 기억하지 못한다거나 '방금 만난 사람이 누구더라?' 하면서 고개를 갸우뚱하거나 조금 전까지 배꼽을 잡아가며 즐기던 코미디 프로그램의 내용을 끝나자마자 잊어버리는 것이다.

하지만 오래전 기억은 병증이 진행되어도 비교적 유지된다. 따라서 오래전 기억을 되살려줌으로써 환자가 자신의 기억력에 자신감을 가질 수 있다. 그뿐만 아니라 자신이 지금까지 이룩한 업적을 되새기면서 자랑스럽다는 생각을 하게 된다. 그 덕분에 우울증에서 벗어나는 계기도 만들 수 있었다.

회상요법은 오래된 기억을 되살리는 방법으로 환자에게 정신적으로나 육체적으로 비교적 위험성이 없는 치료법이라 할 수 있다. 다만 손자들과 같이 세대차이가 나는 참여자가 있으면 사전에 환자의 상태를 이해시키고 협조를 요청해두어야 한다.

회상요법은 요양시설에서 주로 사용하는 치료법이지만 가정에서도 훌륭하게 활용할 수 있다. 가족이 모인 자리에서 사진첩을 꺼내놓고 옛날 일을 이야기하여 환자의 기억을 떠올리게 하는 손쉬운 방법을 들 수 있다. 사진 속에 있는 얼굴의 이름을 말하도록 요청하고 사진을 찍던 시절의 이야기를 하도록 유도한다. 손자·손녀에게 가족의 역사를 자연스럽게 이해시키는 계기가 될 것이다.

사진첩을 꺼냈다가 넣었다가 하는 것이 불편할 수도 있다. 요양시설에서는 환자가 거처하는 방에 커다란 메모를 붙일 수 있는 벽걸이를 걸어두고 그곳에 가족사진 또는 자신이 좋아했던 배우의 사진이나 기억이 될 만한 사건기사 등을 붙이게 한다. 방문객이 있으면 환자에게 설명하게 한다.

사진만 좋은 재료가 되는 것은 아니다. 옛날부터 모아오던 물건들이 있으면 크기가 적당한 상자에 담아둔다. 그리고 하나씩 꺼내서 그때 일을 이야기하게 한다. 예를 들면 "이 인형은 너희 할아버지하고 태국에 처음 여행을 갔을 때 산 것이란다. 그때 코끼리를 처음 타보았지"라고 말하도록 하는 식이다.

그 밖에 찍어둔 동영상을 활용할 수도 있다. 특히 떨어져 사는 가족·친척을 오랜만에 보게 되면 변한 모습을 알아보지 못하기 때문에 남으로 대하기도 한다. 그러므로 떨어져 사는 가족의 사진이나 동영상을 자주 보여줌으로써 변한 가족 모습을 환자가 기억할 수 있게 한다.

회상요법을 단순하게 환자가 과거의 기억 속에 머무르는 정도로 치부

해서는 안 된다. 회상요법은 적극적 치료법의 하나이기 때문에 치료과정에 참여하는 사람들은 사전에 다음과 같은 점을 알아야 한다.

과거에 있었던 사실을 정확하게 유지한다. 어제 이야기 나눈 사실을 오늘은 다르게 이야기하면 환자는 혼동에 빠진다. 환자가 바로 기억해내지 못하더라도 가급적이면 시간을 충분하게 주어서 환자 스스로 기억해내도록 유도하며 자꾸 부추겨서 자신감을 갖게 한다.

환자와 대화할 때는 정확한 발음과 바른 표현을 사용한다. 미리 주제를 정해두는 것도 환자의 기억을 일정하게 되살리는 데 도움이 될 수 있다. 그리고 대화 중심에서 벗어나지 않도록 해야 한다. 사진이라든가 기타 여러 가지 상황에 맞는 물건을 미리 준비한다.

치료 중 발생할 수 있는 논쟁(보호자와 환자가 기억하는 사건의 내용이 서로 다르다거나 하는)에 대해서도 주의를 기울이고, 치료자는 주관적인 감정을 섞어 환자와 다투면 안 된다.

환자가 내용을 다르게 말한다고 해서 환자를 당장 납득시켜 바로잡아야겠다는 생각은 버려야 한다. 환자는 대개 사고가 유연하지 못하고 자신이 옳다고 집착하는 경향이 있으니 다른 기회에 자연스럽게 고쳐주는 것이 좋다.

회상요법에서 사용할 수 있는 주제들

이야기를 나눌 수 있는 대상은 다양하기 때문에 가족이나 간병인은 미리 상의해서 주제를 정하는 것이 좋다. 예를 들면 다음과 같은 내용으로 이야기를 펼쳐갈 수 있다.

❶ **집:** 결혼하고 어디에 처음 집을 샀지요? 몇 번이나 이사했지요? 왜 그랬습니까? 당신이 산 집들 중에서 가장 마음에 들었던 곳은 어디였습니까?

❷ **학창생활:** 고등학교는 어디를 다녔습니까? 잘 다니던 빵집은 어디였죠? 요즘 군산의 이성당(또는 대전의 성심당) 빵집이 그렇게 유명하다던데 가보셨습니까? 잘 다닌 이유가 있습니까? 당신이 좋아하는 과목은 무엇이었지요? 좋아하던 선생님은요? 담임선생님의 모습은 기억하세요? 그 학교가 잘하던 운동팀의 이름은 무엇입니까? 응원하러 운동장에 가본 적이 있으세요? 누구와 같이 갔지요? 친구들 이름은 기억합니까? 누구와 가장 친했습니까? 당신의 별명은 무엇이었지요? 그 이유는요?

❸ **연애 또는 결혼:** 당신은 연애결혼을 하셨습니까? 아니면 중매결혼을 하셨습니까? 할머니(또는 할아버지)를 어떻게 만나셨습니까? 처음에 어디서 만났지요? 주로 어디에서 만나셨습니까? 처음 청혼하신 장소가 생각나세요? 어디가 마음에 드셨습니까? 그날 날씨는 어떠했습니까? 결혼식은 어디에서 하셨지요? 신혼여행은 어디로 다녀오셨습니까?

❹ **자녀들:** 자녀들은 모두 몇입니까? 큰아이는 언제 얻으셨습니까? 아기 이름은 누가 지었습니까? 그때 어떤 사건이 있었습니까? 어느 학

교에 다녔지요? 큰아이는 몇 살에 결혼하였습니까? 며느리는 어떻게 고르셨습니까? 마음에 드셨습니까?

❺ **애완동물:** 집에서 기르던 애완동물이 있었습니까? (사진을 보여준다) 이 강아지 이름이 무엇입니까? 이름을 왜 그렇게 지었습니까? 얼마나 오랫동안 같이 지냈습니까?

❻ **명절:** 당신이 어렸을 때는 명절을 어떻게 보냈습니까? 때때옷은 어땠지요? 그때 먹은 음식 중에서 특별하게 기억하는 것이 있습니까? 날씨는 어땠나요?

❼ **운동:** 특별히 좋아하는 운동은요? 잘하셨나요? 포지션은 어디였지요? 자주 상대했던 팀은요? 그쪽 선수들 기억하세요? 이름이 무엇이지요?

❽ **취미활동:** 취미가 무엇입니까? 낚시질은 잘하세요? 어디에 가보셨습니까? 특히 기억에 남는 낚시터는 어디입니까? 누구와 같이 가셨습니까?

❾ **여행:** 여행을 좋아하셨습니까? 어디어디 갔다 오셨습니까? 누구와 같이 가셨지요? 재미있는 일은 없었습니까?

❿ **책(영화):** 어떤 책(영화)을 좋아하십니까? 가장 인상 깊었던 책(영화)은 무엇입니까? 주인공이 누구였지요? 눈물을 흘리셨나요? 누구와 같이 영화를 보러 갔습니까?

⓫ **음식:** 어떤 음식을 좋아하세요? 특별한 이유가 있습니까? 직접 만들 줄 아십니까? 언제 한번 만들어주시겠습니까?

❿ **직장**: 처음 다닌 직장은 어디였습니까? 그때 월급이 얼마 정도였습니까? 그 일을 좋아하셨나요? 그때 당신 상사는 누구였습니까? 좋은 분이었나요? 특히 기억에 남는 재미있는 일은 무엇인가요?

표현요법

사람은 자신이 느끼는 바를 나타내기 위해서 다양한 방법을 사용한다. 물론 가장 흔히 사용하는 방법은 대화를 하거나 글로 자신이 뜻하는 바를 남에게 전달하는 것이다. 그렇지만 언어가 발달하기 훨씬 전부터 사람들은 서로 뜻을 통하기 위한 다양한 방법을 가지고 있었다. 그런 표현방법에서 춤, 미술, 음악 등 갖가지 표현방법을 이용하는 예술이 발달했다.

개미나 꿀벌이 먹이가 있는 장소나 위험을 알리려고 춤을 춘다는 사실은 널리 알려져 있다. 그러나 사람이 자기감정을 나타내려고 춤을 춘다면 이것은 개미나 꿀벌과는 다르다고 할 수 있다. 사람들은 동굴에서 살던 선사시대부터 무엇인가를 남에게 알리거나, 자신이 느낀 바를 표현하거나, 돌아가신 분을 기념하기 위해서 등의 이유로 그림을 그렸다. 음악 역시 마찬가지였을 것이다.

필자는 1997년 1월 KBS 특집방송 〈치매〉 제작팀과 미국 미네소타주의 시골마을 버팔로에 있는 '켄싱턴코티지'라는 요양원을 방문하였다.

규모는 크지 않은 요양원이었지만 가정적인 분위기였다.

취재 중 치매를 앓는 할머니 한 분이 제작팀 주위를 돌다가 기타를 치면서 노래를 하겠다고 제의해왔다. 물론 기타반주도 제대로 되지 않았고 음정도 맞지 않았지만 모두 경청하였고, 연주가 끝나자 우레와 같은 박수를 보냈다. 할머니가 흡족해하였음은 물론이다.

치매를 앓는 환자 역시 자신이 느끼는 것을 나타내고자 하는 욕구가 있다. 따라서 환자가 평소에 즐기던 예술행위들, 즉 춤추기, 그리기, 노래 부르기, 악기연주 등을 해서 자기 느낌을 표현하게 하고, 또 자신이 만든 작품을 설명하게 하면 환자는 자신감을 얻을 수 있다.

음악을 듣는 것 역시 환자의 병 진행을 막는 데 큰 도움이 될 수 있다. 특히 비인지기능장애를 보이는 환자는 행동장애를 고치는 데 도움을 받을 수 있다. 평소 좋아하던 음악을 들려주면 환자의 행동이 부드러워질 수 있다. 이어폰을 사용하는 카세트나 라디오를 활용한다.

주의해야 할 점은 소리 크기는 가급적 작게 해야 한다는 것이다. 그리고 헤비메탈과 같이 요란한 음악보다는 고전음악이나 민요 또는 가요를 선택한다.

음악요법

명지병원 치매진료센터에서는 음악치료 프로그램이 치매 환자의 일상생활능력을 개선하고 우울증과 불안감을 줄이는 효과가 있다고 발표한 적이 있다.

사실 음악은 의식의 영역을 넘어 무의식의 영역까지 아우르는 효과가 있다. 즉, 언어로는 표현할 수 없는 자기감정을 비언어적으로 표현하도록 도와줌으로써 정서적 반응을 이끌어낼 수 있다. 제대로 표현되지 않아 억눌렸던 생각이나 감정을 자연스럽게 내보임으로써 우울이나 분노 같은 부정적인 감정요소가 누그러지는 것이다.

사람은 성장하면서 다양한 음악적 요소를 몸에 익히게 마련이다. 그러한 경험이 기억으로 남게 되는데, 음악치료를 통하여 그런 기억을 일깨우는 과정에서 인지기능을 향상하고 자긍심을 높이는 계기를 마련할 수 있다.

음악을 듣는 소극적 과정에 더하여 노래를 부르거나 몸을 움직이는 등 치료과정에 적극적으로 참여하면서 근육을 강화하는 효과도 거둘 수 있다. 이로써 긴장을 풀어내는 병증의 진행을 완화하는 효과를 기대할 수 있다.

음악치료로 얻을 수 있는 효과를 정리해보면, 음악활동을 해서 리듬감을 회복해 운동기능을 강화하고, 음악에 담긴 정보로 집중력이나 기억력 같은 인지기능을 개선할 수 있다. 음악프로그램에 동참하는 사람들과 접촉하는 과정에서 소통 방법을 되살릴 수도 있다.

운동요법

정상적인 사람도 나이가 들면서 근력이 떨어지고 활동 범위가 자꾸 좁아진다. 그래서 어느 날 갑자기 운동을 해야겠다는 생각이 들기도 한다. 치매 환자 역시 병이 진행됨에 따라 신체활동이 줄어들다가 결국 자리보전을 하게 된다.

우리 몸의 근육은 운동을 하지 않으면 굵기가 작아지고 힘도 줄어든다. 마찬가지로 활동이 줄어들면 환자 자신의 활력도 떨어지고 정신력도 점점 하강곡선을 그리게 된다. 환자의 활력을 유지하고 근육상태를 증진하려면 질환의 초기단계에서 적극적으로 운동하도록 해야 한다.

운동은 환자의 정신적 긴장을 풀어주어 기분을 전환해줄 뿐 아니라 적당히 피곤하게 만들어 밤에 잠이 쉽게 들게 한다. 운동요법으로 환자의 신체적 건강뿐 아니라 정신적 건강도 향상할 수 있다. 운동은 혼자서 할 수도 있고 가족 또는 요양시설의 다른 환자들과 어울려 단체로 할 수도 있다. 여럿이 하는 운동은 혼자서 하는 운동보다 재미있고 집중력을 더 모을 수 있다.

혼자서 할 수 있는 대표적 운동이 걷기다. 걷는 곳은 일단 안전해야 한다. 산책로, 굴곡이 심하지 않은 공원 또는 해변 같은 곳이면 좋다. 먼저 매일 걷는 습관을 들인다. 매일 같은 시간에 같은 문을 나서서 같은 길을 따라 걷게 한다.

복장은 굽이 낮고 편안한 신발을 신으며 가급적이면 끈이 없는 신발이 신고 벗는 데 편하다. 간병인이 동행하면서 환자가 관심 있어 하는 것에 응대를 해준다. 15분 정도 산책하는 것만으로도 근육의 긴장을 푸는 진정효과를 얻을 수 있다. 날씨와 관계없이 할 수 있지만 날씨가 나쁘면 집 안에서 제자리 걷기를 하거나, 한가한 시간대에 큰 백화점 같은 곳에서 물건을 구경하는 것도 좋다.

집 안에서 혼자 할 수 있는 운동으로는 맨손체조가 있다. 환자가 혼란스러워할 수 있으니 같은 시간에, 머리에서 발끝까지 같은 순서로, 많지 않은 양의 맨손체조를 하도록 지도한다. 순서가 복잡해서 환자가 제대로 따라 할 수 없으면 동작을 단순화한다. 텔레비전으로 동영상을 보여주며 따라 하도록 하는 것도 좋겠다.

예를 들면 머리를 어깨에 올려놓게 한다거나, 입술을 오므리고 입 안에 가득 공기를 머금게 한다거나, 양팔을 마주 잡고 어깨를 귀에 닿도록 올렸다가 내려뜨린다거나, 손바닥을 위로 하고 팔을 높이 쳐들게 한다. 이때 좋아하는 음악을 틀어놓고 박자에 맞추어 움직이면 흥겨워한다. 손뼉을 치거나 발을 구르면 신체에 진동이 전해져 좋은 효과를 볼 수 있다. 의자, 우산, 모자 등과 같은 여러 소품도 사용할 수 있다.

환자는 같은 행동을 반복하는 특성이 있다. 이러한 특성을 이용하여 집 안의 먼지 털기, 진공청소, 마루 걸레질, 떨어진 낙엽 긁어모으기, 마당 쓸기 같은 쉬운 집안일이나 식사 때 수저 늘어놓기나 치우기, 받침접시 늘어놓기 등과 같이 반복적이고 간단한 일을 시킨다. 환자는 자신이 아직도 무엇인가 할 수 있다는 성취감을 느낄 수 있다.

제대로 하지 못할 때도 있지만 그렇다고 야단을 치면서 못하게 하거나 너무 신경을 쓰는 눈치를 보이면 환자는 일상의 일을 거부할 수도 있다. 그렇게 되면 자신이 할 수 있었던 일상사도 급속히 잊어버린다는 사실을 항상 마음에 두어야 한다.

게임요법

환자를 위해서 단순화한 게임 시간은 가족에게도 즐거운 시간이 될 수 있다. 그리고 피곤에 젖어 있는 주 간병인에게 쉴 짬을 줄 수 있다. 게임을 즐기는 동안 환자와 가족 간에는 신경 써야 하는 대화도 필요 없다. 그저 게임을 진행할 수 있는 간단한 대화면 충분하다.

예를 들어, 우리가 어렸을 때 소풍 가서 하던 수건돌리기가 있다. 참가한 사람들이 둥그렇게 앉아서 노래를 하는 가운데 술래가 빙빙 돌다가 마음속에 정한 사람 뒤에 수건을 놓고 한 바퀴를 돌 때까지 눈치를 채지 못하면 그 사람이 술래가 되는 게임이다.

완구점에 가면 집에서 간단하게 즐길 수 있는 볼링게임세트를 살 수 있다. 플라스틱으로 된 핀이 열 개 있고 역시 플라스틱으로 된 공이 있어 거실 한쪽에 핀을 세우고 공을 굴려 쓰러뜨리게 한다.

편을 짜서 시합을 하면 팀의 화합을 위해 노력하는 등의 효과를 얻을 수 있고, 핀이 쓰러질 때 스트레스가 풀리는 느낌을 얻을 수도 있다. 이는 환자뿐만 아니라 간병하느라 지친 간병인에게도 마찬가지다.

오자미 잡기는 천장에서 늘어뜨린 오자미를 중심으로 게임 참여자들이 둥그렇게 둘러앉아서 줄 끝에 달린 오자미를 자기가 원하는 상대방에게 밀어 보내면 상대방이 그것을 잡아서 역시 자신이 원하는 상대방에게 밀어 보내는 것이다. 이때 덕담을 실어서 보내면 효과 만점이다.

오자미 잡기 놀이는 오자미 대신 다른 것을 이용해도 좋다. 풍선을 쳐서 보내는 방법으로 변형해도 좋고 공을 바닥에 굴리는 방법으로 변형해도 좋다. 입구가 조금 큰 상자를 준비해 오자미를 던져넣게 하면 환자에게 거리감을 살려줄 수 있어 좋다.

어린이용 농구대를 준비하여 농구공을 던져넣게 한다. 환자가 그물 안에 공을 집어넣으면 참여자들은 환호성을 올리며 격려해준다. 그 밖에 어린이들을 위한 여러 게임을 변형하여 활용할 수 있다.

운동요법을 실시할 때 반드시 환자 중심으로 진행하고 개인운동은 가급적이면 한 가지를 5분에서 10분 이내에 마치게 해서 싫증 내지 않게 해야 한다. 운동하는 사이에는 휴식을 취하면서 하고 있는 운동이나 집안일에 대해 이야기한다. 대화가 주는 즐거움은 운동으로 얻는 즐거움을 두 배로 만들 것이다.

환자가 피로해하거나 흥미를 잃었다고 판단되면 다른 운동으로 넘어간다. 신체의 좌우 구별은 환자에게 혼란을 가져올 수 있다. 따라서 방향을 지시하는 일이 없어야 한다. 환자가 운동에 빠져들어 그 정도가 심하다고 판단되면 운동 강도를 줄인다.

작업요법

무엇인가를 만드는 것은 환자의 주의를 한곳에 집중하게 해주므로 집을 나간다거나 하는 배회증세를 막을 수 있고 간병인에게도 자신을 위해 쓸 시간을 만들어줄 수 있다. 작업은 환자가 스스로 즐기는 시간이 될 수도 있고 치료를 기대할 수도 있어 일거양득의 효과가 있다.

작업요법의 대상은 환자가 혼란스러워하지 않을 정도의 간단한 것으로 한다. 작업을 마치는 데 필요한 시간 역시 가급적이면 짧아야 한다. 작업 전체를 환자에게 설명할 필요는 없다. 설명은 오히려 환자에게 혼란만 초래할 뿐이다. 환자가 무엇인가를 만드는 데 도움이 될 견본품을 제공한다.

아이들이나 할 만한 작업은 오히려 역효과를 내니 주지 말아야 한다. 결과가 만족스럽지 않더라도 어른을 위한 프로그램을 제공한다. 도구나 재료에서 위험한 요소를 미리 챙겨서 사고를 예방한다.

대표적인 방법으로 여러 재료를 넓은 판지에 붙이는 작업을 들 수 있다. 흙이나 종이를 이용한 인형 만들기도 좋다. 공예와 같은 작업요법이 효과를 거두면 칭찬하고 격려한다. 그리고 그러한 물건을 모아둔 곳을 보러 다녀 작품의 질을 높이게 도와준다.

일부러 콩과 팥을 섞어놓고 골라달라고 부탁한다거나 김치를 담그는 데 파를 다듬어달라고 하는 일상사를 부탁하는 것도 훌륭한 작업요법이다. 그렇다고 매번 같은 방법을 시도하면 환자가 싫증을 낼 수도 있다. 다양한 방법을 연구해 자주 바꿔줌으로써 작업요법의 효과를 높일 수 있다. 환자 역시 자신이 아직은 쓸모가 있다는 점에 만족할 것이다.

애완동물요법

외국에서는 자녀가 장성해 결혼한 다음 따로 살게 되거나 직장이 먼 곳에 있어 떠나고 나면 노인들만 남아 단출하게 지내는 경우가 많다. 물론 우리나라도 젊은 층이 도시에 많이 살게 되면서 비슷한 사정이 되었다. 이럴 때 적적한 시간을 메우기 위해 애완동물을 많이 기른다.

흔히 애완동물 하면 우리는 개나 고양이, 물고기, 새 정도를 떠올리는데 외국 사람들은 별별 동물을 애완용으로 기른다. 거북이, 토끼, 닭 등은 말할 것도 없고 뱀, 악어, 사자, 돼지 등도 애완동물로 사랑을 받고 있다.

애완동물요법으로 기대되는 효과는 이러한 동물들과 같이 지내면 감정의 교류가 일어나 환자들의 마음속 어디엔가 기댈 수 있다는 느낌이 들어 외롭다거나 따로 떨어져 있다는 생각을 없앨 수 있다.

가축을 기르는 것도 괜찮은 방법이다. 예를 들면 마당에 닭을 몇 마리 길러 달걀을 거두게 하고, 식탁에서는 할머니가 길러서 얻은 것이라고 감사를 표한다. 역시 환자에게 자신감을 주는 계기가 된다.

최근에는 반려의 의미를 넘어 치료 효과를 극대화하려고 훈련받은 치료견을 치매 환자 치료에 이용하기도 한다. 보바스 기념병원의 치매 환자 치료도우미견 '나무'와 '공주'가 좋은 사례다. 작은 치와와에서 커다란 골든리트리버에 이르기까지 다양한 종류의 개가 치료견으로 활약하고 있다.

치료견은 낯선 사람들을 다양한 장소에서 많이 만나게 되므로 기본적으로 공격적이지 않아야 한다. 치료견이 갑자기 짖거나 물려고 해서 환자를 놀라게 해서는 안 되기 때문이다.

삼성에버랜드의 치료도우미견센터에서 치료견을 훈련하는데, 치료견들 역시 만만치 않게 스트레스를 받는다는 점을 고려해야 한다.

원예요법

샌드라 블록이 주연한 〈네트〉라는 영화가 있다. 컴퓨터범죄에 관한 영화인데 여자주인공의 어머니가 치매에 걸려 요양시설에서 지내는 장면이 영화의 도입부와 끝부분에 나온다.

환자는 화분에 꽃을 심고 가꾸는 것으로 소일한다. 그런데 딸이 어머니를 방문했을 때 딸을 알아보지 못하고 "이 화분을 어디에 둘까요?" 하고 물어보는 장면이 있다. 원예요법을 치매에 걸린 환자들의 소일거리나 치료방법으로 사용할 수 있다는 점을 단편적으로나마 보여주었다고 하겠다.

실제로 꽃은 살아 있는 생명체로 사람의 5각(시각, 청각, 미각, 후각, 촉

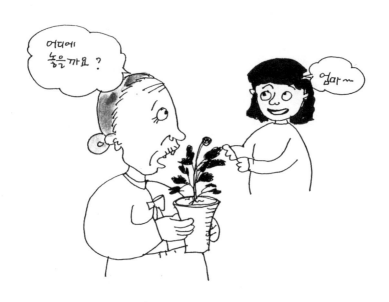

각)을 자극하는 훌륭한 자극제다. 꽃가꾸기는 환자의 과거를 되살려내는 좋은 방법인 것이다. 베란다에 화단을 만들어 꽃을 기르거나, 수확할 수 있는 방울토마토나 고추 같은 채소를 기를 수도 있다.

환자가 시골에서 살면 뜰 안에 조그만 텃밭을 일궈 채소를 길러 식탁에 올리게 하고, 가족이 식사시간에 감사를 표하면 환자는 자신감을 얻고 기분도 밝아질 수 있다.

환자에게 대응하는 방법을 바꾸자

소리 지르는 환자나 공격적인 환자, 끊임없이 무엇인가 물어보거나 요구하거나 보채는 환자, 배회증세가 심한 환자는 간병인의 신경을 갉아 대 참을 수 없게 만든다. 그렇지만 이러한 행동이 일어나는 과정을 살펴보면 대부분 원인이 있다.

환자가 보여주는 이상행동에 간병인이 감정을 다스리지 못하고 즉각 반응하면 자신의 건강을 무너뜨릴 뿐 아니라 환자 역시 병이 급속히 나빠지게 된다.

이럴 때는 먼저 상황을 분석한다. 이러한 행동이 나타날 때 환자가 보이는 특징적 증상이 있는가? 어떠한 상황에서 나타나는가? 그러한 행동이 나타나는 특별한 시간대라든가 행동 등에 일정한 공식이 있는가? 어떠한 상황에서 더 심하게 나타나는가? 파국증상, 흥분, 관심 끌기 또는 같은 행동 되풀이하기 등과 같은 행동을 일으키는 원인이 있는가? 하는 것들을 주의 깊게 관찰하고 기록해둔다.

자료가 충분히 모이면 행동으로 들어간다. 지금까지는 환자가 보이는 증상에 당황하여 허겁지겁 대처했을 것이다. 환자가 광란상태에 빠져 소리를 지르고 반항(예를 들면 목욕을 하지 않겠다고 떼를 쓰는 경우와 같이)할 때는 달래거나 안아주거나 하는 반응을 보이지 말고 내버려둔다.

환자가 가라앉아 차분해지면 그때 다정하게 말을 건네거나 안아주는 등 보상을 해준다. 이처럼 대응방식을 바꾸는 것으로 간병인이 원하지 않는 파국반응을 보이는 환자를 현저히 개선시킬 수 있다.

안전과 사고예방

치매 환자는 때로 몸을 마음대로 움직이기 어렵고 판단을 잘 못하기도 하므로 각종 사고의 위험성이 높다. 여기에서는 치매가 진행되는 각 단계에서 환자가 당할 수 있는 각종 사고의 예를 들고 대비책을 세워본다.

1단계: 배회하다가 실종될 수도 있다

지방의 작은 마을에 있는 방죽에서 할머니 한 분이 숨진 채 발견되었다. 방죽은 수초가 가득 차 있고 깊이도 허리춤까지밖에 되지 않아 처음에는 익사로 보기 어려웠다. 의복은 그리 단정하지 않았으며, 허리춤에서 병뚜껑이니 담뱃갑 같은 쓸모없는 물건이 몇 점 나왔다.

할머니의 신원은 금세 밝혀졌다. 64세 된 ㄱ할머니였다. 동네에서는 미쳤다고 했다. 할머니는 평소에도 새벽에 친정에 간다고 집을 나서곤 했다. 방죽은 친정동네로 가는 길목에 있었는데 할머니가 왜 방죽으로 들어섰는지는 확인할 길이 없다.

그렇지만 비교적 넓게 수초가 쓸려 넘어진 것을 보면 무엇인가 헛것을 보고 방죽에 들어가 이리저리 따라다닌 것으로 짐작할 수 있다. 방죽은 깊지 않았지만 몸의 중심을 잡지 못하여 그만 물속으로 넘어진 것 같다. 아무래도 몸을 가누기가 어려웠기 때문에 불행한 일을 당한 것으로 보였다.

집 안에만 있으면 답답함을 느껴

치매 환자가 살고 있는 곳에서 사라지는 가장 큰 원인은 '배회벽(徘徊癖)'이다. 가정에서 치매 환자를 돌볼 때 간병인을 어렵게 하는 증상이기도 하다. 아무 말 없이 집을 나가 돌아다니는데, 돌아오는 길을 잃어버려 경찰 신세를 진다거나 먼 곳까지 정처 없이 걸어간다거나 심지어 버스나 기차를 타고 멀리 떨어진 곳으로 가기도 한다.

가족은 환자의 거동이 불편하고 판단이 자유롭지 못하기 때문에 교통사고나 강도 등을 당할까 걱정하기 마련이다. 막상 이러한 일이 한번 일어나면 환자가 말없이 외출할까 봐 감시하느라 신경이 곤두서게 된다.

배회증세가 나타나는 원인은 여러 가지이나 심리적인 면과 본능적인

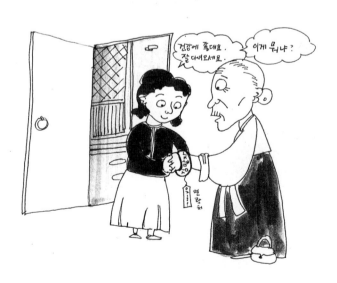

면으로 나누어볼 수 있다. 심리적인 원인이 작용하는 경우, 평소 며느리가 자신에게 잘해주지 않는다고 생각했는데 그날따라 며느리에게서 듣기 싫은 소리를 들은 것 때문에 집을 나설 수 있다.

또는 갑자기 옛날 친구가 생각나 만나고 싶어져 집을 나설 수 있다. 친구가 옛날 집에 그대로 살고 있는지 아니면 이사를 갔는지는 전혀 고려하지 않는다.

일본 작가가 쓴 《은빛 황홀》에 나오는 치매 걸린 할아버지는 눈앞에 나타난 며느리를 알아보지 못하고 씽 하고 앞만 보고 걷는데 그 속도를 따라가지 못한다.

치매 환자는 자신의 관심사 이외에는 눈길도 주지 않는 경향이 있다. 오로지 누군가를 만나고 싶은 생각에 몰두하기 때문에 주위를 돌아보지 않는다.

치매 환자는 충동적으로 움직여야 한다는 생각이 들기 때문에 집 안에만 있으면 답답함을 느낀다. 치매 환자가 배회벽을 보이는 시간대는 대개 새벽녘이다. 밤낮이 바뀌는 경우가 많은데다가 컴컴한 방 안에 앉아서 이 생각 저 생각 하다 갑자기 밖에 나가봐야겠다는 생각이 드는 것 같다.

배회벽이 있는 치매 환자가 실종으로 이어지는 까닭은 외부 자극을 종합하여 판단하는 능력이 떨어져 있기 때문이다. 그리고 시간이나 장소에 대한 지남력도 떨어져 있다. 아무 생각 없이 집을 나서기는 했는데 집으로 돌아오는 길을 기억해낼 수 없어 헤매게 된다.

배회나 실종을 막으려면 배회벽이 왜 생기는지 이해하고 환자가 가지고 있는 심리적 갈등의 원인을 제거해야 한다. 손쉬운 일거리를 제공하거나 체조, 산책 등으로 가벼운 피로감을 느끼게 하며, 동반외출을 자주 함으로써 움직이고자 하는 환자의 욕구를 충족해준다.

또 무단외출로 인한 위험한 상황을 설명하고 이해시킨다. 이때 중요한 것은 환자가 거부감을 가지지 않게 주의해야 한다는 점이다. 만일을 대비해 이름, 주소, 연락처 등을 쓴 이름표를 항상 몸에 지니게 하는 것도 필요하다. 이름표 붙이기를 싫어하는 환자를 위해서 예쁜 팔찌형으로 만든 이름표를 달아드릴 수 있다.

집안 구조물에도 예방장치를 해서 출입문 단속을 철저히 한다. 예를 들면 현관문에 자물쇠를 채워두거나 출입문에 종을 달아 누군가 출입하면 소리가 나도록 하고 반드시 내다본다. 문에 커다랗게 ×표시를 해두거나 환자가 싫어하는 위험표시판을 붙여두는 것도 도움이 될 때가 있다.

그 밖에 유아용품을 활용할 수도 있는데, 발신기를 환자 몸에 달아두면 일정한 거리를 벗어났을 때 경고음이 울리므로 바로 확인할 수 있다.

배회벽은 치매 환자가 2단계에 접어들면 더욱 심해지는데, 어떤 방법으로도 막을 수 없다면 요양원이나 병원에 입원시키는 것이 간병하는 사람이나 환자를 위해서도 바람직하다.

판단력 저하

환자는 1단계부터 자신을 둘러싸고 있는 주위 정황을 판단하는 데 장애를 보인다. 따라서 어떠한 행동을 했을 때 그에 따르는 위험을 예측하지 못한다. 간단한 예를 들면, 초록 신호가 얼마 안 남았을 때 횡단보도를 건너기 시작하면 중간에 빨간불로 바뀐다. 따라서 정상적인 사람이라면 이러한 상황에서 길을 건너지 않는다.

그렇지만 환자는 전체적인 상황을 인식하지 못하기 때문에 신호가 깜빡일 때도 길을 건너기 시작한다. 차들이 움직이면 도로 중간에 갇혀 어쩔 줄 모르고 허둥대다가 차에 치이는 사고를 당할 수 있다.

간병인은 치매 환자가 위험을 인식하는 판단력이 떨어져 있다는 사실을 이해하고 위험한 상황을 만들지 않도록 미리 배려해야 한다. 예를 들면 길 건너편에 있는 환자를 불러서 관심을 끌면 안 된다.

거동이 불편한데도 높은 선반에 있는 물건을 내려야 한다는 생각이 들면 받침이나 사다리를 놓고 올라가기도 한다. 이때 갑자기 아래를 보거나 높은 곳에 올라왔다는 생각이 들면 무서운 느낌에 몸의 중심을 잃고 떨어지기 쉽다.

재산상 피해

외신이 전하는 바에 따르면 연금에 의지해 어렵게 생활하다 돌아가신 노인들이 유언으로 평생 모은 큰돈을 사회복지기관에 기부하여 주위 사람들을 놀라게 하는 일이 있었다.

우리나라에서도 평생 검소하게 살면서 모은 몇억 원씩 되는 재산을 대학에 기부하여 연구에 써달라고 하는 할머니, 할아버지들이 있어 사회에 잔잔한 감동을 준다.

이런 분들의 높은 뜻을 무시하거나 깎아내리려는 생각은 전혀 없다. 다만 초기단계의 치매 노인은 누군가가 달콤한 말로 유혹하면 쉽게 마음이 쏠리게 된다는 것을 강조하려는 것이다. 그리하여 사이비단체나 사기꾼의 말에 속아 거액을 기부하거나 말도 안 되는 투자유혹에 넘어가 귀중한 재산을 잃는 일이 생길 수 있다는 점을 강조하고자 한다.

이러한 환자는 때로 완고해져 한번 마음을 정하면 주위에서 누가 충고해도 듣지 않는다. 또 초기단계 환자는 증상이 심하지 않아 아직 환자로 인식되지 않은 상태여서 주위에서 그런 일을 당하리라고는 미처 생각하지 못한다. 게다가 환자들이 상황을 종합적으로 판단하는 능력은 떨어져 있지만 남들과 자유롭게 대화하고 경우에 따라서는 가족·친지들과 떨어져 살기 때문에 그러한 부류의 사람들이 쉽게 접근할 수 있다.

이러면 매우 복잡한 법적인 문제가 뒤따른다. 따라서 노인들의 판단력에 문제가 있다고 의심되면 재산권 행사 등의 권리를 좀 더 확실하게 책임질 수 있는 사람에게 위임하는 등 법적인 보완장치를 미리 해두는 것이 바람직하다. 만일 치매 환자가 낯선 사람을 초대하면 손님으로 온 사람이 환자를 속여 재정적 문제를 일으킬 수 있다는 점을 염두에 두어야 한다.

운전하다 내는 사고

필자가 미국에서 공부할 때 가족과 여행을 떠난 적이 있다. 차량통행이 그리 많지 않은 시골길을 달리는데 갑자기 차량이 꼬리를 물고 천천히 갔다. 그 도로는 제한속도가 시간당 70km 정도였는데 차량의 속도가 40km 정도로 떨어진 것이다.

왕복 2차선 시골길인데다 마주 오는 차들도 간간이 있어서 거의 한 시간 반 정도를 뒤따라가다가 겨우 추월하여 맨 앞에 나설 수 있었다. 추월하면서 보니 머리가 하얗게 센 할머니가 약 40km 속도로 운전하고 있었다.

필자는 여행 일정이 바빠서 추월을 거듭하였지만 그 뒤를 천천히 따라가는 미국 사람들의 여유에 감탄을 금할 수 없었다. 하지만 그처럼 느린 속도로 운전하여 타인에게 피해를 주면서도 태연한 것을 보면 건강상 문제가 있는 분이 아니었나 싶다.

우리나라에서는 문제가 있어 보이는 사례는 드물지만 미국에서는 초기 알츠하이머병 환자들 중에 간단한 쇼핑을 한다거나, 가족이나 친구들을 방문하려고 직접 운전하는 사람들이 상당히 많다.

이들은 판단능력만 저하되어 있는 것이 아니라 반사작용도 떨어져 대개 정상인에 비하여 차를 느리게 운전하는 경향이 있고, 차간 거리에 대한 개념이 없어 다른 사람의 운전에 심각한 영향을 미친다.

심지어 교통표지판의 의미를 이해하지 못하기도 하는데, 양보표지판에서 양보하지 않는다거나 신호등이 빨간색일 때 차를 멈추지 않는 일도 있다. 자칫 교통사고를 유발하여 환자 자신은 물론 다른 운전자나 보행자에게 치명적인 피해를 줄 수도 있다.

그러나 치매 환자에게 운전하지 말라고 설득하는 것도 쉬운 일이 아니다. 자동차 열쇠를 감추는 등 여러 방법이 있으나 운전이 생활인 미국에서 운전을 금하는 것은 환자의 활동을 크게 제한하는 일이므로 심각한 충격을 줄 수도 있다. 대체로 담당의사가 이러한 사실을 설득하는 것이 효과가 크다. 하지만 받아들여지지 않을 때는 차를 매각하는 등 적극적인 대책이 필요하다.

우리나라에서는 아직 운전에 의한 문제는 심각하지 않은 것 같으나 남의 일이라고만 할 수는 없다. 게다가 우리나라는 도로교통이 복잡하고 각종 교통시설이나 안전설비가 완벽하지 않으므로 도로에서나 교통시설 등에 안전사고를 당할 확률이 높다. 따라서 치매 환자가 외출할 때는 반드시 누군가가 동행하여 이러한 위해요인에서 환자를 보호해야 한다.

2단계: 각종 사고를 조심해야

2단계에 이르면 환자들 대부분이 뚜렷한 정신적 기능장애를 겪기 때문에 비로소 환자로서 인식되어 1단계에서 볼 수 있는 문제점에 적극적으로 대처하게 된다. 2단계에서 환자들을 괴롭히는 가장 큰 문제점은 낙상, 실화, 중독사고 등 내과·외과적 응급상황을 유발하는 사고다.

낙상

○할머니는 처음 병원에 왔을 당시 85세였다. 할머니가 보인 증상은 심한 인지기능장애와 함구증이었다. 그렇지만 적어도 주위 상황은 느끼는 듯했다.

젊었을 적에 할머니는 총기가 있어 집안 대소사를 잘 처리하였다고 한다. 6년 전 뇌졸중이 와서 병원에 입원해 치료받고 회복되었다고 한다. 그런데 3년 전부터 기억력이 떨어져 집에 다니러 온 딸을 잘 알아보지 못하기 시작했다.

할머니는 또 배회증세를 보였는데 주로 새벽 서너 시경 집을 빠져나가 온 동네를 쏘다녔다. 몇 개월 전에는 새벽에 집을 나가 동네를 배회하다가 마을 어귀에 있는 다리에서 떨어지는 바람에 왼쪽 다리가 부러져 입원치료를 받았다. 부러진 다리가 붙는 동안 내내 고생하였다.

그런데 퇴원한 뒤에도 여전히 불편한 몸을 이끌고 집을 빠져나가다가 마을 사람들에게 발견되어 집 안으로 모셔 들이곤 했다. 최근에는 며느리와 대화도 끊은 채 자기 방에 누워 지내는 시간이 많고 대소변을 받아내기 시작하였다.

낙상은 고령의 환자, 특히 치매 환자에게서 흔히 일어나는 사고다. 낙상의 절반은 기립성 저혈압(눕거나 앉아 있다가 급히 일어날 때 생기는 현상으로 갑자기 횡 하는 느낌의 현기증이 일어난다), 부정맥(不整脈), 파킨슨병, 말초신경증, 간질 등 신체 이상으로 유발되며, 나머지 절반은 얽혀 있는 줄에 걸려 넘어지거나 미처 알아차리지 못한 물건에 채여서 넘어지는 것이다.

특히 눈이 침침하거나 잘 듣지 못하는 환자일수록 더 위험하다. 평소 성격이 깔끔하면 창문을 닦거나 계단을 청소하다가 넘어져 크게 다칠 수도 있다.

이런 원인으로 인한 사고를 막으려면 환자 주변 환경을 바꾸지 말아야 한다. 예를 들면 가구나 물건의 위치를 바꾸지 않도록 주의해야 한다. 환자가 변화된 환경이 신경 쓰여 제자리에 돌려놓으려다가 사고를 당할 수 있다.

거동이 불편한 환자가 거처하는 곳이 미끄러우면 쉽게 넘어진다. 모서리가 날카로운 곳은 부드러운 것을 덧대어 부딪쳐도 크게 상처입지 않도록 예방한다. 화장실, 복도, 거처하는 곳도 충분히 밝게 해둔다. 환자가 장애물이나 계단의 높이나 폭을 잘못 가늠하여 헛디딜 수도 있기 때문이다. 경사가 급하거나 좁고 어두워 위험한 계단은 접근하지 못하게 자물쇠로 잠가둔다.

화재

오래된 우리나라 영화 〈축제〉를 보면 할머니가 담뱃불을 붙이다 불씨가 이불에 떨어져 불이 붙는 장면이 나온다.

물론 큰며느리가 바로 발견하여 큰불로 번지는 것을 막았지만 이 때문에 할머니는 담배를 피울 수 없게 된다. 며느리가 성냥과 담배를 압수한 것이다.

치매 환자가 불을 내는 이유는 영화 〈축제〉에서 보는 것처럼 연기가 무엇을 의미하는지 잊어버리거나 냄새 맡는 기능이 떨어져 위험을 느끼지 못하기 때문이다.

환자들은 평소 자신이 해오던 일은 관성적으로 한다. 예를 들면, 식사를 준비하는 과정에서 조리기에 음식을 집어넣고는 다른 일에 정신이 팔리면 자신이 무엇을 하고 있었는지 잊어버린다. 결국 음식물이 타거나 조리기가 과열되어 화재가 일어나는 것이다. 또는 다림질을 하려고 다리미를 꽂았다가 잊어버려 화재를 내기도 한다.

시작은 쉽게 하지만 기기 조작방법을 잊어버려 사고가 나기도 한다. 그러므로 가전제품, 난로, 성냥 등은 잘 간수해야 하며, 가스레인지와 같이 화재와 연관이 있는 주방기구는 불편하더라도 사용할 때마다 중간 밸브나 가스통을 확실하게 잠가두어 사용할 수 없도록 한다.

목욕사고

목욕탕도 사고가 나기 쉬운 장소다. 환자가 목욕물을 준비한다고 수도꼭지를 틀어놓고 잊어버리면 물이 넘쳐 예기치 않은 사고를 유발할 수 있다.

물의 온도를 잘 느끼지 못하여 화상을 입거나 찬물에 오래 담그고 있다가 체온이 떨어져 위험한 상태에 이를 수도 있다. 그 밖에 목욕탕 바닥이 미끄러워 넘어지면 뼈가 부러지는 큰 사고를 당하기도 한다.

소설《은빛 황홀》을 보면 며느리가 시아버지를 욕조에 들어가게 해서 몸을 씻기다가 시누이한테서 온 전화를 받는데, 통화를 마치고 돌아와 보니 시아버지가 많지 않은 욕조 물에서 허우적대며 금방이라도 익사할 수 있는 상황이었다. 옛말에 접시 물에도 빠져 죽는다고 하지 않았는가. 특히 치매 환자는 근력이 떨어져 욕조같이 좁은 공간에서 위험에 빠진 몸을 추슬러 세울 기력이 없기 때문에 그러한 사고를 당하게 된다.

각종 중독사고

환자는 음식 맛을 보는 기능도 떨어지므로 상한 음식을 가려낼 수 없어 식중독에 걸릴 수 있고, 이식증(異食症, 식욕이 변하여 이상한 음식이나 물건을 먹는 것으로 임산부, 히스테리 또는 영양부족인 아이에게서 흔히 보인다)을 보이는 환자는 이상한 물건이나 독이 있는 물질을 삼킴으로써 심각한 상황에 이를 수 있다.

여러 가지 약물을 복용하는 알츠하이머병 환자의 경우 엉뚱한 시간에 약물을 복용할 수도 있다. 또 자신이 어떤 종류의 약물을 복용하는지 의사에게 말하지 않는 경우 중복처방을 받아 약물을 과다 복용하는 일도 있다.

3단계: 신체적 장애도 뒤따라

신체적 장애

3단계에 들어서면 환자들은 대부분 정신이 황폐해지면서 신체적 장애가 뒤따르게 된다. 따라서 낙상이 잦고 대소변 실금이 나타난다. 욕창이 잘 생기고 쉽게 탈수에 빠질 뿐 아니라 거친 행동을 보이면 다루기가 어렵다.

환자를 안정시키고 낙상이나 자해를 방지하기 위하여 침상에 손과 발을 묶기도 하는데 이를 속박이라고 한다. 물론 속박은 환자 상태를 개선하기 위한 치료나 간병이라는 중요한 목적에서 벗어나는 일이므로 일시적이어야 한다.

방법에 따라서는 속박으로 신체에 손상을 입을 수도 있다. 또 묶여 있으면 화장실에 갈 시간을 놓쳐서 대소변 실금을 유발해 환자에게 심리적 상처를 줄 수도 있다.

속박 중 화장실에 간다거나 음식을 주어야 할 때는 물론 가벼운 운동이 필요하므로 수시로 확인하고 속박을 풀어주어야 한다.

속박하는 방법은 속박조끼, 손목이나 발목 속박대 등을 상황에 맞게 쓸 수 있다. 환자가 레일을 넘으려다 낙상할 수 있으므로 침상 가장자리의 레일은 높고 침상은 낮아야 한다.

알츠하이머병의 각 단계에서 예상되는 문제점을 잘 이해하면 환자에게 발생할 수 있는 각종 안전사고를 예방할 수 있다. 그러나 예기치 않은 상황도 일어날 수 있으므로 환자의 상태와 거처를 면밀히 관찰하여 사고예방에 최선을 다해야 한다.

홀로 생활하는 치매 환자를 위해

혼자서는 바깥출입이 여의치 않거나 홀로 생활할 수밖에 없는 치매 환자는 생명과 건강을 유지하는 데 절대적으로 필요한 물품이나 도움을 제때 제공받지 못하기도 한다. 혼자서 생활하는 환자가 외부와 연락이 안 되는 상태에서 응급상황이라도 발생하면 속수무책이다.

간병인이나 돌보는 이가 사정상 들러보지 못한 상황에서 내과나 외과적 응급상황이 생기면 치료 적기를 놓칠 수 있다. 또는 운동이 자유롭지 못한 환자가 거처하는 방에서 화재가 나면 화염이나 연기로부터 몸을 피할 수 없으므로 희생당할 수 있다.

이러한 상황을 예방하려면 '아침잠 깨우기 서비스'와 같이 일정한 간격으로 이상이 없는지 확인하면서 환자에게 필요한 도움을 제공하는 등의 체계를 갖추어 유지하는 것도 좋은 방법이다.

일부 119 구급대에서 독거노인을 대상으로 응급상황 발신장치를 지급하여 노인들이 응급상황에서 곧바로 119 구급대의 출동을 요청할 수 있는 체계를 구축해 좋은 효과를 거두고 있다.

또 주위에 이러한 노인 환자가 있으면 미리 가까운 노인 관련 의료기관이나 복지기관 등에 알려 환자가 홀로 생활하기 어려울 때 옮길 수 있도록 대비해야 한다.

사고예방에 신경 써야

치매 환자들은 집중력이 떨어지고 판단력이 저하되어 화재, 교통사고, 낙상 등의 사고를 당할 우려가 많다. 이런 사고로 인한 손상은 그다지 쉽게 회복되지 않으며, 회복되더라도 장애를 남기는 경우가 많다.

가벼운 사고에 따른 뇌출혈로 사망하는 경우도 있는데, 알츠하이머병 환자는 대뇌피질이 위축되므로 뇌강 내에 공간이 커져 출혈이 생기더라도 젊은이와 달리 증상이 늦게 나타나 치료받을 적절한 시기를 놓치기 때문이다.

PART 10

치매 환자의 학대와 무시

어렸을 적에 고려장과 관련된 설화를 읽었다. 옛날 어느 나라의 임금님은 사람이 늙어서 60세 생일이 되면 산에 버리라고 명령을 내렸다. 임금님의 명령을 어기면 중한 벌을 받게 되었다.

신하 한 사람이 현명한 아버지를 모시고 살았는데 그만 60세가 되었다. 60세가 되는 생일날 생일상을 잘 차려드렸지만 흐르는 눈물을 감출 수 없었다. 하지만 아버지는 임금님의 명령을 어기면 아들이 중한 벌을 받기 때문에 자신을 산에다 버리라고 아들을 타일렀다.

신하가 지게에 아버지를 모시고 산으로 향하는데 신하의 아들이 따라나섰다. 신하는 아들을 말렸지만 막무가내로 따라나서는 바람에 결국 동행하게 되었다. 신하는 호젓한 산중의 동굴에 아버지를 내려놓았다. 당분간 먹을 음식을 남겨놓고 떨어지지 않는 발을 돌리는데, 아들이 신하

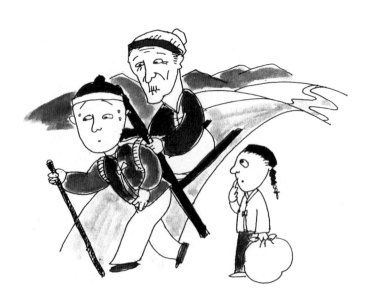

가 버린 지게를 다시 메고 나서는 것이 아닌가.

신하는 지게를 버리라고 아들에게 타일렀지만 아들은 태연히 "나중에 아버님께서 늙으면 이 지게를 다시 써야 되지 않겠습니까?"라고 답했다. 아들의 말에 크게 깨우친 신하는 아버지를 다시 집으로 모셔 뒷방에 숨겨두고 봉양하였다.

어느 날 이웃 나라에서 커다란 코끼리를 한 마리 보내왔다. 그리고 이 코끼리의 무게를 알아맞히라고 했다. 무게를 알아내지 못하면 전쟁을 일으키겠다고 위협했다. 임금님은 걱정이 되어 잠을 이룰 수 없었다. 이웃 나라는 강대국이어서 도저히 상대할 수 없었다. 하지만 조정이나 저잣거리에도 코끼리의 무게를 재는 방법을 아는 사람은 없었다.

집에 돌아온 신하가 아버지를 만나면서도 어두운 표정을 짓자 아버지는 연유를 물었고, 신하는 나라 사정을 설명하였다. 아버지께서는 별로 어려운 일이 아니라면서 답을 알려주었다. 신하는 너무 기뻐 궁궐로 달려가 임금님께 코끼리 무게를 달겠다고 아뢰었다.

커다란 배를 물에 띄우고 수면에서 배에 금을 그어둔다. 코끼리를 태운 다음 새로 금을 긋는다. 이번에는 코끼리를 내리게 한 다음 무게를 잴 만한 바윗돌을 새로 그은 금까지 배에 싣는다. 나중에는 바위 무게를 저울로 재서 합하면 코끼리 무게가 되는 것이다.

감격한 임금님은 신하를 치하하고 많은 상을 주기로 했다. 하지만 신하는 무릎을 꿇고 "이는 소신의 생각이 아니오라 소신의 아버지가 주신 생각입니다"라고 답변한 뒤 산에 버려야 하는 아버지를 모셔온 자신을 벌해달라고 청하였다. 임금님은 깜짝 놀라서 신하의 죄를 사해주었을 뿐 아니라, 앞으로 늙은이를 산에 버리는 일이 없도록 하라고 다시 명령하였다.

이 설화는 세상을 오래 살아 경험이 풍부한 노인의 경륜이 사회에 꼭 필요한 순간이 있다는 것을 말하고자 함이 분명하다.

과거에 우리나라는 노인을 집안과 향리의 어른으로 모시고 만사를 노인과 의논하여 처리해왔기 때문에 어른의 말은 곧 법이었다. 그러한 사회가 붕괴되면서 생산력이 있는 젊은 사람 중심으로 사회가 돌아가다 보니 노인 역할의 중요성이나 연륜 등이 무시되는 것이 현실이다.

노인들이 이러할진대 사회성이나 독립성이 없는 치매 노인은 오죽하겠는가? 이번에는 최근 사회적으로 문제가 된 가정 내 폭력, 특히 노인과 관련한 문제점을 짚어본다.

노인 학대는 가정폭력의 전형

개인적인 욕망추구를 중시하는 풍조가 여전해서인지 나이든 부모를 경시하는 경향이 개선되지 않고, 심지어 부모를 살해하는 패륜적 사건들도 많아져 우려하는 목소리가 높아지고 있다. 가정 내 폭력은 주체와 피해자의 관계에 따라 아동 학대, 배우자 학대, 노인 학대로 나눌 수 있다.

가족구성원 사이의 갈등이 물리적·정신적 학대 행위로 나타나는 것은

258

현대에 들어와 빈도가 잦아질 뿐 어제오늘의 일은 아니다.

우리나라 역사 기록에서도 이러한 사건들이 드물지 않게 발견되며, 몇백 년 아니 몇천 년 전 문학작품에서도 그 예를 볼 수 있다.

성서에 보면 카인은 질투로 동생 아벨을 죽인다. 그리스의 비극 〈오이디푸스왕〉에서도 가정폭력을 볼 수 있다. 라이우스왕이 아들 오이디푸스를 얻었을 때 구한 신탁에서 예언하기를, 이 아이가 장성하면 아버지를 죽이고 어머니와 혼인하게 될 것이라고 하였다. 이에 라이우스왕은 오이디푸스를 죽이라고 명령했다.

그렇지만 임무를 받은 신하는 어린 생명을 차마 죽일 수 없어 살려주었고, 간신히 목숨을 구한 오이디푸스는 이웃 나라 왕의 아들로 성장한다. 장성한 다음 신탁이 마음에 걸린 오이디푸스는 집을 나서 떠돌게 된다.

어느 날 오이디푸스는 길에서 우연히 마주친 아버지를 알아보지 못하고 말다툼 끝에 살해한다. 그리고 테바이의 역병을 물리치고 그의 아내이자 바로 자신을 낳아준 어머니와 결혼한다. 나중에 이 사실을 알게 된 그는 미쳐서 자기 눈을 뽑고 방랑을 떠나는 천벌을 받게 된다. 비극의 근원은 신탁에 따라 아들을 죽이려고 한 라이우스에게 있었다. 오이디푸스를 슬하에서 잘 키웠더라면 신탁이 바뀌지 않았을까?

과거에도 가족 간에 폭력이 전혀 없었던 것은 아니다. 다만 여러 세대가 같이 생활하는 데 반드시 필요했을 것으로 여겨지는 여러 가지 윤리적 규약이나 규범이 있고, 엄한 훈육으로 노소간 존경과 사랑, 형제간 우애, 부부간 애정과 존경을 나누면서 갈등을 해소하고 극복했을 것이다.

최근 들어 가족구성이 단출해지고 사회가 복잡해졌으며 사회생활을 유지하기가 바빠지면서 전해져야 할 규범을 이해하지 못하는 사람들이 늘고 있다. 심지어 이런 미풍양속을 그저 구시대의 유물처럼 인식하는 경향도 있다.

또 생활이나 의식구조가 개인주의화되면서 가족구성원 간 갈등을 현명하게 극복하는 방법을 배울 기회가 없어졌다. 사소한 일에도 즉각 충돌이 일어나고 행동 또한 극렬해진 것이다.

2000년 11월에는 서울에 사는 명문대학 출신 주부 ㅇ씨가 유치원에 다니는 6세 된 딸아이가 또래 아이들에 비하여 지능이 뒤떨어지는 것을 비관하다가 딸을 살해한 사건이 있었다. ㅇ씨는 "딸아이가 남보다 지능이 모자라 자라면서 친구들에게 '왕따'당할 것 같은 두려움 때문에 일을 저질렀다"라고 말했다.

사회보장이 잘되어 있는 선진국에서는 장애자 재활프로그램을 잘 운용하고 있고, 장애자를 '도와주고 격려해서 삶을 즐길 수 있도록 배려해야 하는 대상'으로 인식한다.

그러나 우리나라에서는 많이 좋아졌다고는 하지만 장애자가 충분히 교육받고 사회에서 자기 몫을 다하며 살아갈 여건이 아직 조성되지 않은 것이 현실이다. 따라서 장애인을 둔 가정에서는 부담스럽게 느끼게 되며, 웬만한 인내심이 없으면 버리거나 심지어 앞서의 비극적 사건이 일어난다.

특히 물질을 중시하는 사회풍조가 팽배하면서 가족 개념이 희박해지고, 가족에 부담이 되는 구성원과 함께 살아가는 인내심과 여유가 없어졌다. 따라서 장애자에 대한 인식을 바꾸고 국가와 사회가 이들에 대한 지원을 확대하는 복지제도를 정착하는 일이 시급해졌다.

치매 환자는 특히 신체적·정신적으로 정상이 아니다 보니 학대의 주요 표적이 된다. 이 책에서는 치매 환자에게 일어날 수 있는 여러 상황을 기술하고 있으므로 아동 학대나 배우자 학대 부분은 생략한다.

노인 학대 유형은 멍이 들거나 골절을 당하거나 화상을 입는 등 신체적 손상을 받는 극명한 경우에만 국한할 수 없기 때문에 정의하기가 무척 어렵다. 그렇지만 재정적 착취, 정신적·물리적·성적 학대뿐 아니라 무시까지도 넓은 의미의 노인 학대 범주에 포함시켜야 한다.

뒷방이나 지키세요

먼저 무시는 생명과 건강(포괄적인 의미의 신체적·정신적 건강)을 유지하는 데 절대적으로 필요한 물품이나 도움을 제공받지 못하는 것이라고 정의할 수 있다. 이는 수동적 무시와 능동적 무시로 나눌 수 있다.

수동적 무시는 간병인이 일부러 그런 것은 아니지만 잊어버려서 제공해야 할 물품이나 도움을 주지 않는 것이다. 간병인이나 돌보는 이가 자기 일에 바빠 자주 들러보지 못하는 사이에 내과·외과적 응급상황이 발생하면 병원에 연락할 방법이 없는 환자는 속수무책으로 죽음에 이를 수도 있다.

능동적 무시는 환자에게 필요한 물품이나 도움을 악의적으로 주지 않거나 방해하는 행위다. 예를 들면, 홀로 생활하는 환자에게 물품이나 의복을 가지고 가지 않는다거나 겨울철에 난방을 제공하지 않는 것 등이다. 거동이 불편한 치매 노인에게 생활을 유지할 제반 물품이 공급되지 않는다면 곧바로 죽음으로 이어지게 된다.

1997년 2월 신문에 보도된, 지방에서 일어난 사건은 바로 능동적 무시의 대표적 예가 될 것이다.

84세의 B할머니는 큰며느리에게 시집살이를 모질게 시켰던 모양이다. 그런데 치매에 걸리자 큰아들이 모시게 되었다. 할머니는 대소변을 가리지 못하고 배회증세를 보여 간병하는 며느리를 힘들게 하였다. 그리고 성질이 거칠어져 더 애를 먹인 모양이다.

며느리는 시어머니를 창고에 모시고 끼니때마다 미음을 제공하였으나 시어머니는 먹기를 거부하였다. 결국 7일째에 할머니는 사망했고 며느리는 존속치사혐의로 구속되었다니 치매에 대한 이해 부족으로 가정이 파괴된 대표적 예라 할 것이다.

현대판 고려장: 치매 노인 버리기

필자가 미국에서 치매에 대해 공부할 때 일간지에 크게 보도돼 사람들에게 충격을 준 사건이 있다. 치매에 걸린 노인을 요양원에서 데리고 나와 멀리 떨어진 경마장에 유기한 사건인데, 환자가 자신에 대한 정보를 전혀 기억하지 못해 누구 행위였는지 밝히지 못하고 지나갔다.

우리나라에서도 1997년 5월 치매를 앓는 87세 된 ㅈ할머니가 지방의 모 강변에 있는 텐트에서 생활하다가 경찰에 발견되었다. 조사 결과 아들은 어머니의 치매 증세로 아내와 자주 갈등을 빚었다고 한다. 이를 고민하던 아들은 어머니에게 간단한 취사도구와 이불을 주고 텐트에 버린 것이다. 할머니의 병세가 어떠했는지는 자세히 모르겠으나 할머니가 끝까지 아들 주소를 밝히지 않는 바람에 신원을 확인하는 데 어려움이 많았다고 한다.

그 밖에 제주도 같은 관광지에 효도관광을 시켜준다고 모시고 가서 버리는 등 현대판 고려장을 연상케 하는 사건들이 가끔 신문이나 방송에 보도된다. 노인 유기 또한 노인 학대의 끔찍한 예다.

요즈음에는 부양능력이 있는 자녀가 부모 모시기를 소홀히 하면 지방자치단체 등에서 부모를 수용시설에 모시고, 그 비용을 자녀에게서 강제로 징수하는 법적 조처가 마련되었다.

물론 인간관계는 쌍방관계이고 이는 부모자식도 마찬가지일 것이다. 부모와 자식의 관계가 사랑과 신뢰를 바탕으로 긴밀하게 유지되면서 도덕적 사고를 하도록 교육받아온 가정에서는 이와 같은 일이 드물다.

2000년 5월 서울 근처에서 일어난 부모 살해사건의 범인 ㅂ씨는 23세가 되도록 부모의 따뜻한 사랑은 고사하고 끊임없는 꾸중과 무관심을 견디다 못해 결국 부모를 살해했다. 그의 형도 '그를 이해할 수 있다'고 말할 정도였다니 과연 부모가 자녀를 키우면서 어떻게 해야 하는지 되돌아보게 한다.

ㅂ씨는 부모 요구에 부응하려고 나름대로 눈물겹도록 노력하였지만 부모가 받아주지 않았고, 내성적이라서 본인이 느끼는 불만이나 분노를 외부로 표출하지 못하고 안으로 삭이는 형이었다.

이런 유형의 사람은 다른 사람에게는 온순하고 때로는 비굴하게 보일 수도 있지만, 한계점에 도달하면 화산이 폭발하듯 주변에서 이해하기 어려운 행동을 하게 된다.

아무리 자기 자식이라도 집요하게 괴롭히거나 인격적으로 모욕하고 학대하면, 그렇게 상처받으면서 자란 아이가 세월이 지나 나이든 부모를 제대로 모시고 싶겠는가 말이다. 자식을 사랑으로 키우고 자녀가 가지고 있는 능력을 제대로 발휘하게 해서 무리하게 부담 지우는 일은 결코 하지 말아야 한다.

치매 노인 돈은 먼저 본 사람이 임자?

재정적 착취 범위에는 크게 세 가지를 포함해야 한다. 첫째는 재정적 학대인데, 우리나라에서는 나이가 들어 은퇴하면 자기 재산을 자식들에게 물려주는 일이 많다. 그 형태는 다양하겠지만 자식이 장성하여 사업을 하려는데 돈이 부족하면 부모에게 기대게 되고 우리나라 부모는 대부분 이를 거절하지 못한다.

사업이 잘되어 부모 재산을 증식하기도 하고 실패해서 탕진하기도 하겠지만, 재산을 자식에게 모두 물려준 뒤 빈털터리가 된 부모가 생활하는 데 필요한 금전을 자식이 제공하지 않으면 부모는 어떻게 되겠는가? 물론 필요한 물품은 모두 자식이 제공한다고 할 수 있겠으나 부모도 나름대로 계획과 예산에 따라 돈을 쓰는 즐거움을 느끼고 싶을 것이다.

둘째는 타인에게 속아서 재정적 손해를 보는 것이다. 간혹 텔레비전의 시사고발 프로그램이나 신문의 독자투고란에서 문제가 제기되기도 하는 '노인 상대 물품판매' 행위가 노인들을 재정적으로 파탄시키기도 한다.

이들은 '노인위안잔치', '경로효친관광', '노후생활에 관한 세미나' 등을 핑계로 노인들을 모아놓고 극진하게 대접하면서 상품을 판매하려 선전하는데, 노인들은 대부분 이들이 제공한 얼마 되지 않는 대접을 공짜로 받기가 뭐 해서 체면상 물품을 구입하게 된다는 것이다.

그 물품은 값이 비싼 건강보조식품이나 노인 건강을 증진하는 약품, 의료기기, 심지어 별로 소용되지 않는 것들인데 대부분 인허가를 받지 않았을 뿐 아니라 시중에서 유통되지 않는 것이고, 나중에 문제를 알게 되어 반환하려고 해도 반환할 길이 없다.

자녀들이 필요하지도 않은 물건을 왜 샀느냐고 물어보면, "그 사람들이 선물도 주고 하니까 미안해서 하나 산다는 것이 그만……" 하면서 말꼬리를 흐린다. 이처럼 건강한 노인들도 나이가 들면서 판단력이 흐려지고 체면에 약하여 쉽게 넘어가는데 치매 노인은 오죽하겠는가!

치매 증상을 보이는 노인에게 재산이 비교적 많을 때, 환자가 상황판단을 정확하게 할 수 없는 점을 악용하여 감언이설로 기부를 강요하거나 재산을 형편없는 조건으로 가로채기도 한다.

이러한 때 특히 가족이나 간병인은 환자가 자기 재산권을 지키도록 도와주어야 한다. 미리 법원의 판결을 얻어 환자가 바르지 않은 정신 상태로 재산권을 독자적으로 행사할 수 없는 상태임을 확인해둘 필요도 있다.

또 다른 재정상 학대는 평소 유언장을 작성해 가지고 있는 환자라도 위에 예시한 대로 법원의 판결을 이용하여 환자가 유언장을 작성한 시점에 정신적으로 완전하였느냐는 것을 꼬투리 삼아 유언장의 무효화를 기도하는 것이다. 이렇듯 치매 환자의 재산권 행사를 보장해주는 데는 아주 복잡한 문제가 내포되어 있다.

2015년 2월 중앙일간지는 치매 환자가 남긴 유언장 내용을 두고 일어나는 분쟁이 흔해졌다는 기사를 전했다. 치매를 앓다 돌아가신 부친이 새로 고친 유언장의 내용을 두고 다툼이 생겼는데, 유언장의 필체가 다른 경우 그 효력을 인정할 수 있는가 하는 문제를 다루었다.

치매 환자는 운동기능이 줄어들므로 필적도 바뀔 가능성이 높다. 하지만 문제는 환자의 달라진 필적뿐 아니라 유언장을 고쳐 쓴 시점에서 정신이 얼마나 맑았느냐 하는 것에 있다고 볼 것이다.

많은 재산은 가정불화의 근원?

재산을 비교적 많이 보유한 노인에게 자녀가 많은 경우도 문제가 될 수 있다. 자녀들 중에는 사랑받는 자녀도 있고 미움받는 자녀도 있다. 사랑받는 자녀는 유산을 많이 받게 될 것이고 미움받는 자녀는 소외될 것이다.

이 과정에서 자녀들 간에 불화와 반목이 싹트고 집안이 분열되는 경우가 왕왕 있다. 그리고 치매 증상이 있는 노인은 자기중심적이고 쉽게 노하므로 사소한 일로 미움받게 되는 자녀도 있을 것이다.

그 대표적인 예를 셰익스피어의 희곡 〈리어왕〉에서 볼 수 있다. 〈리어왕〉 제1막 제1장에는 왕이 은퇴에 앞서 자기 영토를 세 딸에게 분배하는 장면이 나온다. 큰딸 거너릴과 둘째딸 리이건은 온갖 미사여구로 아버지 리어왕에 대한 사랑을 고백하고 영토를 분배받는다.

옆에서 이를 지켜보던 막내딸 코딜리어는 두 언니가 마음에 없는 말로 아버지 영토를 훔쳐가는 것을 보고 분노를 느낀다. 자기 차례가 되자 코딜리어는 "자녀의 도리로 효성을 다하겠습니다. 저는 그 이상도 그 이하도 할 수 없습니다"라고 당당하게 말한다.

평소 가장 아끼던 막내딸에게 달콤한 이야기를 들을 수 없었던 왕은 크게 화를 내며 막내딸 몫으로 해두었던 영토마저 두 언니에게 주고 만다. 그렇지만 영토를 모두 차지한 두 언니는 재산만 가로채고 자신들에게 주어진 부친 공양 의무를 저버리고 리어왕을 박대한다.

물론 리어왕은 초라해진 모습으로 자기 실수를 한탄하지만, 이 작품에서 우리는 리어왕에게서 알츠하이머병의 초기증상과 전형적인 재정적 학대의 예를 볼 수 있다.

신체적·정신적 학대는 노인을 위축시킨다

정신적 학대는 간병인이 환자의 자유를 제한하거나 자기성취감 등을 위축시킨다. 심지어 간병인이 금전이나 재산을 자기에게 양도한다고 약속할 때까지 환자를 방에 가두어둔 사례도 있다.

가장 흔한 형태의 정신적 학대는 노인에게 직접 또는 노인이 있는 자리에서 타인에게 노인을 경멸하는 말씨를 사용하는 것이다. "바보 멍청이!" "글쎄, 그것도 잊어버리다니!" "왜 이렇게 칠칠치 못한지" 하는 등의 모욕적인 말은 노인들에게 자기 존중감을 상실하게 하고, 우울증에 빠져들게 하며, 치매 환자라면 급속히 악화되는 경로를 걷게 만든다.

부모가 할아버지·할머니에게 하는 이러한 말투를 듣고 자란 자녀들은 은연중 이를 배운다. 그리하여 노인들의 말씀이나 간섭을 자기들 세대의 사고와 동떨어진 구시대적 간섭이라며 말을 듣지 않는다. 또 심하면 거친 말로 공박하여 노인들을 당황하게 만든다. 이 또한 아이들에 의한 노인 학대 범주에 포함된다. 따라서 어린이들이 치매 환자와 같이 생활하면 어린이들에게 할아버지·할머니의 병환상태를 설명하여 이해시

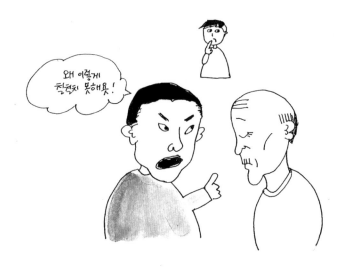

키고 협조를 구하는 것이 바람직하다.

　신체적·성적인 학대 역시 심각한 노인 학대의 예다. 사고로 생긴 것과 다른 형태의 신체 손상이 있다면 신체적 학대 가능성을 고려해야 한다. 넘어지거나 떨어졌을 때 생길 수 있는 자리가 아닌 팔목, 위팔의 안쪽, 등, 그리고 가슴과 같은 곳에 멍든 자국이나 찰과상 또는 끈 같은 것으로 묶였던 상처를 발견할 수 있다.

　환자는 학대사실이 밝혀지면 집에서 떠나 병원이나 수용시설에 들어가야 한다는 절박감에서 또는 자기 자녀가 남에게 욕을 들을까 염려되는 애틋한 마음에서 가해자를 옹호하는 경우가 많기 때문에 신체적 학대를 증명하기가 어렵다.

　가장 흔한 신체적 학대의 형태는 신체 속박이다. 치매 환자는 흔히 방황하거나 넘어져 손상을 입게 되므로 여러 가지 형태의 속박대로 침상 또는 환자용 바퀴의자에 묶어놓기도 한다. 너무 오랫동안 묶어두면 환자가 화장실에 가고 싶다거나 가려운 곳이 생겨서 속박대를 제거하려 몸부림치게 되고 이 과정에서 상처를 입을 수도 있다.

노인의 연령이 많을수록 학대가 가해질 가능성이 많고 여자노인이 남자노인보다 확률이 높다. 노인이 신체적·정신적으로 장애가 있어서 반드시 도움이 필요해도 타인에 대한 의존성이 증대되므로 학대를 받을 가능성이 높다.

노인이 거주지, 수입 또는 교통수단 등을 친지에게 의존하게 되면 역시 학대받을 가능성이 높다. 따라서 간병인이나 관찰자들은 이러한 요소를 고려해 나름대로 대책을 세워두는 것이 바람직하다.

대책은 있나

2002년 국가인권위의 조사에 따르면 우리나라 노인 3명 중 1명은 신체적·정서적 폭력에 의한 학대를 경험했다고 나타났다. 가해자는 놀랍게도 아들이 가장 많았고 며느리가 뒤를 이었다. 이처럼 노인 학대는 90% 이상을 가족이 저지른다.

노인을 학대하는 가장 큰 이유는 경제적 문제이며 그다음이 성격차이다. 노인을 학대하는 유형으로는 언어심리적 학대가 많은 것으로 나타났다.

우리나라에는 아직 독립된 학대방지법이 없다. 1997년 11월에 제정되어 2014월 5월 일부 개정된 '가정폭력방지법'과 1997년 8월 제정되어 여러 차례 개정되었고, 최근에는 2015년 1월 개정된 노인복지법에 의거하여 노인 학대에 대응하고 있다. '가정폭력방지법'은 '가정폭력 범죄의 처벌 등에 관한 특례법'과 '가정폭력방지 및 피해자보호 등에 관한 법률'로 되어 있다.

이 법률에서 가정폭력은 '가족구성원 사이의 신체적·정신적 또는 재산상 피해를 수반하는 행위'를 말하며 배우자, 아동, 노인에 대한 폭력을 포함한다. 하지만 노인 학대를 저지른 가해자를 처벌한 다음 노인들에 대한 후속조치가 미흡해서 아직은 제도적으로 어려운 점이 많은 듯하다.

미국에서는 아동을 학대하면 아동학대방지법을 적용하여 부모로부터 양육권을 박탈한다. 배우자 학대에도 피난처를 운영하여 여러 도움을 주고 있다. 또 대부분의 주에서 간병인이나 관찰자가 노인 학대 증거를 확인하거나 노인 학대가 의심되면 주정부 복지부에 신고하게 되어 있다.

1992년 미국의사협회는 노인 환자를 진료할 때 가족구성원, 간병인, 요양원 같은 진료기관의 간호요원이 가할 수 있는 노인 학대 가능성을 확인하기 위하여 다음과 같이 질문하도록 권고한다.

❶ 집에서 혹시 당신을 다치게 한 사람이 있습니까?
❷ 당신을 야단치거나 협박한 사람이 있습니까?
❸ 당신이 잘 이해할 수 없는 서류에 서명한 적이 있습니까?

❹ 당신은 혼자 있는 시간이 많습니까?

❺ 집에 당신이 무서워하는 사람이 있습니까?

노인 학대방지대책의 궁극적 목표는 다양한 형태의 노인 학대 행위가 일어나기 전에 예방하는 것이다. 물론 희생자를 적절하게 치료하는 대책이 도움이 될 수 있겠지만 너무 늦는 경우가 많기 때문이다.

불행하게도 노인 학대에 대한 특별한 예방책은 없다. 노인들을 요양기관에 보내는 것만으로 큰 효과를 얻을 수 없다. 심지어 요양병원이나 요양시설에서도 노인을 학대하였다는 사례들이 심심치 않게 기사화되는 것을 보면 그 실상을 가늠하기가 쉽지 않다.

결국 간병인과 가족을 충분히 교육하는 것이 효과적이다. 요양병원이나 요양시설 종사자도 수시로 교육해서 환자들의 문제행동에 대처하는 법, 환자를 다루는 경험을 서로 나눔으로써 그들을 이해하는 폭을 넓혀 궁극적으로는 노인 학대를 예방해야 한다.

《명심보감》'효행편'에 보면 태공이 "자신이 부모에게 효도하면 자식이 또한 나에게 효도하게 된다. 자신이 부모에게 효도하지 아니하는데 자식이 어찌 나에게 효도하려 하겠는가?"라고 하였다.

결국 사회 전반에 걸쳐 경로효친사상이 자리 잡아야 한다. 누구나 나이를 먹을 수 있으며 자신이 나이가 들었을 때 그와 같은 대우를 받게 될 것이라고 가정해보면 지금 자신이 어떠한 행동을 취해야 할지 해답은 분명하다.

치매 말기에
고려해야 할 점

말기 알츠하이머병 환자 중에는 뚱보가 없다

2015년 서상원 교수와 김종훈 박사가 알츠하이머병 잡지(Journal of Alzheimer's disease)에 발표한 논문을 보면 우리나라 치매 환자 가운데 체질량지수가 23 이상으로 과체중인 경우가 전체의 25%(2,490명 가운데 626명) 정도 차지하는 것으로 나타났다. 반면 체질량지수가 18.5 미만으로 저체중인 경우는 전체의 7%(2,490명 가운데 181명)를 겨우 넘겼다.

이 결과만을 놓고 보면 치매 환자는 마르지 않은 편이라고 생각할 수 있다. 하지만 이 연구에 포함된 치매 환자는 초기부터 말기까지 전체를 아울렀다는 점을 고려해야 한다. 특히 중년에 비만인 사람이 치매에 걸릴 위험이 높은 경향을 보인다는 역학조사결과도 있다. 비만인 사람이 치매의 위험인자로 꼽히는 고혈압, 당뇨 같은 대사성질환이 생길 가능성이 높기 때문일 것이다.

하지만 알츠하이머병 환자가 뚱보인 경우는 비교적 드물다. 환자는 대부분 정상의 노인과 비교해서 체중이 가볍다. 그뿐만 아니라 다른 원인에 의한 치매 환자보다 체중이 가벼운 것이 보통이다. 규칙적으로 식사하는 것을 잊기 때문에 오는 2차적 현상인 것이다. 따라서 영양의 총량이 부족해서 알츠하이머병이 생기는 것은 아니다.

그럼에도 알츠하이머병에 영양 부족이나 비타민 부족 등이 어느 정도 관련되어 있지 않을까 생각하는 사람들도 있다. 알루미늄, 불소, 칼슘, 아연, 비타민 B_{12} 등 각종 영양소가 이 질환과 관련이 있는지 연구했지만 알츠하이머병과 영양학적 요인이 관련되어 있다는 결과는 나오지 않았다. 이 병이 전 세계적으로 발생하며 인종 간에도 큰 차이를 보이지 않는 점 등으로 보아 먹는 것과 연관이 있는 것 같지는 않다.

알츠하이머병 환자는 인지능력이 감소하면서 식사량이 줄어드는데다 쉴 새 없이 어슬렁거리는 등 운동량이 많아지는 경향 때문에 에너지 요구량도 많아진다. 즉, 섭취한 열량보다 소비되는 열량이 많아서 생기는 체중 감소인 것이다.

환자의 활동을 고려한 식단으로 영양을 적극적으로 제공해도 환자는 식사습관의 변화 등으로 열량과 단백질을 충분히 섭취하지 않아 하루 1,500~2,000kcal 정도만 섭취한다고 한다. 알츠하이머병 환자는 일반 환자보다 열량을 훨씬 많이 섭취해야 하므로 체중 1kg당 35kcal 정도 열량을 섭취해야 평소 체중을 유지할 수 있다.

알츠하이머병 환자가 음식 섭취와 관련해 보이는 몇 가지 문제점은 다음과 같다.

❶ 식사하는 것을 잊어버린다.
❷ 식사를 다 마치기 전에 자리에서 일어난다.
❸ 음식을 입에 넣지 않고 가지고 논다.
❹ 입에 넣은 음식을 삼키지 않고 뱉는다.

환자가 이러한 행동을 보이는 이유는 분명치 않으나 ❶에서 ❸은 인지기능이 저하되어 식사의 필요성에 대한 인식이 없어지기 때문일 것이다. 음식을 삼키지 못하는 이유는 연하기능이 떨어지기 때문일 수 있다.

노인들은 대체로 젊어서 활동적일 때보다 수분섭취량이 적다. 그리고 나이가 들면서 신장 기능이 떨어져 오줌을 농축시키는 능력도 떨어지므로 쉽게 탈수증에 빠질 수 있다. 물은 인체 대사를 이루는 중요한 역할을 하기 때문에 충분한 양을 섭취해야 몸의 활력을 유지할 수 있다. 따라서 수시로 물을 마시라고 권해야 한다. 물을 마시라고 해도 잊어버리기 때문이다.

서상원 교수와 김종훈 박사의 연구에서 지적했듯이, 저체중인 치매 환자의 사망률이 29.2%로 과체중인 치매 환자의 14.1%보다 높은 것에 유의해야 한다. 즉, 치매 환자가 영양을 충분히 공급받지 못하여 체중감소가 두드러지면 일찍 사망할 가능성이 높아진다고 할 수 있다.

알츠하이머병 환자의 영양관리

알츠하이머병 환자에게 열량을 충분히 공급하려면 적절한 양의 음식물, 특히 열량을 제공하는 탄수화물과 단백질 섭취가 필수적이다. 필수 비타민 섭취 역시 빠뜨리지 말아야 한다. 특히 비타민 B_{12}는 신경세포를 건강하게 유지하는 데 꼭 필요하다. 위 수술을 받은 환자는 비타민 B_1이 결핍될 수 있으므로 이에 대비해야 한다.

2008년 5월 2일 MBC에서 방영한 〈PD수첩〉 '긴급취재, 미국산 쇠고기, 과연 광우병에서 안전한가?' 편에서 인간광우병 가능성이 있는 것으로 추정된 아레사 빈슨이 조사결과 베르니케병으로 결론이 난 바 있다. 아레사 빈슨은 고도 비만으로 위축소술을 받았는데 퇴원 후 오심과 구토가 반복되면서 부작용으로 티아민(비타민 B_1)이 부족해서 생기는 급성 베르니케병으로 판정된 바 있다. 베르니케 뇌병증 환자는 최근기억장애를 보이기 때문에 치매로 오인될 수 있다.

비타민 C도 우리 몸에 있는 여러 세포가 만들어지는 데 필수적이므로 적당한 양을 섭취하여 보충해야 한다. 특히 비타민 C가 부족하면 상처가 잘 아물지 않거나 출혈이 잘 일어난다. 비타민 C는 감기를 예방하는 데도 필요하다.

치매 환자는 폐렴으로 사망하는 경우가 가장 흔하다. 따라서 폐렴으로 전이될 가능성이 큰 감기를 예방하는 것도 중요하다. 또 비타민 C는 항산화작용이 있어 활성산소에 의한 신체 손상을 막아주므로 노화를 억제하는 효과가 있다. 그러나 비타민 A와 D는 많은 양을 섭취하면 몸에 쌓여 중독증을 유발하므로 필요 이상 섭취하는 것은 위험하다.

환자가 보이는 식사와 관련된 행동장애는 사실상 환자가 의식하지 못한 결과일 수 있다. 따라서 환자가 음식을 먹는 일에 집중하도록 주의를 환기하고 음식을 먹게 도와주어야 한다. 물론 음식을 떠서 먹여주는 것보다는 음식을 먹는 과정 가운데 문제가 되는 부분만 도와주어야 한다.

환자가 숟가락이나 젓가락을 사용할 수 없게 되면 손으로 먹을 수 있는 메뉴를 제공한다. 만두, 김밥, 빵, 샌드위치, 부침개 등을 예로 들을 수 있다. 그 밖에 비스킷과 같은 과자나 케이크, 과일 등을 제공할 수도 있다.

씹기 어려운 환자는 호박죽과 같이 건더기가 없는 걸쭉한 음식을 컵에 담아 마시도록 하면 사레 드는 것을 방지할 수 있다. 사레가 잘 드는 환자는 증상 정도에 따라 덩어리가 없는 음식이나 마실 수 있는 액상 음식물을 제공한다. 이때 필요한 열량을 충분히 공급하기 위하여 탄수화물을 포함하는 영양보충식품을 첨가해야 하며, 단백질을 공급하기 위하여 우유 등을 적절하게 포함시켜야 한다.

식이섬유를 많이 섭취해 변비를 막아야

요즘에는 일반인들에게도 섬유질 섭취가 강조되고 있다. 식이섬유는 대개 식물성이어서 소화되지 않고 장내에 머무르는 물질이기 때문에 대변의 양이 많아지게 하고, 수분을 흡수하므로 대변을 부드럽게 만들어 배변을 쉽게 할 수 있게 도와준다.

알츠하이머병 환자가 음식을 너무 많이 먹고 그에 따라 대변의 양이 많아져 의복을 더럽히거나 이불을 망가뜨리면 비스킷 등과 같이 대변의 양을 줄이는 음식을 주는 경우가 있다.

하지만 영양이 풍부하면서도 부드러운 음식을 주로 먹게 되면 변비가 생기기도 한다. 변비는 환자로 하여금 배변해야 한다는 사실을 잊게 하고 분변매복(대변 덩어리가 직장을 가득 채우는 바람에 직장이 늘어나서 환자 스스로 대변 덩어리를 배출할 수 없는 상태)을 일으켜 대변실금의 원인이 될 수 있다. 따라서 알츠하이머병 환자 역시 식이섬유를 적당히 섭취하는 것이 매우 중요하다.

신선한 과일, 말린 과일이나 채소 또는 밀기울에 있는 셀룰로오스에는 식이섬유가 많이 들어 있다. 최근에는 마시는 섬유식품도 개발되어 있다. 환자가 삼키지 못하면 아무래도 식이섬유의 양이 줄어들기 때문에 식이섬유를 많이 섭취할 수 있는 요리법을 개발하여 식단 구성에 신경 써야 한다.

말기 알츠하이머병 환자의 관리

환자는 각기 다르게 말기상태에 이른다

알츠하이머병 말기 환자는 외부자극에 민감해지기도 하는데 심하면 경련을 일으킬 수 있다. 감정이 무뎌지거나 다식증(多食症) 또는 식욕부진을 보이고 근육이 뻣뻣해진다. 너무 쇠약해진 환자는 어떠한 처치에도 반응을 보이지 않고 혼수상태에 빠지게 된다.

간병인이 반드시 기억해두어야 할 점은 환자들은 각기 다른 과정을, 각기 다른 속도로 경과하여 말기상태에 이른다는 사실이다. 따라서 알츠하이머병 환자에게 병의 상태가 언제 어떻게 발전해나갈 것이라고 예측하기는 쉬운 일이 아니다.

말기 치매 환자를 집에서 간병하기는 매우 어렵다. 그럼에도 우리나라에서는 이들을 입원시켜 간병할 만한 요양원이나 병원시설이 여전히 부족한 상황이다. 따라서 어쩔 수 없이 집에서 간병해야만 하는 경우도 많다. 문제는 남의 시선을 지나치게 의식하는 경향이 있다는 것이다. 치매에 걸린 부모를 집에서 모시지 않고 요양기관에 보내면 못된 자식이라고 손가락질하지 않을까 걱정하는 것이다.

1997년에는 치매에 걸린 부인을 죽이고 자신도 아파트에서 뛰어내려 죽음을 택한 할아버지의 사연이 우리를 슬프게 했다. 할아버지는 몇 년 전부터 치매로 고생하는 부인을 간병하면서 지내왔는데 집에서 보살피는 것이 너무 힘들어 요양시설에 맡겨 보살피게 하였다.

시간이 지나면서 요양시설에 맡겨두는 것이 마음에 걸려 다시 집으로 데리고 왔지만 힘에 부치기도 하고 자녀들에게 심리적으로 짐이 되는 것이 싫다고 동반자살을 한 것이다. 그런데 이런 안타까운 사연이 점점 늘어나는 것은 치매라는 무서운 질병에 대한 우리 사회의 인식이 별로 개선되지 않은 탓이다.

물론 가족으로서는 입원을 결정하기가 무척 어려울 수 있다. 하지만 치매 환자를 전문적으로 돌볼 수 있는 병원이나 요양기관에 맡기는 것이 환자나 가족 모두에게 최선이 될 수도 있다. 즉, 환자가 치매 증상을 보인 이후로 집에서 간병하느라 오랫동안 어려움을 겪어온 간병인의 고통을 덜어줄 수 있고 환자도 집에 있는 것보다 간병을 받을 수 있다는 장점이 있다.

특히 환자의 인식능력이 파괴되어 거친 행동을 자주 보이게 되면 더는 집에서 어떻게 해볼 수 없다. 따라서 이런 상황은 환자를 요양기관에 입원하도록 결정하는 계기가 된다. 또는 배회증상이 너무 심해져 안전사고를 막을 수 없게 되면 요양기관에 입원시킬 수밖에 없다.

환자의 신체적 특징을 이해한 다음 간병에 임하라

간병을 집에서 하거나 의료기관에서 하거나 간에 간병인은 말기 치매 환자의 신체적 특징을 이해해야 한다. 말기 치매 환자는 대부분 시각장애가 심해지므로 누군가 병실에 갑자기 들어서면 쉽게 놀랄 수 있다. 따라서 병실을 너무 밝거나 어둡지 않게 하여 차분한 분위기로 만들고 조심스럽게 출입해야 한다.

상태가 악화되면 환자와 대화가 불가능해진다. 이렇게 되면 환자와 간병인 사이에 의사를 소통할 방법을 미리 정해두는 것이 좋다. 예를 들면, 간병인이 물어보는 질문에 긍정이면 손을 한 번 쥐고 부정이면 두 번 쥔다든가 하는 식이다.

환자와 대화할 때는 기계적이어서는 안 된다. 반드시 목적이 뚜렷한 대화를 나누어야 하며 가급적 환자 가까이에 앉아야 한다. 자신이 누군지 환자가 쉽게 알아보도록 하고 자신이 하는 말을 환자가 잘 알아듣도록 하기 위해서다.

환자는 대부분의 시간을 침상에 누워 지내므로 피부관리에도 신경을 많이 써야 한다. 환자의 전반적인 영양상태가 나쁘므로 피부가 점차 탄력을 잃게 된다. 따라서 엉치등뼈, 엉덩이, 뒤꿈치, 어깨, 팔꿈치, 그리고 뒤통수같이 돌출된 부분을 감싸는 지방조직의 양이 줄어든다. 그 결과 자세를 바꾸지 않은 상태로 오래 누워 있으면 이러한 부분의 피부가 몸무게에 짓눌려 욕창이 생긴다.

욕창이 생기면 상처를 아물게 하는 데 시간이 많이 걸릴 뿐 아니라 쉽게 낫지도 않는다. 욕창에 있는 세균이 혈관 속으로 들어가서 패혈증이라도 나타나면 치명적이다. 그러므로 침상에 누워 지내는 환자는 반드시두 시간에 한 번씩 몸의 위치를 바꿔 욕창을 방지해야 한다.

환자가 자극에 과민하게 반응하는 경우 몸을 버르적거리다가 침상 주위의 물체에 부딪혀 피부에 손상을 입을 수도 있다. 따라서 침상 주위에 있는 위험한 물체는 부드러운 천 같은 것으로 감싸두는 것이 좋다.

근육과 관절을 둘러싸고 있는 인대도 약해지므로 관절을 보호하는 능력이 떨어진다. 따라서 환자를 돌려 눕히거나 움직일 때 특히 조심해야한다.

환자의 관절에 조금이라도 무리한 힘이 가해지면 탈구되어 고통을 느끼게 되고 심하면 관절이 손상될 수 있다. 환자는 점점 뻣뻣해져 관절운동의 범위가 좁아지므로 무리하게 힘을 가하지 않도록 주의한다. 평소 환자의 물리치료 등을 시행하여 운동력을 유지하도록 도와주는 것이 좋다.

호흡기 계통의 감염이나 폐렴은 치명적

치매 환자는 흔히 호흡기 계통의 감염이나 흡입성 폐렴 등으로 죽음을 맞는다. 말기에 이르면 사지근육이 쇠약해지는 것과 마찬가지로 호흡을 하는 데 꼭 필요한 가슴근육이나 횡격막도 약해지므로 호흡이 점차 얕아지고 어려워진다. 이럴 때 침상의 머리 부분을 올려주면 횡격막이 아래로 쏠려 호흡이 수월해진다.

호흡에 간여하는 근육들이 뻣뻣해지면 폐나 기관지에서 나오는 분비물질이 폐에 쌓인다. 건강한 사람들은 기관지 점막 상피의 섬모운동이나 재채기 등으로 분비물을 외부로 내보낼 수 있으나, 치매 노인은 이러한 운동이 제대로 되지 않기 때문에 분비물이 폐에 쌓이게 되는 것이다.

폐에 분비물이 쌓이면 세균감염이 쉽게 일어난다. 그러므로 흡입기를 이용하여 기관지에 쌓이는 가래를 뽑아내야 한다. 통상 폐렴이 발생하면 항생제를 투입해야 하는데 근육주사나 혈관주사로 항생제를 투입하는 것은 환자의 자극 과민성 때문에 오히려 상해를 입힐 수 있으므로 내복약 또는 튜브를 통하여 투약하는 경구용 약제를 사용하는 것이 좋다.

말기 치매 환자들은 삼키는 것조차 어려워진다. 따라서 죽이나 즙 같은 음식물을 주어서 음식덩이가 기관지를 막아 숨이 막히는 불상사가 일어나지 않도록 주의한다.

음식물은 영양을 충분히 고려하여 준비한다. 스스로 삼키지 못하면 튜브를 설치하여 주입할 수도 있다. 이때도 너무 빠른 속도로 주입하면 토할 수 있는데, 토하는 과정에서 음식물이 폐로 들어가면 흡입성 폐렴을 유발할 수 있으니 특히 조심해야 한다. 음식물을 주입할 때마다 튜브가 위장 내의 제 위치에 있는지 확인해야 한다.

이상에서 든 것처럼 말기 치매 환자는 신체적·정신적으로 약해져 있으므로 간병에 각별히 신경을 써야 한다. 말기에 이르면 환자와 가족 간에 매우 복잡한 감정이 형성되는 경향이 있다. 따라서 가족구성원 간에도 여러 가지 문제점이 발생할 수 있으므로 항상 많은 대화를 나누면서 서로 고충을 이해하고 나누는 노력을 게을리하지 말아야 한다.

환자가 음식을 거부하면

알츠하이머병 환자가 말기단계에 이르면 어느 날 갑자기 음식을 거부하고 아무것도 입에 대지 않는 상황이 벌어지기도 한다. 아무것도 먹지 않으면 결국 죽음에 이르게 되는데, 이런 상황에서 정맥주사로 영양제를 놓아드릴지, 튜브를 통하여 죽을 드릴지 등을 결정해야 한다.

말기 상태의 환자에게 영양을 강제적으로 공급하는 것은 환자의 생명을 단순하게 연장하는 의미 이상의 조치는 아니다. 이런 것은 의료진이 독단적으로 결정할 수 없는 문제이고 보면 가족과 의논하게 되는데, 가족 역시 윤리적 문제가 걸려 있기 때문에 쉽사리 결정할 수는 없다.

특히 환자가 자신의 의지로 음식이나 치료를 거부하는 경우에는 속수무책일 수밖에 없다. 환자가 의지가 없는 상태에서 그저 무의식적으로 거부하는 경우와 구별하는 것도 쉬운 일이 아닐 수 있다.

환자의 의지로 음식이나 치료를 거부할 때는 물론 환자를 설득해야 한다. 그러나 환자가 무의식적으로 거부하면 음식을 드시라는 권고가 받아들여지지 않는 경우가 많다. 특히 환자가 임종에 즈음해 있다면 결정하기가 쉽지 않다.

만약 환자가 평소 건강할 때, 이러한 상황에 닥쳤을 때 어떻게 조처해줄지를 미리 일러둔다면 가족이 결정을 내리기가 수월할 것이다. 따라서 어려운 결정이 필요한 순간에 대비하여 주위 사람들에게 미리 자기 뜻을 밝혀두는 것이 좋다.

응급상황에서는 남은 삶의 질이 중요

치매 환자에게도 언제든지 그 병과 관련된 또는 전혀 무관한 내과적·외과적 치료를 받아야 하는 상황이 발생한다. 내과적 치료의 예로는 폐렴, 방광염, 신장질환, 급성뇌막염 등이 있고, 외과적 치료로는 낙상에 의한 출혈이나 외상, 위궤양의 천공이나 급성 충수돌기염에 의한 복막염 등이 있다. 이때는 적극적으로 치료할지를 놓고 의료진과 보호자 간에 갈등을 빚을 수 있다. 우선 다음 예를 살펴보자.

《우리는 어떻게 죽는가》의 저자 누랜드 박사의 환자 중 92세 된 헤젤 웰치라는 사람이 있었다. 웰치 씨는 노인용 회복센터에 있던 환자로, 정신건강에는 큰 문제점이 없었고 만성관절염과 동맥폐쇄로 혈행장애를 보였다. 또 만성백혈병을 앓고 있었으며 발가락 하나가 썩어서 절단해야 할 정도였다.

그런 그녀가 십이지장궤양 천공에 의한 급성복막염으로 쓰러졌을 때 누랜드 박사는 개복수술을 받으라고 강력하게 권하였다. 그렇지만 그녀는 이때까지 오랫동안 건강하게 살아왔으며 이제는 누구를 위해 살아야 할 애틋한 이유가 없다면서 수술 받기를 거절하였다.

누랜드 박사는 열심히 설득하였고 결국 그녀는 누랜드 박사의 권고대로 수술을 받고 살아났다. 하지만 수술 뒤에 생각보다 심한 고통을 겪자 화를 많이 냈다고 한다. 회복된 그녀는 다시 회복센터로 돌아갔지만 2주 후 갑작스러운 쇼크로 사망하였다.

누랜드 박사는 십이지장궤양 천공에 의한 복막염은 해결하였으나 환자를 근본적으로 치료하는 데는 실패한 것이다. 그녀는 의사를 신뢰하고 수술을 허락하였으나 누랜드 박사가 수술 후 회복단계에서 겪게 될 고통을 설명하지 않은 것에 분노하였고 의사를 신뢰하지 않게 된 것이다.

세상의 3대 거짓말 가운데 노인들이 '이제 그만 죽고 싶다'고 하는 말이 들어간다. 세상에 죽고 싶다는 노인의 말을 믿을 의사도 없는 것처럼 죽겠다고 하는 환자의 말을 그대로 따르는 의사도 없다. 그렇지만 이는 의사 자신의 성취욕을 채우기 위한 변명에 불과한 것이 아닌가 하는 자기반성을 해야 할 필요도 있다. 미국 매사추세츠주 법정의 판례 두 가지를 검토해보자.

1980년, 70대 후반인 스프링 씨는 치매 증상을 보여 요양원에 입원 중이었는데 만성신장염으로 투석이 필요한 것 이외에 별다른 문제점이 없었다.

어느 날 갑자기 환자가 혈액투석을 거부하기 시작하였고 요양원 측은 투석을 계속해야 한다고 설득하였다. 결국 환자의 부인과 아들은 법원의 판단을 구하였고, 법원은 환자의 정신상태가 정상이었다면 투석을 거절했을 거라는 가족의 주장을 들어 투석을 중지토록 명령하였다. 병원 관계자들은 현 상황에서 환자가 계속 치료하기를 원할 거라는 증거를 제시하지 못하였다.

법원은 환자가 정상이었을 때의 생활방식에 비추어 치료를 거절할 것으로 추측하였다. 규칙적으로 시행되는 투석으로 환자가 느끼는 불편함과 투석으로 연장되는 삶을 얼마나 즐길 수 있겠는가 하는 점을 비교한 것이다.

그러나 이 판례에서 법원이 간과한 점은 없었는지 짚어보아야 한다. 환자에 대한 가족의 걱정거리나 재정적 관심이 현 상황에서 환자가 '무엇을 원하는가?'를 밝히는 데 영향을 줄 수도 있다는 사실이다.

두 번째 사례는 나이가 들어 치매증상을 보인 92세 된 히어 씨의 경우이다. 그녀는 30대 때부터 정신질환으로 입원하고 있었으며, 문제가 제기되기 몇 년 전부터 음식을 입으로 삼킬 수 없어 위에 튜브를 연결하는 수술을 받았다. 이외의 심각한 신체적 문제점은 없었다.

어느 날 그녀는 튜브를 뽑아버렸고 의료진이 튜브를 다시 설치하려면 재수술이 필요하게 되었다. 그녀가 입원하고 있던 요양원 측은 법원에 결정을 요구하였다. 재판부는 이 환자의 나이에서 수술을 받았을 때 사망할 확률이 20%일 뿐 아니라 튜브를 다시 설치하더라도 환자가 또 뽑아버릴 수 있다고 판단하였다. 즉, 수술로 얻을 수 있는 이익보다는 환자에게 가해질 부담이 더 크다고 결정하였다. 여생이 얼마 남지 않은 92세 노인의 개인적 자유와 존엄을 지켜달라는 청원을 받아들인 것이다.

하지만 이 판례에서는 두 가지 문제점이 지적될 수 있다. 즉, 법정이 수술로 인한 사망률은 20%이나 튜브를 설치하지 못하면 환자가 음식을 섭취할 수 없기 때문에 100% 사망에 이르게 된다는 사실을 간과한 점과 환자가 튜브를 뽑는 행위의 원인을 파악하려는 노력을 기울이지 않았다는 점이다.

환자는 치매 증세를 보이기 이전부터 정신질환을 앓고 있었다. 따라서 그녀가 튜브를 뽑은 이유는 설치된 튜브에서 느끼는 약간의 자극 때문일 수도 있고, 간호하는 의료진의 관심을 끌려는 시도였을 수도 있다. 또 최근에 이 요양원으로 옮겨왔으므로 외로움에 시달렸거나 새로운 환경에 적응하지 못한 정신적 압박감이 작용하였을 수도 있다.

그녀의 상태에서 볼 수 있는 수술의 효용에 대하여 그녀의 주치의는 판결에 이의를 제기하였다. 항소심에서 그녀의 법정대리인은 수술이 그녀 여생에 기여할 여러 가지 이익을 제시하였고, 법정은 수술을 명령하였다.

　이상 두 판례에서 우리는 치매 환자 치료의 범위를 결정하는 데 법의 한계를 보게 된다. 또 환자의 생명에 관한 결정적 선택을 할 때 선택 요인이 재정적 이유에서건 환자가 앞으로 남은 생에 대하여 절망한 나머지 그랬건 간에 만일 치료하지 않는 쪽으로 결정하게 되면 가족, 특히 자손들이 짊어지게 될 심리적 부담이나 고통이 매우 클 것이다.

　다양한 경로를 거치는 치매 환자들에게 동일한 기준을 적용하여 치료 여부를 결정할 수는 없다. 따라서 치매 환자 치료를 담당하는 의료진은 나름대로 합리적이고 도덕적이며 법리적인 기준을 가지고 가족에게 치료 방향을 조언해줄 수 있어야 한다.

　또 치료의 선택이 의료기관이나 가족의 편의로 남용되거나 오용되어서도 안 된다. 선택은 반드시 환자의 남은 생의 질을 최고 상태로 유지할 수 있는, 환자를 위한 결정이 되어야 한다. 이를 위해서는 관계자들의 부단한 노력과 경험의 축적이 필요하다.

알츠하이머병 자체로 사망하지는 않아

　알츠하이머병 환자가 알츠하이머병 자체로 사망하는 일은 매우 드물다. 우리나라에서는 아직 치매 환자의 죽음과 관련된 통계가 없어 구체적으로 어떠한 과정을 거쳐 죽음에 이르는가 하는 점이 사회적으로 크게 부각된 적은 없다. 대체로 말기에 이르러 치매와 관련된 합병증 또는 사고 등으로 사망한다.

말기 치매 환자는 침상에서 지내므로 음식물을 삼키다가 음식물이 폐로 잘못 들어가 발생하는 흡입성 폐렴이나 비교적 외부환경에 노출된 폐가 세균에 감염되어 생기는 폐렴이 흔하므로 폐에 생기는 병으로 사망하는 예가 가장 많다. 또 울혈성 심부전증과 같은 심장질환도 흔히 볼 수 있는 사망원인이다.

나이가 들어가면 여타 부위와 마찬가지로 심장의 근육세포들도 계속 죽어간다. 따라서 젊었을 때보다 약해진 심장은 신체가 요구하는 영양분과 산소를 공급하려면 더 빨리 뛰어야 한다. 또 혈관도 나이가 들어감에 따라 탄력성을 잃게 되므로 심장에 더 큰 부담을 주게 된다. 이처럼 나이가 들수록 심장에 부담이 늘어 생기는 병적 상태가 울혈성 심부전증이다.

다음으로 유치도뇨관을 설치하는 경우 흔히 발생하는 비뇨기계통의 염증이다. 환자가 소변을 제대로 눌 수 없거나, 조절할 수 없다는 이유로 방광에 유치도뇨관을 설치하는 경우가 있다.

유치도뇨관을 설치하는 과정에서 오염이 일어나거나 설치된 유치도뇨관을 따라서 세균이 방광으로 거슬러 올라가 염증을 일으키게 된다. 따라서 적절한 간격으로 유치도뇨관을 교체해주어야 비뇨기계의 감염을 방지할 수 있다. 비뇨기계의 감염이 일어나면 역시 패혈증으로 발전하여 환자에게 치명적인 결과를 가져올 수 있다.

치매 말기에는 환자가 침상에 누워 지내므로 같은 자세로 오래 누워 있으면 체중에 눌린 피부가 손상을 입어 욕창이 생긴다. 욕창은 한 번 생기면 회복하는 데 많은 노력이 필요하다. 따라서 환자의 자세를 수시로 바꾸어 욕창이 생기지 않도록 예방하는 노력이 절대적으로 필요하다.

흡입성 폐렴, 비뇨기계 염증, 그리고 욕창 같은 염증성 질환은 면역체계가 강력한 정상인에게는 크게 문제될 것이 없다. 하지만 질병에 저항력이 떨어진 노인에서는 세균들이 혈관으로 파고들어가 쉽게 패혈증으로 발전하게 된다.

일단 패혈증에 걸리면 세균들이 내는 각종 독성물질이 신체 주요 기관의 기능을 마비시켜 사망에 이를 확률이 높다. 한편 일단 패혈증으로 발전하면 강력한 항생물질을 사용하더라도 세균을 막아내기는 어렵다.

아름다운 모습을 기억할 수 있게

첨단기술이 발달하면서 과거에는 꿈도 꾸지 못했던 치료법들이 개발되었다. 정맥주사나 경비위삽관(經鼻胃揷管: 고무튜브를 코를 통해 위에까지 들어가게 하는 방법)에 의한 영양공급은 간단한 것이 되었다.

영양을 공급하기 위한 관을 정맥이나 위에 직접 이식하거나 혈액응고를 방지하는 여러 가지 혈액제제, 심폐소생술, 인공심장을 개발하는 것 등은 환자를 더 오랜 기간 의료기관에 붙들어두는 일이다.

과거 가족과 친지들의 애도 속에 집에서 임종을 맞던 것과 달리 요즈음에는 환자의 약 80%가 병원에서 임종을 맞으며, 심지어 가족이 죽음의 순간에 참여하지 못하는 사례도 흔하다.

병원은 병을 치료하기에는 좋은 곳이나 죽음을 맞기에는 너무 삭막한 곳이다. 이러한 측면에서 본다면 첨단 의료기술로 환자의 생명을 단순히 연장하는 정도의 상태를 지속하는 것 역시 환자를 학대하는 일일 수도 있다.

러셀 매킨타이어는 환자가 이러한 형태의 학대를 피하고 위엄 있게 죽을 수 있는 권리를 보호받기 위해서는 다음 사항이 고려되어야 한다고 주장한다.

첫째, 모든 환자는 비록 자기 결정이 죽음에 이르게 하는 것이라 할지라도 치료받기를 거절할 권리가 있다.

둘째, 사망선택 유언을 남기는 것과 함께 죽음 과정을 결정하는 의사 표시인 '소생술을 시행하지 말라고(Do Not Resuscitate, DNR)' 지시해둘 수 있다.

셋째, 환자가 자신의 죽음과 관련한 지시를 남겨놓지 않은 상태에서는 의사와 가족이 결정을 내릴 수 있다. 이 부분에 대한 자세한 설명은 앞에서 하였다.

넷째, 극심한 통증을 없애려면 호흡을 중지시킬 수 있는 양의 약물도 사용할 수 있다.

마지막으로 필요하다면 환자가 호스피스 간호(치료와 간호만으로 회복

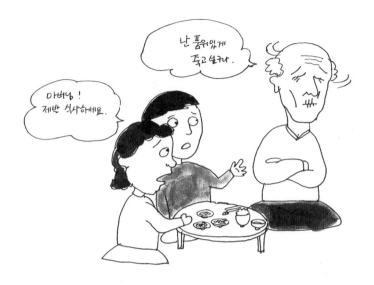

이 불가능한 환자의 신체적·심리적 고통을 덜어주고 환자가 편하게 죽음을 맞을 수 있도록 하는 간호기법)를 받을 수 있도록 할 수 있다.

우리나라에서도 최근 호스피스 간호를 제도화하려는 노력의 일환으로 호스피스 시범사업이 시행되고 있다. 매킨타이어의 이러한 주장은 고통 속에서 죽어가는 환자가 위엄 있게 죽을 권리를 갖기 위해서는 적어도 소극적 안락사만큼은 허용되어야 한다는 얘기다.

필자가 미국의 대학병원에서 공부할 때, 병원에 입원한 환자의 기록을 검토하다 보면 'DNR'라고 커다랗게 적어놓은 것을 볼 수 있었다. 병원에서 치료받는 도중에 심장이 멎게 되면 심장소생술을 시행하지 말아달라고 하는 환자의 요구를 진료기록부에 남겨 의료진이 기억할 수 있도록 하는 조치였다.

대부분 말기 암환자나 회복할 가능성이 없는 퇴행성 질환을 앓고 있는 환자들이 요구하는 경향이 있었다. 즉, 자신의 죽음에 즈음하여 적극적 의료행위로 고통이 연장되기를 원치 않는 환자의 적극적 의사표시라고 볼 수 있다.

동양적인 유교사상이 아직도 강하게 남아 있는 우리나라에서는 사랑하는 사람의 생명을 조금이라도 연장할 수 있다면 그 방법을 강구하라고 요구하는 보호자를 흔히 볼 수 있다. 난치병에 걸린 부모를 살리기 위하여 재산을 모두 쓰고, 가족이 경제적인 곤경에 빠지는 경우도 흔히 본다.

신경숙의 소설집 《딸기밭》 가운데 〈그가 모르는 장소〉에 나오는 어머니는 아들과 며느리에게 다음과 같이 서약하라고 요구한다.

"……치매에 걸려서 하는 행동은 아무 의식도 없이 하는 것 아니냐? 그것 때문에 너희들이 상처를 받을까 봐……. 자식이 되어서 어찌 요양소에 보내느냐며 집에 두고 그 고통을 겪는 사람을 내가 많이 봤어. 그 생각을 하면 끔찍해서 그런다. 요양소에 보내는 것은 잘못이 아니야. 그렇게 해야 마땅한 것인데 너희는 그러지 못할 게 틀림없으니 내가 정신이 말짱할 때 서약을 받아놓으려 하는 거야."

그날 어머니는 기어이 그와 아내에게 손도장을 찍게 하였다.

"내가 다시는 이런 말 안 할 것이다마는 그날의 서약을 꼭 지켜야 한다. 해순 아줌마를 보렴. 해순 아줌마가 그렇게 될 줄 누가 알았겠니. 말 한마디 울리게 안 하던 깔끔했던 사람이 아주 자식들을 닦달을 허든가 비드라. 며느리는 다니는 직장도 그만 쉬고 있다더구나."

"해순 아줌마가 맑은 정신이 들어서 자신이 자식들에게 어찌했다는 것을 알게 된다고 생각해봐라……."

"그 사람이 혀를 깨물 것이네. 남의 일 같지가 않아. 나도 모르는 사이에 너희들 앞길을 가로막고 너희들 일상생활을 못하게 훼방놓겠거니 생각하면……."

여기에서 보는 것처럼 부모는 자식들에게 미래에 일어날 수 있는 상황에서 취해야 할 행동지침을 미리 의논해두는 것이 좋다. 특히 치매와 같이 회복이 불가능한 질환에서 가족끼리 한계상황에서 어떻게 할지 논의하기 위해서도 치매에 대한 이해가 있어야 한다.

레오 호우와 알렌 웨인의 저서《미래는 어떻게 오는가》에서 이안 케네디는 미래에 자원이 고갈되면, 정신적으로 고갈된 사람들이 스스로 자신을 보호할 능력이 없을 경우, 그들을 간호하는 데 필요한 비용을 위해 부족한 자원을 할당할 수 없다. 특히 일할 수 있는 젊은이들을 위한 의료조치를 희생하면서까지 노인병 환자에 대한 간호와 치료를 기대할 수 없다고 주장하였다.

그렇지만 인간이 동물과 다른 점은 고통을 나누어 가질 수 있다는 것이다. 모자라면 모자란 대로 나눌 수 있는 것이 인간이다. 따라서 최소한 윤리규범이 잘 지켜지고 이어진다면, 이러한 예측은 충분히 빗나갈 수 있다.

임종에 즈음해서는

　최근 생애 말기에 삶의 의미와 존엄을 보장하기 위한 노력이 주목받고 있다. 생애 말기의 의료 결정을 조명하는 수필을 쓰고, 강연자로 활동하는 케이티 버틀러가 쓴《아무도 가르쳐주지 않은, 괜찮은 죽음에 대하여》는 좋은 안내서이다. 저자는 이 책이 "유한한 생의 여러 단계를 거치는 과정에서, 가능한 지식을 갖추고 불안하지 않게 보내기 위한 각 단계별 안내서"라고 설명한다.

　이 책에서는 치매를 앓고 있는 환자가 말기에 이르렀을 때 어떻게 대응하는 것이 좋을지에 관해서도 상세하게 다루었다. 치매가 진행되어 말기에 이르면 대부분의 환자는 평생을 사랑해온 배우자나 자녀 등 가족을 알아보지 못한다. 뿐만 아니라 양치를 하거나, 옷을 입고 벗거나, 음식을 먹는 법을 잊어버리게 된다. 운동기능이 떨어지면 자리보전하고 누워서 생활하게 되고 사레가 잘 들리는 등 심각한 건강문제를 유발할 수도 있다.

　반면 의료기술은 날로 발전하여 치매 환자의 경우도 무제한적으로 연명이 가능해졌다.

　예를 들면 심장박동에 문제가 있으면 심박조율기나 삽입형 제세동기의 도움을 받을 수 있다. 심장이 멈추기라도 하면 심폐소생술을 시행하고, 신장기능이 떨어지면 투석을 해서 노폐물을 제거한다. 흡인성 폐렴이라도 오면 산소를 공급하는 한편 항생제를 투여하여 치료한다.

음식을 먹지 못해도 영양공급관을 통하여 유동식을 주입하고, 정맥주사를 통하여 공급할 수 있다. 아무래도 최근의 의료체계는 돌봄보다는 치료에 비중을 두고 있기 때문이다. 케이티 버틀러는 이런 경향을 "사람을 위해서가 아니라 사람을 대상으로 한다"라고 꼬집었다.

병원에 입원이라도 하게 되면 퇴원도 못하고 연명의료를 이어가게 될수도 있다. 결과적으로 배우자, 아들, 딸 등 치매 환자의 간병을 담당하는 사람의 부담도 만만치 않아 결국은 지치게 된다. 하지만 시작한 간병을 중단한다는 것은 또 윤리적으로도 곤혹스러운 상황에 빠지게 된다.

또한 사랑하는 사람이 점점 비참하게 변해가는 모습을 지켜보는 것이 견딜 수 없는 지경에 이르게 된다. 오죽하면 끔찍한 모습을 지켜보는 것이 견딜 수 없어 환자를 편안한 죽음으로 이끌고, 그 행위에 대한 책임을 느껴 스스로 목숨을 끊는 불행한 일도 있다.

따라서 생애 말기에 있는 치매 환자를 돌보는데 있어 최선의 길이 무엇인가를 이해해야 한다. 초기라면 약물치료와 보조요법 등을 통하여 치매 증상이 더 나빠지지 않도록 적극적인 대응이 필요하다. 하지만 말기에는 적극적인 개입으로 인해 환자의 삶의 질이 나아지지 않는다. 그저 살아있는 날을 연장시키는 것에 불과한 것이다.

따라서 말기 치매 환자의 경우 '치료'보다는 '돌봄', 나아가 환자의 '편안함'을 목표로 해야 할 것이다. 자연스럽게 죽음을 맞을 수 있도록 하는 것이 최선일 수도 있다.

'편안한 돌봄'이란 삽관이나 수술 등 환자를 불편하게 하거나 고통스럽게 만들 수 있는 적극적인 의료처치를 하지 않는 것이다. 사실 편안한 돌봄의 범주를 구체적으로 정하는 것이 쉬운 일은 아니다.

케이티 버틀러는《아무도 가르쳐주지 않은, 괜찮은 죽음에 대하여》에서 자신이 생각하는 편안한 돌봄의 예를 정리했다. 피해야 할 적극적인 의료처치를 들었고, 필요하다면 마약성 진통제 사용도 고려해달라고 주문한다. 이런 결정이 '자연스럽고, 평화롭고, 그리고 시기적절한 죽음을 가로막는 모든 장애물을 제거하기를 원하기 때문'이라는 것이다.

미국 알츠하이머협회(Alzheimer's Association)는 말기에 접어든 치매 환자가 희망하는 바를 존중하여 모든 사항을 결정할 수 있도록 하는 참고서 《임종 결정(End-of-Life Decisions)》이라는 책자를 무료로 제공하고 있다.

치매 환자가 임종에 가까워지면 어떠한 결정도 스스로 내릴 수 없게 된다. 따라서 환자는 의사결정능력이 있을 때 미리 희망하는 바를 밝혀두는 것이 좋다. 혹은 의사결정을 맡을 사람을 미리 지정하는 방법도 있다. 만약 치매 환자의 사전의료지시서가 없을 때는 가족들이 그 일을 맡아야 한다. 가족들은 평소 환자가 추구해온 가치나 소망을 환자의 편안함과 존엄을 유지하는 범위에서 결정을 하면 된다. 그러기 위해서는 치매 환자에게 적용되는 여러 가지 치료방법들을 잘 이해하고 있어야 한다.

《임종 결정》에는 인공호흡기, 영양관, 항생제 사용, 수액주사, 심폐소생술 등과 같은 적극적인 의료행위를 비롯하여 완화 치료, 임종 돌봄 등에 대하여 설명해놓았다. 말기 치매 환자의 치료 방향을 정할 때 현명한 결정을 내리기 위하여 반드시 고려해야 할 점들도 잘 정리되어 있다. ❶ 환자의 희망에 중점을 둔다, ❷ 환자의 가치와 믿음에 일치하도록 한다, ❸ 치료의 양면성을 모두 검토하라, ❹ 돌봄을 어디에서 할 것인가를 고려하여 결정하라 등이다. 또한 장기간 치매 환자를 돌봐야 하는 데서 오는 가족들 사이의 갈등을 어떻게 해결할 것인가도 소개한다.

우리 사회에서는 쉽지 않은 일이라 생각하지만, 《임종 결정》의 끝에는 치매 환자가 사망한 다음에 뇌부검 하기를 적극적으로 권장하고 있다. 특히 퇴행성 뇌질환에 의한 치매의 경우, 원인이 되는 상병들은 환자가 사망한 다음에 부검을 통하여 뇌를 직접 검사를 해야 확진이 가능하다. 아직은 영상검사는 물론 혈액이나 뇌척수액 등의 검체를 이용한 진단검사로 확진이 불가능하기 때문이다.

치매 환자의 뇌부검을 적극 권장하는 이유로는 크게 두 가지가 있다.

첫째는 치매를 앓다 사망한 환자의 진단이 확정되면 남아있는 가족들이 치매에 대한 대응 방안을 마련할 수 있다.

둘째는 치매를 극복하기 위한 연구에서는 치매 환자의 뇌조직이 절대적으로 필요하다. 의료 선진국에서는 벌써 오래전부터 뇌은행 사업을 통하여 얻은 뇌조직을 가지고 치매의 원인을 규명하고, 치료제를 개발하는 연구를 진행해오고 있다. 우리나라도 치매를 극복하기 위한 연구에서 성과를 내기 위해서는 치매 환자의 뇌부검이 절대적으로 필요하다.

필자가 미국에서 치매의 병리를 공부하고 돌아온 1990년대 초반 우리나라에도 뇌은행을 설립해야 한다고 주장하였지만, 실제로 뇌은행이 설립된 것은 20여 년이 지난 뒤에서야 가능했다. 아직은 걸음마 단계이기는 하지만 기본적으로는 외국의 뇌은행과 같은 방식으로 뇌은행이 운영되고 있다.

반세기 전에 뇌은행 설립을 위해 노력하다가 벽에 부딪힌 뒤로는 다른 분야에서 치매에 대한 대책을 만들기 위한 노력을 해오던 필자도 조만간 뇌은행과 관련된 일을 다시 시작해볼 생각이다. 관심이 있는 분들은 가톨릭의과대학에 설립된 '가톨릭 뇌은행'(전화 02-2258-7660)으로 연락을 주면 안내를 받을 수 있다.

PART 12

치매로 진단받은
이후의 삶

자료에 따르면 2020년 우리나라 65세 이상 노인 인구는 모두 813만 4,674명인데, 이 가운데 치매 환자는 83만 7,992명으로 유병률이 10.3%였다. 65세 이상 노인 10명 가운데 1명은 치매인 셈이다.

치매 환자가 있는 대부분의 가정에서는 치매 환자가 늘고 있다는 사실을 잘 알고 있지만 설마 우리집의 일이 될 것이라고는 생각하지 않는 경향이 있다. 즉, 가족 중 누군가가 치매로 진단받을 때까지는 구체적으로 고민해보지 않는 편이다. 막상 가족 가운데 누군가 치매로 진단받게 되면 그때서야 갑작스럽게 대책을 마련하기 위하여 허둥대기 마련이다.

그렇기 때문에 나이가 들어가면 자신이 치매로 진단받게 된다면, 증상이 발전해가는 단계별로 어떻게 할 것인가를 미리 준비해두는 것이 좋다. 본인은 물론 배우자와 자녀들까지 함께 의논하면 좋겠다. 그런 점에서 본다면 케이티 버틀러가 쓴《아무도 가르쳐주지 않은, 괜찮은 죽음에 대하여》가 좋은 참고서가 될 것 같다.

미국 시러큐스 지역에서 하고 있는 PACE

케이티 버틀러의 《아무도 가르쳐주지 않은, 괜찮은 죽음에 대하여》에 소개된 미국의 시러큐스에서 시작한 노인을 위한 통합진료 케어 프로그램(Program of All-inclusive Care for the Elderly, PACE)은 좋은 사례이다.

PACE는 시러큐스 지역의 천주교 교구에서 조성한 비영리재단인 로레토(Loretto)가 맡고 있다. 1971년 샌프란시스코의 차이나타운에서 시작한 '안락(安樂, 영어로는 On Lok으로 소개되었다)'을 모형으로 하였다. '평화롭고 즐거운 집'이라고 설명하고 있지만, '심신의 고통과 삶의 어려움이 없을 것'이라는 우리말 설명이 적절해 보인다.

'안락' 모형이 추구하는 목표는 쇠약한 노년 등을 병원이나 요양시설에 수용하는 대신 살던 동네에서 가족과 함께 지낼 수 있도록 하는데 있다. 필자는 1990년대 중반 치매를 주제로 한 KBS 특집방송을 자문한 적이 있다. 그때 찾아갔던 남해의 작은 어촌 마을이 지금 생각해보면 '안락' 모형과 흡사하다.

케이티 버틀러가 소개하는 루이즈 부부의 사례를 참고하면 치매로 진단받으면 어떻게 할 것인가 방향을 잡는데 도움이 될 것이다.

50대 중반 뇌출혈이 발병했던 루이즈는 76세에 치매 증상이 나타나 84세에 폐렴으로 사망할 때까지 한 차례 병원에 입원한 것과 치매센터에 잠시 들어간 것을 제외하고는 남편 진과 딸 앤과 리 등과 생활하면서 죽음을 맞았다.

PACE에 등록하자, 루이즈는 물론 가족 모두의 삶의 질이 바뀌었다. 로레토에서 나온 간호사는 먼저 남편 진의 건강상태가 루이즈의 간병에 적절한지 확인하였다. 작업치료사는 집 안팎의 안전상태를 점검했고, 실내건축공사를 담당하는 사람이 나와서 적재적소에 안전 손잡이를 설치했다. 사회복지사는 국민의료보조(Medicaid)를 받을 수 있도록 서류작업을 도왔다. 루이즈 부부가 생애 말기를 계획하는 과정에서 간호사는 연명의료계획서를 준비하여 의사가 서명하도록 도왔다.

루이즈의 치료에 관한 모든 사항들을 통합하여 관리할 수 있게 되었다. 치료와 재활, 사회복지, 취미생활, 사람들과의 친교 등에 이르기까지 필요한 사항들을 로레토에서 지원하였다. 예를 들면, 1주일에 세 차례 차량을 집으로 보내 루이즈가 노인복지기관(day care center)에 갈 수 있도록 했다.

루이즈가 노인복지기관에서 자체 일정이나 야외놀이, 영화감상과 같은 외부 일정에 참여하는 동안 남편 진은 쉴 수 있었다. 루이즈를 돌보는 일에 참여하는 로레토의 담당자들은 자신들이 하는 일이 직업이 아니라 소명으로 여기는 사람들이었다.

루이즈에게 백내장이 생기자 바로 수술을 받을 수 있도록 주선했다. 이러는 가운데 루이즈는 교회에서 하고 있던 안내봉사를 이어갔다. 치매로 진단받았다고 해서 집안에만 틀어박혀 지낸 것은 아니었다.

물론 생애 마지막 1년을 두고는 안내봉사를 중단할 수밖에 없었다. 이 무렵 루이즈의 병세가 빠르게 나빠지기 시작했기 때문이다. 망상 증세를 보였고 활력이 떨어지면서 노인복지기관에 가지 않는 날이 많아졌다. 그런 날에는 긴 의자에 누워 낮잠에 빠졌다. 음식이 기도로 들어가는 일이 잦아지면서 흡인성 폐렴으로 치료받는 일도 있었다.

흡인성 폐렴이 다시 생겼을 때는 항생제주사를 맞았지만 증상이 좋아지지 않았다. 흉강에 물이 차서 호흡이 힘들어졌기 때문에 흉강에 침을

꽂아 빼내야 했다. 의료진은 가족들의 뜻을 물었고, 가족들은 루이즈가 연명의료계획서를 작성했던 것을 기억했다. 결국 흉강천자를 하지 않기로 했고, 항생제 치료는 물론 수액주사를 중단하기로 결정했다. 병원에서도 가족들의 결정에 따르기로 했다.

임종에 즈음하여 로레토는 임종 환자를 위한 침상을 이용할 수 있도록 지원하였고, 루이즈는 자연스럽게 죽음을 맞을 수 있었다. 물론 보호자의 사정에 따라 시설이나 가정에서 죽음을 맞을 수 있다.

치매 초기에는 혼자서도 생활할 수 있다

물론 치매 환자를 어떻게 돌볼 것인가는 환자, 보호자, 사회적 여건 등에 따라서 달라진다. 일찍부터 치매 환자가 사회적으로 문제가 되었던 나라에서는 치매 환자를 돌보는 다양한 체계가 만들어져왔다.

치매가 사회적으로 관심을 끌기 전에는 치매 환자의 돌봄은 오롯이 가족들의 몫이었다. 치매로 진단받으면 일단 외부활동을 줄이고 집에 머물도록 했던 것이다. 하지만 환자가 대외활동에 문제가 생기기 전까지는 사회활동을 이어갈 수 있도록 하는 경향이다.

치매로 진단된 환자들이 초기에 대외활동을 적절하게 하는 사례들은 필자가 최근에 출간한 이 책의 후속작에서 소개하였다. 그 가운데 가장 인상적이었던 영국의 웬디 미첼 씨가 투병기를 정리한 《내가 알던 그 사람》(2018)의 내용을 소개한다.

영국의 요크에 살던 웬디 미첼은 58세가 되던 해 치매 진단을 받았다. 국가의료제도(National Health Service, NHS)의 직원으로 근무하면서 병원에서 직원들의 근무표를 작성하는 일을 오랫동안 해왔다. 업무 강도는 그리 센 편은 아니었지만, 치매 진단을 받을 무렵에는 머리가 몽롱하고 생기가 줄어든 느낌이 들었다.

56세가 되던 해 겨울에는 매일 해온 달리기를 하던 중에 세 차례나 넘어지는 사고를 당했다. 진료를 받은 결과 뇌졸중으로 진단되었다. 뇌졸중의 정도가 심하지 않았지만 하체 운동이 조화롭지 못해 쓰러졌던 것이다. 3개월 뒤에 직장에 복귀할 수 있었는데, 이번에는 기억력에 문제가 생겼다. 심리검사 결과 초기 단계의 치매가 의심되었고, 12개월 뒤에 다시 검사를 받기로 했다.

불행하게도 웬디의 인지기능은 조금씩 나빠져 갔다. 낯익은 사람의 이름이 생각나지 않고, 익숙하게 사용해오던 단어가 떠오르지 않았다. 1년 뒤에 정밀검사를 시행한 끝에 치매로 확진되었다. 가벼운 뇌졸중을 겪고 나서 2년이 지난 뒤에 치매가 시작되었다는 결론에 이른 것이다. 웬디의 경우는 알츠하이머병일 수도, 뇌졸중 이후에 생긴 혈관성 치매일 수도 있다.

치매로 진단받고서 6개월 정도는 하던 업무를 계속했다. 하지만 집중력이나 업무처리 능력이 떨어진다고 깨닫게 되었다. 결국 상사와 동료들에게 자신이 치매로 진단받았다는 사실을 알리게 되었다.

웬디는 영국 알츠하이머협회에서 주관하는 다양한 사업에 적극 참여했다. 웬디가 사는 요크는 치매 친화도시이다. 예를 들면, 관광객용 요크 지도를 새로 만들면서 치매 환자들도 길을 쉽게 찾을 수 있도록 했다. 게다가 동네 주민들도 치매 환자들을 도와주는 일에 적극적인 편이다.

2015년 3월, 웬디는 20년 넘게 일해 온 직장을 그만두고 요크에서 50km 떨어진 한적한 작은 마을로 이사를 했다. 퇴직 이후의 삶을 준비한 것이다.

웬디는 두 딸의 도움 없이 독립적으로 살아갈 계획을 세웠다. 치매를 앓으면서도 혼자 살면 좋은 점이 있다고 생각했다. '누군가가 가재도구를 옮겨서 혼란에 빠질 염려가 없다. 또 나름의 대응책을 세워 머리로 연습하고, 계속 시도하고 시험하면서 뇌에서 그 회로를 가동시킬 수 있다'라는 생각이었다.

사람들이 보기에 웬디는 별로 변한 것 같지 않았다고 했다. 예상보다는 치매 증세가 심각하게 나빠지고 있지는 않은 것일 수도 있다. 웬디의 슬기로운 치매 환자 생활은 분명 배울 점이 많을 것 같다.

웬디는 요크에서도 50km 떨어진 한적한 작은 마을로 이사를 한 뒤에도 런던에서 열린 알츠하이머협회 주관의 촛불 성탄 축하 음악회(Candlelight carroll)에도 참석했다. 이 행사에서 연사로 초대받았기 때문이다.

이 행사에는 치매 환자로 구성된 합창단 공연도 있었다. 그러고 보면 영국에서는 치매 환자라고 해서 사람들 눈에 띄지 않는 장소에서 숨어 살지 않는 것 같다. 오히려 정상인 사람들 사이에서 적극적으로 살 수 있는 방안을 모색하는 분위기이다.

물론 웬디 자신은 몸이나 생각의 움직임이 조금씩 나빠진다는 것을 알고 있었다. 하지만 웬디는 사회활동을 유지하기 위하여 엄청난 노력을 기울였다. 집에서 런던의 행사장까지 가는 길은 사전에 사진을 입수하여 점검하고, 반복해서 들여다봄으로 해서 익숙해졌다. 치매 환자는 친숙하지 않은 상황에 부딪히면 공황상태에 빠질 수 있기 때문이다. 누리사랑방에서도 열심히 활동을 하고 있어서 이웃이 보기에는 치매 환자라는 사실을 깨닫지 못할 정도였다.

치매 초기로 진단되었다고 해서 세상이 끝난 것처럼 절망할 이유는 없다. 이가 없으면 잇몸으로 버틴다는 옛말이 있는 것처럼 살아갈 방도가 분명 있기 때문이다. 그런 점에서 본다면 치매와 함께 살아가는 웬디의 슬기로운 투병생활은 좋은 참고서가 될 것이다.

치매로 진단받고서 돌아가실 때까지
집에서 간병한 사례

치매 말기에도 보호자의 사정에 따라 시설이나 가정에서 죽음을 맞을 수 있다. 치매로 진단받았을 때부터 돌아가실 때까지 집에서 간병을 한 일본의 사례도 참고할 수 있다.

다음은 일본 작가 오치아이 게이코 씨의 자전소설《우는 법을 잊었다》(2018)에 소개된 내용이다. 게이코 씨가 어머니를 간병하는 과정은《어머니에게 불러주는 자장가: 나의 간병 일지》에서 더 상세하게 소개하였다는데, 이 책은 아직 우리나라에 소개되지 않아 아쉽다.

게이코가 치매 진단을 받은 어머니를 간병하기로 한 것은 특별한 이유가 있었다. 게이코는 2차 세계대전 이후 어려운 여건 속에서 태어났다. 게다가 어머니는 게이코를 가졌을 때 사랑하는 사람이 떠나는 바람에 미혼모가 되어야 했다. 그럼에도 불구하고 게이코를 정성껏 키워냈는데, 성장과정에서 어머니와의 유대관계가 긴밀해질 수밖에 없었다. 이런 성장배경도 치매 걸린 어머니를 다른 이의 손에 맡길 수 없었을 것이다.

하지만 어머니를 집에서 모시겠다는 게이코의 결정을 두고 그녀의 친구들은 상당히 놀랐다. 평소 병든 부모님 간병은 여자가 해야 하는 일이라고 단정하는 일본 사회에 대하여 크게 반발했던 게이코였기 때문이다. 친구는 "집에서 부모님 수발을 드는 건 페미니즘에 반한다고 생각해"라고 목소리를 높였다. 일본에서는 치매 환자를 요양병원에 모시는 것이 일반적이다. 하지만 게이코는 "내가 그러고 싶어서 하는 거라고" 하며 일축했다.

게이코가 딸이라는 사실을 잊어버린 어머니에게 "엄마는, 우리 엄마지"라는 말을 반복했다. 게이코는 음식도 어머니가 먹기 쉽게 조리를 하였고, 음식을 만들기 전에 재료를 미리 보여주었다. 어머니에게 무언지 알 수 없는 것을 드리기 싫었다고 한다.

게이코는 나름대로 최대한 어머니 의사에 맞춰주려고 노력했다. 그럼에도 불구하고 치매 뒤에 숨겨진 어머니의 생각을 멋대로 헤아리고 있다고 생각했다. 자신의 생각과 뜻으로 어머니를 '움직이고' 있다고 자책하였던 것이다. 어머니의 방에 배어있는 냄새를 참을 수 없어 어머니가 싫어하는 목욕을 억지로 시키곤 했다는 것이다.

파견된 요양보호사의 도움으로 목욕을 시킬 수도 있었는데, 요양보호사가 없는 상황에서 대변을 누는 대변실금이 일어나는 경우도 있었다. 그래도 위루성형술을 받아 영양관을 위로 연결해서 유동식을 넣어드리기도 했다. 이런 결정을 내리면서도 '어머니는 이렇게까지 하면서 살고 싶을까?'하는 의문을 가졌다.

하지만 어머니 생일에 이모 세 명과 그 자녀들까지 모여서 기념한 것은 적절치 않아 보였다. 치매 환자는 자주 보지 않은 가족들을 타인으로, 심지어는 자신에게 나쁜 짓을 할 사람으로 오해할 수도 있다. 상황이 나빠지면 발작을 일으키거나 공격적 행동을 보일 수도 있다. 치매 말기에 이르면 가급적이면 환자 주변의 환경 변화를 최소화하는 것이 좋다.

치매로 진단받고 7년이 지나서 게이코의 어머니는 죽음을 맞았다. 임종에 즈음하여 왕진 온 의사는 '입원을 원하는지' 물었다.

하지만 게이코는 마지막까지 어머니와 함께하기로 마음을 정하고 있었다. 그런 결정을 한 직후에 어머니는 숨을 멈추었다. 그 순간을 "어머니는 살아야 한다는 책무에서 스스로 헤어났다"라고 적었다. 우리나라는 장례식장에서 장례를 치르는 것이 일반화되어 있지만, 일본은 여전히 집에서 장례를 치르는 경우가 많은 것 같다.

치매 환자를 위한 다양한
지원방안이 마련되어야 한다

우리나라에서도 치매에 대한 고정관념은 많이 바뀌고 있다. 하지만 치매를 조기에 진단하여 치료에 적극적으로 임할 수 있도록 하거나, 말기치매 환자들을 시설에 수용하여 간병의 어려움을 덜어주는 정도에 머물고 있는 것 같다. 치매로 진단된 환자들이 살아가는 데 불편함이 없도록 도와주는 지원방안은 그리 많지 않은 것 같다.

언젠가 방송을 통하여 치매 환자들이 식음료 가게에서 임시점원으로 일하는 모습을 보았다. 손님의 주문을 받고, 손님에게 음료를 내는 일을 하고 있었다. 치매 초기 환자들이 실생활에서 활동할 수 있도록 하는 일종의 시범사업인 듯했다. 치매 환자들이 처음 보는 사람들과 대면을 하거나 평소에 하던 일이 아닌 일을 하다 보면 혼란에 빠지게 되고, 병세가 악화될 수도 있다. 이러한 치매의 특성을 고려하여 기획한 시범사업이었는지 궁금하다.

치매로 처음 진단받았을 때는 당황스럽기는 하겠지만, 사회적 활동이 어느 정도는 가능할 수 있다. 따라서 비슷한 상황에 처한 사람들끼리 모여 공동 관심사를 공유하는 방식의 모임을 주선하는 것이 좋겠다.

예를 들면 치매 환자를 지원하는 시설 안에, 아니면 부근에 치매 환자들이 모여 이야기를 나눌 수 있는 그런 공간을 마련해 참여를 유도하면 좋겠다. 또한 치매 환자들이 일상적인 삶을 이어갈 수 있도록 지원하는 자원봉사자의 모임을 활성화할 필요도 있겠다.

나가는 글

이 책의 개정판에서는 두 가지 점에 중점을 두고자 했다.

첫 번째는 초기 단계의 치매 환자는 보통 사람들과 크게 다르지 않다는 점이다. 그러므로 평소에 하던 일을 지속하도록 하는 것이 좋겠다. 하던 일이 전문적이라면 다소 부담이 적은 일을 시작해도 좋겠다. 그리하려면 주위 사람들이 치매라는 질병을 잘 이해하고 치매 환자를 도와주어야 한다. 따라서 자신이 치매로 진단받았다는 사실을 숨기는 것보다는 적절한 시기에 공개하고 협조를 구하는 것이 좋다.

두 번째는 아직까지는 증상의 발전을 지연시키는 수준의 약제에 머물고 있는 치매 치료제가 머지않아 개발될 것으로 조심스럽게 예측해본다. 돌이켜보면 20여 년 전에 KBS에서 방영한 치매 특집방송에서 만났던 미국의 치매 연구자의 예측이 기억난다.

그는 10년 뒤에는 치매를 완치시킬 수 있는 약제가 개발될 것이라고 예측했지만, 사반세기가 가까이 흐른 지금도 실현되지 않고 있으니 답답하기는 하다. 그래도 그때와는 비교되지 않을 정도로 다방면에서 치매 치료제를 개발하려는 연구들이 봇물을 이루고 있는 만큼 조만간 이루어질 가능성이 그 옛날보다는 높아졌다고 할 수 있겠다. 그처럼 획기적인 일이 생긴다면 이 책에 바로 반영하기 위하여 개정판을 내기로 약속드린다.

필자는 다양한 분야에서 치매를 제대로 알고, 치매 치료가 제 방향으로 가도록 하는 일을 해왔다. 치매에 대한 사회적 인식을 바꾸는 일부터, 치매 연구를 지원할 수 있는 뇌은행 사업을 추진하였다.

또한 치매를 제대로 진단하고 적절한 치료가 이루어질 수 있는 기반도 조성하였다. 이제는 다시 치매 연구를 지원할 수 있는 뇌은행 사업으로 돌아가기를 꿈꾸고 있다. 시작은 했지만 성과를 내지 못한 아쉬움이 남아있기 때문이다. 우리나라에서 치매 치료제를 개발할 수 있는 토양을 조성하는 데 일조하려는 생각이다.

미국
알츠하이머협회 편

《임종 결정(End-of-Life Decisions)》
– 알츠하이머병 환자의 소망을 존중합니다

임종의 준비

퇴행성 뇌질환인 알츠하이머병 말기 환자가 임종에 가까워지면 어떠한 결정도 스스로 내릴 수 없게 된다. 따라서 가족들은 환자를 대신하여 모든 것을 결정해야 한다.

환자가 희망사항을 사전에 준비해두는 것이 이상적이다. 그와 같은 사전의료지시서가 없을 때 가족들은 환자가 원했을 것으로 믿어지는 바에 따라 결정을 해야 한다.

임종에 즈음하여 내려지는 모든 결정은 환자가 추구해온 가치나 소망에 따라 환자의 편안함과 존엄을 유지하는 범위 내에서 존중되어야만 한다.

알츠하이머협회는 당신이 임종 결정을 준비할 수 있도록 다음과 같이 도울 수 있다.

- 치매 환자의 희망을 바탕으로 한 간병을 지지한다.
- 의학적 치료를 거부하거나, 시작하거나, 제한하거나, 종료한다.
- 편안함에 중점을 둔 간병을 촉진한다.
- 뇌부검을 마련한다.

1. 개인의 희망 존중하기

치매 환자는 의학적 치료를 제한하거나 거부할 법적 권리를 가진다. 이러한 희망사항은 흔히 사전의료지시서를 통하여 나타내진다. 사전의료지시서란 환자가 그와 같은 결정을 내릴 능력이 없을 때, 그가 받아야 할 의학적 치료의 형태를 특정하는 법적 문서로, 환자가 그와 같은 결정을 내리는 책임을 가진다.

사전의료지시서는 환자가 법적 능력을 가지고 있을 때 결정되어야 한다. 법적 능력이라 함은 판단과 의사결정 능력의 수준으로 공식 문건에 수결을 하거나, 의학적, 재정적 결정을 내릴 수 있어야 한다. 이 문서는 치매 진단이 내려진 후 가급적 빠른 시기에 작성되어야 한다.

사전의료지시서가 없을 경우, 가족은 환자가 희망하는 동시에 최선의 관심사와 부합한다고 믿는 바에 따른 결정을 준비해야 한다. 관련법은 주에 따라 다를 수 있지만 사전의료지시서가 없는 경우에는 배우자 또는 성인 자녀가 의학적 치료 중단을 결정할 권리를 가질 수 있다.

사전의료지시서

주에서 인정하는 사전의료지시서 양식을 어디에서 관리하고 제공하는지 확인하라. 알츠하이머협회는 당신이 이 양식을 찾을 수 있도록 도와드리고, 법적 계획을 수립하는데 필요한 정보를 제공할 수 있다.

▶ 사전의료지시서의 형식

• **정리의향서**(Living will): 정리의향서는 어떤 이가 받기를 원하거나 원하지 않는 종류의 의학적 치료를 특별하게 정하는 일종의 서면 지시이다. 이는 누군가가 대신하여 의학적 결정을 하도록 지정하는 것이 아니라, 미래에 있을 치료에 대한 자신의 희망을 알려줄 수 있도록 하는데 목적이 있다.

• **건강관리에 관한 항구적 대리 위임장**(Durable power of attorney): 동반자, 배우자, 가족의 일원, 믿을만한 친구로 하여금 자신이 더 이상 능력이 없을 때 간병이나 치료에 관한 결정을 내리도록 허용하는 문서이다.

▶ 사전의료지시서의 후속조치를 분명하게 한다

① 사전의료지시서의 복사본을 결정에 간여할 모든 사람들에게 제공한다. 다음과 같은 사람들이다.

• 가족 구성원
• 의사들
• 기타 건강관리 제공자들

사전의료지시서는 개인의 의무기록에 보관한다. 만약 새로운 내용의 사전의료지시서를 결정한 경우 새로운 복사본을 간병에 간여하는 사람들에게 제공해야 한다.

② 사전의료지시서를 논의한다.

가족들은 환자가 희망하는 바를 이해하고, 존중하고, 따라야 한다. 환자의 희망을 논의하는 일은 동의할 수 없는 부분을 제거하고 미래에 일어날 수도 있는 갈등과 의사결정의 위기상황을 피할 수 있도록 해준다. 사전의료지시서는 역시 의사들이나 간병인들로 하여금 환자가 무엇을 원하는지 알 수 있도록 논의가 필요하다.

가족 간에, 주거형 요양시설과 병원 등에서 갈등이 발생하는 경우 이를 도울 수 있는 사회봉사가 제공된다. 공감대를 형성할 수 있는 길을 제시할 중재봉사도 고려할 수 있다. 홀몸인 사람이나 내연관계에 있는 사람은 적절한 개인으로 하여금 사전의료지시서를 수행할 수 있도록 한다.

③ 의학적 결정에 관하여 긴밀한 관계를 유지하라.

간병인들과 협력하여 사전의료지시서에 따른 치료 계획을 수립하고 지켜가도록 한다. 가족 구성원에게서 일어나는 어떠한 상황의 변화에 대한 정보를 놓치지 않도록 한다. 상황에 따라 새로운 결정의 필요성을 촉구할 수도 있다.

2. 치료방법 이해하기

알츠하이머병 환자를 위한 치료를 받든지, 중단하든지, 제한하든지, 아니면 거절할 것인가를 결정할 때는 가능한 의학적 치료의 범위를 잘 알아야 한다. 치매 말기 환자의 치료방법을 결정하는 것은 가족들이 당면해야 하는 가장 어려운 결정 가운데 하나이다.

정보로 자신을 무장하고 당신의 의료진과 치료방법을 논의하는 것이 도움이 될 수 있다. 의료진에게 많은 질문을 하여 그들이 어떤 치료를 제안하고, 그 치료가 걱정된다고 하는 이유를 당신이 이해할 수 있어야 한다.

▶ 적극적인 의학적 치료

사전의료지시서를 작성한 환자도 생명 유지 장치와 같은 적극적인 의학적 치료를 받는 경우가 생긴다.

인공호흡기

알츠하이머병 환자가 더 이상 자발적으로 호흡할 수 없게 되면 인공호흡기를 사용할 수도 있다. 인공호흡기는 환자의 생명을 유지할 수 있게 하지만, 신체가 불필요한 긴장상태에 빠지고 큰 불편을 겪을 수 있다.

영양관

말기 알츠하이머병 환자는 흔히 먹거나 삼키는 것이 힘들게 되는데, 이때 영양관을 사용하게 된다. 하지만 관 영양공급이 삶을 연장하는데 특별한 이득이 있다는 사실이 증명된 바는 없다.

또한 관 영양공급은 다음과 같은 결과를 낳을 수 있다.

- 감염
- 신체적 속박이 필요할 수 있다(환자가 관을 뽑으려다 손상을 입을 수 있다).

말기 알츠하이머병 환자에게 숙련된 손으로 떠먹이는 등 영양을 공급할 다른 방안이 있다. 환자가 더 이상 삼킬 수 없는 상황이라면 편안하게 죽음을 맞을 수 있도록 하는 것이 최선일 수도 있다.

수액주사

정맥을 통하여 수액을 주입하는 수액주사는 더 이상 마실 수 없는 환자에게 일시적으로 수액을 공급하는 방법일 수도 있다. 하지만 삶을 유지하는데 필요한 영양을 충분히 제공할 수는 없다. 수분 공급이 많아지면 숨쉬기가 어려워지는 불편함이 생길 수도 있다.

수분 부족은 정상적으로 죽어가는 과정으로 일정한 기간에 걸쳐 보다 편안하게 죽음에 이르게 한다. 수액주사를 하면 죽어가는 과정이 여러 주 연장되어 신체적으로 부담을 주게 된다. 인공영양이나 수분 공급을 하는 경우, 가족들은 결국 이런 치료를 언제 그만두어야 할지를 결정할 필요가 있다.

심폐소생술

가족들은 의료진이 환자를 되살리기 위하여 심폐소생술을 할 것인가를 결정해야 할 수도 있다. 심폐소생술이란 환자의 심장이나 호흡이 정지되었을 때 기능을 되살리기 위하여 사용하는 방법이다. 구강 대 구강 호흡법이나 가슴을 압박하여 심장이 기능하는 것과 비슷하게 혈액순환을 일으킨다.

다음은 심폐소생술과 관련된 사항이다.

- 고통스럽고 손상을 일으킬 수도 있다.
- 환자를 나쁜 상태에 빠트릴 수도 있다.
- 생명을 연장시키지 못할 수도 있다.
- 많은 전문가들은 말기 환자에게 추천하지 않는다.

가족들은 의사에게 소생금지(Do-Not-Resuscitate, DNR)를 내려달라고 요청할 수 있다. 이는 환자의 의무기록에 남게 된다. 소생금지는 환자를 회생시키는 어떤 조치도 취해지지 않게 한다.

완화 치료(Palliative care)

완화 치료는 여러 전문분야에 걸친 방법으로 환자의 통증을 치료하고 환자의 신체적, 정신적, 사회적, 그리고 영적인 안녕을 고려한 삶의 질을 개선하기 위하여 사용한다. 환자들은 어떠한 질병이나 상태의 경중과 관계 없이 완화 치료를 받을 수 있다.

임종 돌봄(Hospice care)

임종 돌봄 과정은 죽을병에 걸린 환자의 마지막 단계에서 제공되는 간호이며, 가족들에게도 지원업무를 제공한다. 임종 돌봄은 치료나 생명 연장을 시도하는 대신 여생의 존엄과 질에 초점을 맞춘다.

임종 돌봄진은 의사, 간호사, 사회사업가, 간호조무사, 성직자, 그리고 훈련된 자원봉사자들로 구성된다. 그들은 환자는 물론 가족들의 신체적, 정서적, 영적 돌봄을 함께한다.

임종 돌봄은 가정에서, 병원에서 혹은 주거형 요양시설에서 제공될 수 있다.

임종 돌봄을 부담하는 건강보험(Medicare)을 적용받으려면 주치의가 예상하는 환자의 여명이 6개월 미만이어야 한다. 환자가 예상보다 오래 살았을 경우에는 임종 돌봄의 혜택이 연장될 수도 있다. 만약 환자가 국민의료보조(Medicade)나 여타의 보험 대상인 경우에는 보험에서 보상을 제공하는지 확인하는 것이 최선이다.

3. 현명한 결정 내리기

사전의료지시서가 작성되어 있지 않거나 임종 돌봄에 관한 모든 상황이 정리되어 있지 않으면 가족들이 결정을 내리기 어려울 수도 있다.
다음은 일련의 과정에서 당신을 도와줄 몇 가지 요령이다.

① 환자의 희망에 중점을 둔다.

추천된 모든 치료나 방침을 돌봄에 대한 환자의 희망사항이나, 당신이 보기에 환자가 원했을 것이라고 믿는 바와 비교한다. 예를 들면 다음 사항을 고려한다.

- 환자가 가용한 모든 치료방법을 원하였는가? 혹은 특정한 치료방법들만 원하였는가?
- 환자가 통증 치료제는 원하였지만 감염 치료제는 원하지 않았는가?

② 환자의 가치와 믿음에 일치하도록 한다.

치료에 대한 환자의 선택, 삶과 죽음의 질에 관한 정의 등에 영향을 미칠 수 있는 모든 요소들을 검토한다. 예를 들면 다음과 같다

- 문화적 배경
- 정신적 경향
- 종교적 믿음
- 가족 가치

당신의 가치나 신념과 알츠하이머병 환자 그것과의 차이를 인식해야
한다.

③ 치료의 양면성을 모두 검토하라.

특별한 돌봄 치료를 사용하거나 거절하는 각각의 효과에 대하여 의료
돌봄진과 논의해보라. 질문의 예를 들면 다음과 같다.

- 그 치료가 환자의 상태를 개선시키거나 편안하게 해줄까요?
- 그렇다면, 치료 효과는 얼마나 오래갈까요?
- 치료로 인한 신체적 혹은 정서적 부담이 생길까요?

제안한 모든 치료는 생애 말 돌봄에 관한 환자의 희망과 비교해보라.

④ 돌봄을 어디에서 할 것인가를 고려하라.

환자를 다른 곳으로 옮길 것인가, 그렇다면 언제 옮기는 것이 최선인
지를 돌봄진과 의논하라.

치료 혹은 돌봄에 관하여 다음 사항을 확인하라.

- 가족적인 분위기에서 제공될 수 있는지
- 다른 여건으로 옮겨야 하는지

때로는 치료를 위하여 일시적으로 병원으로 옮기는 경우에 환자가 혼
란에 빠지거나 해로울 수도 있다.

⑤ 치료를 보류하는 것과 자살을 도와주는 것과의 차이를 이해하라.

관 영양공급, 항생제 사용, 심폐소생술 등의 치료를 거부하거나 중단하는 것은 조력자살(안락사)이 아니다. 제한된 치료는 질환이 자연적인 경과를 밟아가도록 유도하고, 환자로 하여금 편안하고 존엄을 유지하는 것을 도와준다. 적극적인 의학적 치료를 거부하거나 중단하더라도 돌봄진은 양질의 의학적, 정서적 돌봄을 제공할 것이며, 환자가 통증을 느끼지 않도록 해줄 것이다.

▶ 의사에게 물어볼 사항들

① 치료는 얼마나 도움이 될 것인가?

② 신체적 위험이나 불편함은 무엇인가?

③ 정서적 위험이나 불편함은 무엇인가?

④ 치료는 환자가 원하는 것과 관련된 것인가?

⑤ 환자의 존엄을 유지시킬 수 있는 모든 것을 하고 있는가?

⑥ 우리가 환자에게 최고의 삶의 질을 줄 수 있는 모든 것을 하고 있는가?

⑦ 환자가 통증을 호소하는가?

⑧ 통증을 가시게 하는 방법은 무엇인가?

⑨ 임종 돌봄은 언제 시작하는 것이 최선인가?

4. 가족간 갈등 해결

가족 구성원들은 그들의 친척을 대신하여 의사결정을 하는 논의 과정에서 일정한 역할을 해야 한다. 누군가는 제안받은 치료에 동의하지 못하고 화를 내거나 방어적일 수 있다. 그런가 하면 가족의 죽음을 계획하는 일이라고 느낄 수 있어 논의에 참여하기를 거절할 수도 있다.

▶ 가족의 갈등에 대처하는 요령

① 모든 가족 구성원들을 존중하고 경청하라.

가족원들은 임종을 선호하거나 돌봄의 질에 대하여 다른 견해를 가질 수도 있다. 환자를 죽음으로 이끄는 것을 전적으로 동의하지 않을 수 있다. 가족들이 서로를 비난하거나 공격하여 상처받지 않도록 도와야 한다.

② 삼자 개입

가족회의가 수월하게 진행되도록 중재자, 의사, 간호사, 사회사업가 또는 영적 지도자를 초대하여 어려운 주제를 해결하는데 도움을 얻을 수 있다.

③ 당신의 느낌을 다 같이 대응하도록 한다.

가족 구성원의 죽음을 논의하는 것은 모두에게 감정적인 시간이므로 돌출행동이 나타날 수도 있다. 간병인과 그들의 가족들은 특히 질병의 마지막 단계에서 정서적 도움을 찾을 수도 있다.

알츠하이머협회에 연락하면 당신의 가족들을 도와서 긴장이나 죄책감, 우울증, 애도와 분노와 같은 정서적 문제를 해결해줄 도우미를 찾아줄 수 있다.

▶ 당신 가족을 위한 지원

- 연중무휴 전화상담: 800-272-3900

  (청각장애인을 위한 문자 전화: 866-403-3073)

- 알츠하이머병과 치매 간병인 센터: alz.org/care

- 전국적으로 가용한 부가 봉사: alz.org/findus

5. 뇌부검 마련하기

뇌를 검사하는 연구자 혹은 의사는 뇌부검을 통하여 알츠하이머병에 걸린 뇌를 조사하고 노인반이나 신경섬유농축체를 찾게 된다. 뇌부검은 알츠하이머병의 진단을 확정하는 최종적인 길이다. 또한 연구원들로 하여금 질환에 대한 이해를 높이는데 사용할 수 있는 정보를 제공할 수도 있다.

뇌부검을 하는데 비용이나 특별한 절차가 필요할 수도 있다. 어떤 뇌기증 과정은 무료로 부검보고서를 제공하기도 한다. 환자가 죽음을 맞기 전에 부검을 할 것인지 결정해야 한다. 알츠하이머협회에 연락하면 자세한 사항을 알려줄 것이다.

6. 당신이 알아야 할 용어들

사전의료지시서

환자가 더 이상 결정을 할 수 없을 때 받기를 원하는 의학적 돌봄의 종류를 특정하는 법적 문서로 환자가 모든 것을 작성할 책임이 있다.

적극적인 의학적 돌봄

환자가 죽음에 임박했을 때 생명을 연장시키는 돌봄이나 치료수단.

뇌부검

환자가 사망한 다음 뇌조직을 과학적으로 조사하는 방법으로, 의사나 연구자들로 하여금 환자가 알츠하이머병이나 다른 원인에 의한 치매를 확진할 수 있도록 한다.

심폐소생술

심폐소생술은 환자의 심장이나 호흡이 중단되었을 때 기능을 되돌리는데 사용되는 조치이다. 구강 대 구강 호흡법이나 가슴을 압박하여 심장이 기능하는 것과 비슷하게 혈액순환을 일으킨다.

소생금지

환자의 희망에 따라 의사가 서명한 소생금지는 환자의 심장이나 호흡이 정지되었을 때 의료진이 생명을 구하는 심폐소생술을 비롯한 심장이나 호흡 기능을 되돌리는 여타의 방법을 시행할 수 없도록 알려준다. 서명이 된 소생금지는 환자의 진료기록부에 첨부되어야 한다.

건강관리에 관한 항구적 대리 위임장

이 문서는 치매 환자가 동반자, 배우자, 가족의 일원, 믿을만한 친구로 하여금 자신이 더 이상 능력이 없을 때 간병이나 치료에 관한 결정을 내리도록 허용하는 문서이다.

영양관

환자가 먹을 수 없을 때 인공적으로 영양을 공급하기 위한 관이다. 가장 흔한 형태는 위를 절개하여 삽입한다.

임종 돌봄

가정, 병원, 주거형 요양기관에서 제공되는 완화 치료. 임종 돌봄은 여명이 6개월보다 적게 남은 환자들에게 제공된다.

수액주사

환자가 더 이상 독립적으로 마실 수 없는 상황에서 정맥주사를 통하여 수분을 제공하는 방법이다.

권리능력

공식 문서에 서명을 하거나 의학적, 재정적 결정을 내리는데 필요한 판단과 의사결정 능력의 수준.

정리의향서

어떤 이가 받기를 원하거나 원하지 않는 종류의 의학적 치료를 특별하게 정하는 일종의 서면 지시.

완화 치료

신체적 고통을 해소하고 삶의 질을 증진시키는데 중점을 둔 치료.

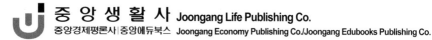

중앙생활사 Joongang Life Publishing Co.
중앙경제평론사 | 중앙에듀북스 Joongang Economy Publishing Co./Joongang Edubooks Publishing Co.

중앙생활사는 건강한 생활, 행복한 삶을 일군다는 신념 아래 설립된 건강·실용서 전문 출판사로서 치열한 생존경쟁에 심신이 지친 현대인에게 건강과 생활의 지혜를 주는 책을 발간하고 있습니다.

치매 고칠 수 있다 〈최신 개정증보판〉

초판 1쇄 발행 | 2017년 10월 23일
초판 2쇄 발행 | 2018년 8월 10일
개정증보판 1쇄 인쇄 | 2022년 3월 17일
개정증보판 1쇄 발행 | 2022년 3월 22일

지은이 | 양기화(KiHwa Yang)
펴낸이 | 최점옥(JeomOg Choi)
펴낸곳 | 중앙생활사(Joongang Life Publishing Co.)

대 표 | 김용주
편 집 | 한옥수·백재운
디자인 | 박근영
인터넷 | 김회승

출력 | 삼신문화 종이 | 한솔PNS 인쇄 | 삼신문화 제본 | 은정제책사

잘못된 책은 구입한 서점에서 교환해드립니다.
가격은 표지 뒷면에 있습니다.

ISBN 978-89-6141-290-2(03510)

등록 | 1999년 1월 16일 제2-2730호
주소 | ⑨ 04590 서울시 중구 다산로20길 5(신당4동 340-128) 중앙빌딩
전화 | (02)2253-4463(代) 팩스 | (02)2253-7988
홈페이지 | www.japub.co.kr 블로그 | http://blog.naver.com/japub
페이스북 | https://www.facebook.com/japub.co.kr 이메일 | japub@naver.com
♣ 중앙생활사는 중앙경제평론사·중앙에듀북스와 자매회사입니다.

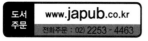

도서
주문 www.japub.co.kr
전화주문 : 02) 2253 - 4463

중앙생활사/중앙경제평론사/중앙에듀북스에서는 여러분의 소중한 원고를 기다리고 있습니다. 원고 투고는 이메일을 이용해주세요. 최선을 다해 독자들에게 사랑받는 양서로 만들어드리겠습니다. 이메일 | japub@naver.com